Homöopathie

Isopathie, Biochemie, Jatrochemie und Elektrohomöopathie

G. W. Surya

Homöopathie

Isopathie · Biochemie · Jatrochemie
und Elektrohomöopathie

Mit Anhang:
Praktische Homöopathie
Von Dr. Ferdinand Freiherr von Hohenstein

6. Auflage

Rohm-Verlag 7120 Bietigheim

ISBN 3 87683 141 5

Inhaltsverzeichnis

Homöopathie

> Willst du deinen Nächsten lieben, so mußt du
> nicht sagen: Dir ist nicht zu helfen, sondern du
> mußt sagen: Ich kann es und versteh es nicht! Man
> darf aber freilich nicht allein mit entgegengesetzten
> Mitteln wie die Alten, sondern man muß auch mit
> ähnlichen Mitteln heilen wollen, nicht allein *contra-*
> *ria contrariis,* sondern auch *similia similibus.*
>
> (Paracelsus.)

> Es ist eine im höchsten Grade auffallende Erscheinung, daß es so unendlich
> schwer ist, bis gerade in der Medizin ein wirklich neuer, auf tatsächlichen Mo-
> menten beruhender Gedanke zur Entwicklung kommen kann.
>
> (Professor Hugo Schulz, Greifswald.)

Wenn sich ein wissenschaftlicher Vertreter der Allopathie*
über die Homöopathie lustig machen will, so hört man aus dessen
Munde mitunter folgende Erklärung des Wesens der Homöopathie: ,,Man schüttet in Passau in die Donau einige Tropfen einer
Arznei, fährt dann mit dem Eilzug nach Wien und schöpft dort,
nach entsprechender Zeit, einen Liter Wasser aus der Donau, so
hat man die wirksamste ,,Hochpotenz", denn was in der Homöopathie wirkt, ist doch nur die ,,Einbildung".

---

* Unter Allopathie (vom griechischen Wort allo = entgegengesetzt, stammend) versteht man den Gegensatz der Homöopathie. Der Allopath sucht durch
starke Dosen zu heilen und bedient sich dabei solcher Mittel, die durch eine den
Krankheitserscheinungen entgegengesetzte Wirkung jene aufheben sollen. Wenn
also jemand beispielsweise an Durchfall leidet, so verordnet der Allopath ein
Mittel, das bereits bei gesunden Menschen starke Verstopfung erzeugt. Dagegen
wäre an und für sich nichts einzuwenden, wenn dadurch die Krankheit wirklich
radikal, d. h. von der Wurzel aus beseitigt würde – was aber leider nicht immer
der Fall ist, da durch diese Behandlung meist nur die äußeren Erscheinungen
(Symptome) des Leidens verschwinden – und wenn die Verabreichung der starken allopathischen Dosen keine schlimme Nachwirkung auf den Organismus erzeugen würde. Da aber der Allopath vielfach auch giftige Substanzen wie Arsen,
Quecksilber, Jod, Morphium usw. verabreicht, so entspringt daraus die sogenannte Medizinalvergiftung. Resultat dieser Behandlung: Das ursprüngliche Leiden ist
nicht radikal beseitigt, bestenfalls nur latent gemacht, aber ein zweites, oft gefähr-
licheres Leiden ist dazugekommen: die Medizinalvergiftung. Dies ist eine Wahrheit, die sich hundertfach erweisen läßt.

Damit beweist aber solch ein gelehrter Kritiker nur seine eigene Unkenntnis des wahren Wesens der Homöopathie, damit beweist er, daß ihm die viel verspottete Homöopathie bezüglich ihrer Prinzipien und Erfolge gänzlich unbekannt, ja, ein Buch mit sieben Siegeln ist. Denn verhüllt, verborgen und höchst „okkult" sind solch einem gelehrten Herrn sowohl die naturwissenschaftlichen Grundlagen, als auch die Leistungen der Homöopathie am Krankenbette. Unerklärlich ist ihm der Zauber, den sie sogar auf manche Ärzte ausübt, und unfaßbar ist ihm endlich die Unausrottbarkeit dieses „medizinischen Aberglaubens". Und so möge es uns gestattet sein, ihm im Namen des Okkultismus, als der Wissenschaft des Verborgenen, die gebührende Antwort auf seine ironische Definition der Homöopathie zu geben. Und zwar eine Antwort aus dem praktischen Leben heraus, die vermöge ihres schlagenden Tatsachenmaterials mehr beweist als eine dickleibige wissenschaftliche Abhandlung, eine Antwort, die endlich auch nicht des Humors entbehrt, so daß auch wir die Lacher schließlich auf unserer Seite haben und für uns der Spruch gilt: „Wer zuletzt lacht, lacht am besten."

Wir fanden nämlich in „PROF. DR. GUSTAV JÄGERS MONATSBLATT" (Verlag W. Kohlhammer, Stuttgart), Mai-Juni-Heft 1916, einen ganz ausgezeichneten Artikel: „EMIL SCHLEGEL über den hohen Wert der Homöopathie", worin es unter anderem heißt:

„Der Tübinger homöopathische Arzt EMIL SCHLEGEL sendet uns die nachfolgenden, in mehr als einer Beziehung sehr beachtenswerten Ausführungen zu:

,Der Hauptzweck dieser Veröffentlichung ist jedoch, den Zauber der Homöopathie durch eine Mitteilung meines verehrten Freundes Herrn Pfarrer a. D. Müller einigermaßen verständlich zu machen und diese wertvolle Aufzeichnung nicht verloren gehen zu lassen, sondern sie womöglich als Samenkorn für neue Wertschätzung der Lehren HAHNEMANNS zu benützen, und sollte selbst ,einiges auf das Steinige fallen'. Das auf meine Bitte niedergeschriebene, treu festgehaltene Begebnis lautet:

,Wegen des Krieges ist die sonst auf den 1. Dezember stattfindende fünfjährige Bevölkerungszählung unterblieben, eine lebendige Erinnerung an die erstmalige Zählung im Deutschen Reich im Jahr 1875 ist aber wieder in mir erwacht. Es war auf meiner ersten Pfarrei Rieden, OA. Hall, wo ich im Jahre 1869 als Pfarrvikar und 1870–77 als Pfarrer angestellt war. Die Pfarrgemeinde zählte damals etwa 1000 Seelen, etwa 300 davon gehörten der politischen Gemeinde Biberfeld an und wurden dorthin gezählt; Industrie war, abgesehen von einem Steinbruch, nicht vorhanden, Ab- und Zuzug kaum nennenswert. Das Zählungsergebnis war ein sehr auffälliges, wie Nachstehendes zeigt:

Eines Tages bekam ich unverhofft den Besuch des Herrn Regierungsrates (Oberamtmanns) Daniel von Hall, scheinbar außeramtlich, welcher mich um Einsichtnahme in meine Kirchenbücher bat, ohne mir den Grund dafür anzugeben; ich gewährte sie ihm natürlich gerne und er machte sich seine Notizen daraus. Nach genommener Einsicht sagte er in freundlichem Tone: ,,Es stimmt genau", und gab mir dann die Erklärung seines Besuches. Die Bevölkerungszählung hatte im ganzen Oberamt Hall einen zum Teil starken Rückgang ergeben; die Abnahme betrug in der Stadt Hall 16 Personen, in allen Landgemeinden ebenso eine Abnahme, nur die eine Gemeinde Stöckenburg hatte eine Zunahme von 4, dagegen Rieden als Unikum eine Zunahme von gerade – 100!

Das mußte offenbar ein Zählungsfehler sein, der ja einem Bauernschultheißen wohl passieren konnte. Das Oberamt machte ihn darauf aufmerksam und ersuchte um Berichtigung des Fehlers. Der Ortsvorsteher gab aber eine unverhoffte Erklärung ab, welche mir der Regierungsrat lächelnd zur Kenntnis gab, sie lautete: die Zählung sei vollständig richtig, die Zunahme betrage gerade 100 und sei dahin zu erklären:

1. seit ihr Pfarrer in Rieden sei, *wolle niemand mehr sterben,*
2. habe die *Kindersterblichkeit bereits aufgehört* und
3. habe der *Totengräber* sein Amt *aufgekündigt, weil er nichts mehr verdiene!*

Das Oberamt wußte, daß ich als überzeugter und eifriger Homöopath in der Gemeinde wirkte, und zwar im Einvernehmen mit dem homöopathischen Arzt DR. BILFINGER SEN. in Hall, der mir wegen seiner weitausgedehnten homöopathischen Praxis immer mehr die Überwachung und allmählich auch die Behandlung seiner Kranken, und besonders der Kinderkrankheiten, anvertraut hatte.

Reg.-Rat Daniel war kein Anhänger der Homöopathie, äußerte auch gelegentlich in gutmütigem Spott mir gegenüber seinen „Unglauben" an dieselbe. Nun gab er aber ehrlich zu, die Volkszählung in Rieden rede eine Sprache, welche keine Mißdeutung zulasse. Die Abnahme der Bevölkerung beruhte nämlich zu einem guten Teil auf den in den betreffenden Jahren im ganzen Oberamt herrschenden Kinderkrankheiten: Scharlach, Masern, Diphtherie, Keuchhusten und Brechruhr, welche in vielen Orten tägliche und mehrfache Opfer forderte. Auch in der Pfarrei Rieden herrschten diese Krankheiten in ausgedehnter Weise, wurden aber allmählich ausschließlich homöopathisch bekämpft. Das Zeugnis des Ortsvorstehers: ‚Die Kindersterblichkeit habe bereits aufgehört', beruhte auf Wahrheit, das Totenbuch gab darüber im Vergleich mit früheren Jahren unwiderleglichen Beweis.

Die Akten über die Volkszählung in Rieden im Jahre 1875 wurden dem Kgl. Ministerium des Innern mit allen Belegen übergeben, wo sie noch zu finden sein werden.

Zu der infolge des Weltkrieges 1914–1918 nun brennend gewordenen Frage der Volkserhaltung und -vermehrung dürften die angeführten Tatsachen einen beachtenswerten Beitrag liefern, wenn sie sine ira, aber cum studio betrachtet werden wollten. Um aber das große und eminent wichtige Problem der Volkserhaltung und Volksvermehrung wirklich rationell zu lösen, genügt es nicht nur, den natürlichen und unschädlichen Heilmethoden wie Homöopathie, Naturheilmethode usw. zum Durchbruche zu verhelfen, sondern wir müssen dem Volke auch zur besten, reinsten und natürlichen Nahrung verhelfen, und dies geschieht am gründlichsten durch das hochwichtige Buch von KARL UTERMÖHLEN: „Das Urgesteinsmehl als Quelle der Fruchtbarkeit, dem Fundament zum Aufbau des deutschen Volkes". Ebenso wichtig ist es aber dann, daß diese reinen Urprodukte unserer Ernährung unverfälscht und unvergiftet dem Volke zugeführt werden. Was diesbezüglich bisher gesündigt wurde, lehrt erschreckend deutlich das ausgezeichnete Buch von LENZNER: „Gift in der Nahrung". Über dieses epochale Buch Lenzner's urteilt der große Arzt und Menschenfreund Dr. ERWIN LIEK (Danzig; Anfang 1800–1878) wie folgt: „Ich verstehe den Menschen, der nach dem Lesen des Lenzner'schen Buches verzweifelt zur Rohkost greift, verstehe den Menschen, der morgens betet: ‚Unser täglich Brot gib uns heute, unverfälscht durch Menschenhand.'"

Die freundliche Stellung des längst verstorbenen DR. BILFINGER zur Laienpraxis eines Pfarrers verdient noch besondere Beleuchtung. Einem Pfarrer, dem verstorbenen Pfarrer Jäck, verdankte Bilfinger seine Bekehrung zur Homöopathie. In einer bösartigen Scharlachepidemie starben dem allopathischen Arzt die von ihm behandelten Kinder reihenweise, die vom Pfarrer des Ortes behandelten blieben am Leben und von Nachkrankheiten verschont. Da übte der edle Menschenfreund Bilfinger die nach seinem eigenen Bekenntnis nicht leichte Selbstverleugnung, ging zum Pfarrer und ließ sich seine Behandlung erklären und wandte sie auch sofort an. Der entscheidende Erfolg war der Anlaß, daß Bilfinger sich ganz und entschieden der Homöopathie zuwandte und darin eine weitausgedehnte und segensreiche Wirksamkeit erlangte. Als sein lernbegieriger und dankbarer Schüler zolle ich ihm auch diese Dankesschuld.

Pfarrer a. D. Müller.

Dazu bemerkt nun E. SCHLEGEL: ‚Wen sollte nun diese nach vierzig Jahren fast zufällig ans Licht gekommene Mitteilung nicht fesseln und stutzig machen? Der Zauber, oder wie wir es jetzt ernster nennen wollen, das Problem der Homöopathie hat hier ungesucht eine statistische Gestalt angenommen. Sonst tritt es uns nur individuell oder familiär entgegen; hier jedoch erregt es die Aufmerksamkeit eines Regierungsbeamten, der selbst nicht an die Sache glauben will, aber sich redlich um den Teil bemüht,

11

der ihn angeht.* Wir sehen zwei würdige Pfarrherren als Freunde der Homöopathie und einen Arzt, den Menschenfreundlichkeit bewegt, bei einem „Kurpfuscher", dessen überlegene Leistungen ihm auffallen, Einblick in dessen Schaffen zu gewinnen. Wie kann dies alles wieder in den Schoß der Vergessenheit sinken? Welch eine Schwäche der Menschheit! Ist niemand da, der solche Dinge untersucht und – wenn er von einer gesetzmäßigen Ursache überzeugt wurde – sie vor der Ärzteschaft und dem Volke vertritt, niemand, der das Problem der Homöopathie löst? Ich behaupte: es ist gelöst, und es wird auch vertreten. Man höre nur, was davon gesagt wird, beachte, was darin gearbeitet wird."

Es mag aber immerhin noch Leser geben, denen dieses Beispiel noch zu wenig wissenschaftlich begründet ist. Nun, wir können diesen Wünschen entgegenkommen, indem wir eine kleine Statistik des DR. MED. VON BAKODY, Leiter der homöopathischen Abteilung des St.-Rochus-Spitales in Budapest, wiedergeben, die unter *allopathischer Aufsicht* aufgestellt wurde.*

Danach wurden behandelt vom 18. Oktober 1871 bis 3. Dezember 1873 an *Lungenentzündung:*

in der *allopath.* Abteil. 1259 Kranke, davon starben 34,4 %
in der *homöopath.* Abt. 306 Kranke, davon starben 6,5 %

an *Bauchfellentzündung:*

in der *allopath.* Abteilung 278 Kranke, davon starben 42 %
in der *homöopath.* Abteil. 57 Kranke, davon starben 1,7 %

an *Ruhr:*

in der *allopath.* Abteilung 143 Kranke, davon starben 32 %
in der *homöopath.* Abt. 22 Kranke, davon starben 4,4 %

Aber auch bei der heftigsten aller Krankheiten, die bei uns in Europa auftreten kann, bei der *Cholera asiatica,* (oder Cholera morbus, d. Red.) zeigt sich ein ähnlich günstiges Verhältnis. Um

---

* Wenn man zwei Heilsysteme miteinander bezüglich ihrer Erfolge am Krankenbette vergleichen will, so nimmt man dazu am besten die rasch verlaufenden, tödlichen und epidemischen Krankheiten, weil diese vor langwierigen chronischen Krankheiten den Vorzug der Eindeutigkeit besitzen. Chronische Krankheiten sind bezüglich ihrer Ursachen, ihres Verlaufes, ihrer Komplikationen usw. weitaus vielgestaltiger.

nun aber im vorhinein allen etwaigen gegnerischen Einwendungen zu begegnen, entnehme ich meinem reichen statistischen Material nur zwei Tabellen, welche amtlich, d. h. behördlicherseits aufgestellt wurden. Die erste davon betrifft die Choleraepidemie der Stadt Palermo im Jahre 1854, und zwar nur die Erkrankungen beim Militär (Amtlicher Bericht des Herrn Dr. Trippi über die in Palermo im Jahre 1854 homöopathisch behandelten Militärpersonen). Es erkrankten 1513 Soldaten, und davon wurden behandelt:

allopathisch 902, davon starben 386, also etwa 42 %

homöopathisch 611, davon starben 25, also etwa 4 %

Ebenfalls im Jahre 1854 grassierte die asiatische Cholera in Rive de Gier (Departement Loire) in Frankreich. Es erkrankten dort an Cholera asiatica 388 Personen, davon wurden behandelt:

allopathisch 243, davon starben 30,3 %

homöopathisch 145, davon starben 2 %

Auch diese Listen wurden amtlich aufgestellt, und zwar von der Gemeindevertretung.

Endlich sei noch die Choleraepidemie in Hamburg 1892 angeführt. Nach Beendigung derselben wurde allopathischerseits ein Verlust von 45–50 Prozent zugestanden, während dem Homöopathen A. Pasch nach genau geführter Liste und nachheriger Feststellung in jeder Familie von 321 an Cholera asiatica behandelten Kranken, 12 starben, was einem Verlust von 4 Prozent gleichkommt. Obzwar Pasch nur Heilkundiger war, bekam er von der Stadt Hamburg für seine großartige Leistung ein sehr ehrendes Dankschreiben.

Dr. Routh, ein allopathischer Arzt (auf den kein Verdacht der Parteilichkeit zugunsten der Homöopathie fallen kann), hat die Resultate der Krankenbehandlung in sämtlichen homöopathischen Spitälern Englands, Deutschlands und Österreichs mit derjenigen in anderen Krankenhäusern verglichen* und ist dabei zu folgendem Ergebnis gekommen:

---

* Hier wurden sowohl akute, als auch chronische Krankheiten behandelt. Aus dieser Statistik geht hervor, daß die Homöopathie auch bei chronischen Krankheiten die bessere, d. h. rationellere Heilmethode im Vergleich zur Allopathie ist,

Art der Anstalt	Behandelte Kranke	Gestorben	Sterblichkeit
Allopathische Krankenhäuser	119630	11721	10,5%
Homöopathische Krankenhäuser	32655	1365	4,4%

Aber, so wird nun mancher Leser fragen, wenn dies wahr ist, weshalb ist dann nicht schon längst die Homöopathie die führende Heilmethode, weshalb wird sie nicht an allen Universitäten gelehrt?

Weil – so antworten wir – die Homöopathie für den oberflächlichen Denker ein Paradoxon, d. h. ein scheinbarer Widerspruch ist und weil ihre wissenschaftlichen Grundlagen absichtlich von den Allopathen ignoriert, die praktischen Erfolge aber nur als Wirkung der bei homöopathischen Kuren vorgeschriebenen strengeren Diät als Einbildung, Suggestion usw. hingestellt wurden.

Ehe ich auf die Widerlegung dieser, der Verbreitung der Homöopathie sich entgegenstellenden Hindernisse eingehe, will ich zur Ehre des gesunden Menschenverstandes die eine Tatsache anführen, daß im Gegensatz zu anderen Ländern in den Vereinigten Staaten von Nordamerika die Homöopathie sich auch offiziell durchgesetzt hat. Der neueste Bericht über die Entwicklung der Homöopathie in den Vereinigten Staaten stammte von Dr. Scarson (Assistent am homöopathischen Krankenhaus zu London), welcher 1904 eine Studienreise durch Nordamerika machte. Nach dessen Angaben praktizierten in den Vereinigten Staaten 15000 homöopathische Ärzte (das ist etwa ein Drittel aller Ärzte), welche an 20 homöopathischen Universitäten* und Col-

ja, daß gerade chronische Krankheiten erst recht ein erfolgreiches Behandlungsfeld für die Homöopathie sind, wie wir des weiteren sehen werden.

* Wenn ich nicht irre, gibt es in Europa nur eine Universität, an welcher Homöopathie gelehrt wird, und das ist die Universität in Budapest (Ungarn).
Indessen wurde auch 1930 in Berlin an der Universität ein Lehrstuhl für Homöopathie errichtet. Aber leider ohne eine dazu gehörige homöopathische Klinik. Das ist sehr bedauerlich, denn Homöopathie läßt sich praktisch nur am Krankenbett erlernen. Wann wird man dies endlich einsehen?

leges ihre Ausbildung erlangt haben. Zur Krankenbehandlung nach den Grundsätzen der Homöopathie standen dort 100 Krankenhäuser mit 8000 Betten zur Verfügung. Es gibt des weiteren in Amerika (und auch in England) Lebensversicherungsgesellschaften, welche denjenigen Personen, welche sich bei ihnen versichern und im Erkrankungsfall *homöopathisch* behandeln lassen, einen *Rabatt* auf die Jahresprämie einräumen.

Demgegenüber sieht es in Deutschland beschämend aus. Von den über 50 000 deutschen Ärzten sind etwa 800 praktische Homöopathen. Wohl gibt es auch in Deutschland verschiedene homöopathische Kliniken und Spitäler, aber diese sind meist wohltätige Stiftungen oder dem Eifer der homöopathischen Laienvereine entsprungen. Offiziell unterstützt der Staat in Deutschland die Homöopathie noch immer nicht, obwohl seit dem Jahre 1903 die ,,Homöopathische Liga'' von Ärzten ins Leben gerufen wurde, welche sich zur Aufgabe gestellt hat, alle Anhänger der Homöopathie zu sammeln, um auf die Regierung und die gesetzgebenden Körperschaften einen Einfluß auszuüben zugunsten dieser noch so stiefmütterlich behandelten Heilmethode, die, wie wir zeigen werden, durchaus auf wissenschaftlicher Basis beruht. Das größte Verdienst um die Ausbreitung der Homöopathie in Deutschland haben sich aber die homöopathischen Laienvereine, deren es mehrere hundert gibt, errungen. Ihnen zur Seite stehen die homöopathischen Zeitschriften, an deren Spitze wohl die ,,Homöopathischen Monatsblätter'' zu nennen sind, deren Schriftleiter AUGUST ZÖPPRITZ, (Stuttgart), Großartiges geleistet hat. Von Akademikern, die sich in Deutschland als Vorkämpfer für die vielgeschmähte Homöopathie besonders hervorgetan haben, nenne ich nur Prof. Dr. Gustav Jaeger (Stuttgart) (1832–1917); Dr. Arthur Lutze (Cöthen), Prof. Hugo Schulz (Greifswald), E. Schlegel (Tübingen). Würde nur, was diese vier Männer Positives zugunsten der Homöopathie in wissenschaftlich unangreifbarer Form geleistet und am Krankenbett erprobt haben, geistiges Gemeingut der offiziellen Medizin werden, so müßte die Homöopathie endlich ihren siegreichen Einzug auch in deutsche Universitäten halten. Dann gäbe es den Zwiespalt der seit Hippokrates (460–352 v. Chr.) in der internen Medizin klafft, nicht mehr!

Wir müssen also – sowohl der historischen Entwicklung des homöopathischen Grundgedankens wegen, als auch wegen der klaren Erfassung desselben – auf den Vater der Arzneiwissenschaft, auf Hippokrates zurückgreifen. Er und seine späteren Anhänger haben ausdrücklich gelehrt, daß es zwei Wege gibt, heilend auf den Kranken einzuwirken. Prof. Hugo Schulz (Greifswald) hat die Originalquellen für die nachstehenden Zitate in seiner vorzüglichen Schrift *„Similia similibus curantur“* genau angeführt.

Darstellend den Kern der Sache haben Hippokrates und seine Schule folgende Lehrsätze aufgestellt:

„Die Beschwerden der Kranken werden geheilt durch ihnen entgegengesetzte Behandlungsweisen. Dies gilt für jede Krankheit . . . Ein anderer Weg (der Therapie) ist dieser: Die Krankheit entsteht durch Einflüsse, die den Heilmitteln ähnlich wirken, und der Krankheitszustand wird beseitigt durch Mittel, die ihm ähnliche Erscheinungen hervorrufen.“

Und zur Erläuterung des ersten der beiden Sätze heißt es weiter: „Denn wenn von Natur heiße Konstitutionen durch Kältewirkung erkrankt sind, werden die Beschwerden durch Wärme beseitigt. Anderweitige Behandlungsweisen richten sich nach demselben Grundsatze.“

Der zweite Lehrsatz wird aber in der Weise erläutert: daß Strangurie (Harnzwang) durch dasselbe Mittel hervorgerufen und beseitigt und, daß ebenso durch ein und dasselbe Mittel Husten erzeugt und auch geheilt werden kann.

Im Anschluß an die beiden hippokratischen Sätze heißt es dann weiter: „daß in gewissen Fällen ein fieberhafter Zustand durch dieselben Einflüsse, die ihn hervorriefen, in anderen Fällen aber durch gegensätzlich wirkende geheilt werden könne.“

Die Hippokratiker waren sich auch vollkommen klar, daß, wenn das bisher Gesagte ein für allemal seine volle Gültigkeit hätte, die Therapie oder Behandlungsart der Krankheiten auf völlig gesichertem Boden stehen würde. Denn je nach der Art der Erkrankung brauchte man das eine Mal nur nach dem Grundsatze der Gegensätzlichkeit, das andere Mal nach dem der Ähnlichkeitswirkung seine Verordnungen zu treffen.

Aber die Hippokratiker prägten auch den später ins Lateinische übertragenen Satz: ,,Medicino brevem occasionem habet." Das heißt sinngemäß etwa: ,,Kurz ist die Dauer der Gelegenheit, den richtigen Heilweg sofort zu erfassen."

Ist der Arzt aber kein Seher, oder stehen ihm nicht andere höhere diagnostische Hilfsmittel* zur Verfügung, so muß auch ein ansonsten sehr erfahrener und erkenntnisreicher Arzt darauf bauen, daß ihm im einzelnen Falle das Glück günstig sei, ihm der richtige Weg zum weiteren Handeln nicht verlegt werde, kurz, daß er eine ,,glückliche Hand" habe oder er intuitiv das Richtige treffe.

Aber wir dürfen die Hippokratiker deshalb nicht geringschätzen. So sagt PROF. SCHULZ in seiner Schrift ,Similia similibus curantur': ,,Die Geschichte der Medizin lehrt, daß die Schule des Hippokrates ihre Blütezeit gehabt hat, etwa von der Zeit des peloponnesischen Krieges bis in das vierte Jahrhundert vor Christi Geburt hinein. Die Berücksichtigung und einfache Überlegung der zeitlichen Verhältnisse, unter denen Hippokrates und seine Nachfolger ihre ärztliche Tätigkeit ausübten, zwingen uns ohne weiteres zu der Annahme, ja, sie geben uns die absolute Gewißheit dafür, daß die hippokratische Schule, auf reine Erfahrung angewiesen, auch nur diese zur Grundlage ihres Denkens und der daraus weiter sich ergebenden Folgerungen und Schlüsse machen konnte. Dabei blieb aber diese hippokratische Erfahrungswissenschaft durchaus nicht auf einem rein ursprünglichen, niedrigen und unentwickelten Standpunkt stehen. Auf Grund eingehenden Durchdenkens dessen, was und wie man es hätte geschehen sehen, verbunden mit gleichzeitiger, sorgfältiger Beachtung der mit dem Geschehenden in engerer oder weiterer

---

* Ich verweise hier auf mein ausführliches Buch: ,,Okkulte Diagnostik und Prognostik", welches in sechster, erweiterter und verbesserter Auflage (Rohm-Verlag, Bietigheim, 1980), mit vielen Illustrationen sehr eingehend die ,,höheren diagnostischen Hilfsmittel" behandelt.

Beziehung stehenden äußeren Verhältnisse, wurde sie auf eine sehr beachtenswerte Höhe gefördert. Das Studium der hippokratischen Schriften und Lehrsätze erweist dies so deutlich wie möglich*. Die Erfahrungswissenschaft der Hippokratiker war etwas ganz anderes als die sogenannte „rohe Empirie"! Im weitestgehenden Sinne besaß sie die Eigenschaft, die Paracelsus von der Erfahrung in der Medizin in seinem Buche: ‚Über die podagrischen Krankheiten' verlangt:

‚Denn die Mutter der Erfahrung ist die, die der Erfahrung Weg gibt, Brauch, Ordnung, Weise und Kunst, ohne welche der Arzt nichts ist.'

So dürfen wir also mit Sicherheit annehmen, daß auch die beiden hippokratischen Lehrsätze, die am Eingang dieser Abhandlung angeführt wurden, ihren letzten Grund und Ursprung gefunden haben in der Überlegung einer großen Reihe von Erfahrungen am Krankenbette und in den Schlußfolgerungen, die das Ergebnis dieser, auf Erfahrung basierenden Überlegung bildeten.

Was ist nun aus diesen beiden Sätzen, insbesondere aus dem zweiten, in der Folgezeit geworden?

Der erste Satz, in dem das Prinzip der Gegensätzlichkeit zwischen Krankheit und Heilmittelwirkung aufgestellt wird, mußte inhaltlich selbstverständlich erscheinen. Krankheit und Gesundheit standen sich offenbar in etwa demselben Verhältnisse gegenüber, wie das Böse dem Guten, die Nacht dem Tage, die Kälte der Wärme. Wie man die Erfahrung gemacht hatte, daß auf ethischem Gebiete das Böse durch das Gute besiegt werden konnte, wie sich in jedem Augenblick feststellen ließ, daß das Dunkel durch das Licht, die Kälte durch die Wärme sich beseitigen ließ,

---

* Erst etwa seit 1925 beginnt man den genialen Hippokrates richtig zu würdigen und einzuschätzen. Dies beweisen die beiden ausgezeichneten Werke, *Hippokrates der Große* von Prof. Dr. med. Hans von *Much*, sowie *Leben und Lehre des Hippokrates* von Gaston Baisette, Arzt in Paris, beide im Hippokrates-Verlag in Stuttgart erschienen. Ich empfehle besonders angehenden Medizinern und Heilkundigen diese beiden hervorragenden Bücher zu lesen, denn außer Paracelsus ist und bleibt Hippokrates das große medizinische Genie, das der Menschheit geschenkt wurde.

so hatte man auch gesehen, daß unter Anwendung eines Heilmittels eine Krankheit verschwand. Also mußte hier dasselbe Verhältnis der Gegensätzlichkeit maßgebend gewesen sein, wie unter den vorher genannten Bedingungen auch. Und so entstand der erste der beiden hippokratischen Grundsätze: Contraria contrariis curantur!

Wenn man diesen ersten der beiden Sätze auf seinen Wortlaut etwas eingehender ansieht, so fällt auf, daß in ihm gar nicht von Krankheit als solcher, sondern lediglich von den durch sie hervorgerufenen Beschwerden die Rede ist. Nicht die Krankheit in ihrem eigensten Wesen, nur die sie begleitenden, lästigen Erscheinungen die ,,odynai" – wie es im griechischen Text heißt – kommen für die Therapie in Betracht!"

Im zweiten Satz heißt es dagegen ausdrücklich: Die Krankheit entsteht durch die Heilmitteln ähnlich wirkende Einflüsse! – Hier handelt es sich offenbar um etwas anderes, Besonderes. Während im ersten Satze die Krankheit als solche überhaupt keine Rolle spielt, begegnet uns jetzt der Gedanke einer höchst eigenartigen, unmittelbaren, inneren Beziehung zwischen Krankheit und Heilmittel:

Zwischen den Einflüssen, die das Auftreten einer Krankheit bedingen, und den Mitteln, den Krankheitszustand beseitigen zu können, besteht das Verhältnis der Ähnlichkeit!

Daß diese Ähnlichkeit als sehr weitgehend gedacht ist, ergibt sich aus den beiden Beispielen vom Harnzwang und dem Husten. Für die Therapie folgt aber daraus der Satz: Similia similibus curantur!

Aus der Geschichte der Medizin ergibt sich, daß die Folgezeit der weiteren Entwicklung der hippokratischen Schule wenig günstig gewesen ist. Sie stellte an ihre Anhänger und Schüler große Anforderungen. Wir sehen ja schon, daß es den Hippokratikern durchaus nicht nur darauf ankam, möglichst viel vereinzelte Kenntnisse und Erfahrungen sich zu eigen zu machen. Der ganze, große, einmal erworbene Schatz sollte seinem inneren Gehalte nach gründlich durchdacht und überlegt werden, um weitere Erfahrungen überhaupt erst verständlich zu machen nach Ursache und Verlauf. Er sollte das notwendige Material liefern zur Einleitung und Durchführung dessen, was wir heute Prophylaxe nennen. Seine Hauptaufgabe war aber, dem Arzte möglichst ausgedehnte therapeutische Möglichkeiten zu bieten und ihn außerdem auch noch in die Lage zu versetzen, seiner etwa gestellten Diagnose auch gleich eine gewisse Prognose zufügen zu können. So sollten die ersten Schritte getan werden auf dem schweren Wege zu dem in weiter Ferne winkenden Ziele, die ärztliche Kunst in ihrer Entwicklung zur wirklichen Wissenschaft zu gestalten.

Leider fand der von den Hippokratikern betretene Weg im Laufe der Zeiten immer weniger derer, die ihn wanderten. Und so wurde es zur Tatsache, daß der geniale Gedanke von der Ähnlichkeitswirkung für die Heilkunst, der als Niederschlag einer großen Erfahrung und einer tieferen Naturbetrachtung einmal im Gehirn eines außergewöhnlichen Arztes aufgeblitzt, durch Wort und Schrift verkündet, fast 1900 Jahre lang schlummerte. Ein *Grieche* war der Vater dieses Gedankens gewesen, und ein *Deutscher* sollte ihn zu neuem Leben erwecken. ,,Es war", – wie PROF. HUGO SCHULZ treffend sagt – ,,der Geistesarbeit eines Mannes vorbehalten, dem für seine Wissenschaft, die Medizin, die Arbeit eines ganzen Lebens nicht Genüge tun konnte und dem die Erfahrung über alles theoretische und spekulative Wissen weit hinaus galt:

Paracelsus von Hohenheim*

Er prägte – im vierten Kapitel seines ,,Labyrinthus medicorum errantium" – den Satz:
,*Denn nicht aus der spekulativen Theorika soll Praktika fließen, sondern aus der Praktika die Theorika.*'

* Näheres über Paracelsus findet man in dem Buche: Paracelsus – richtig gesehen, von G. W. Surya.

20

Also, für Paracelsus ist die Erfahrung die Mutter des theoretischen Wissens! Wie aber diese Erfahrung beschaffen sein soll, haben wir bereits mit des Paracelsus eigenen Worten gehört.

Aus dieser Erfahrung des Paracelsus, aus seiner Praktika heraus, wurde dann der weitere Satz geboren, der im zweiten Traktat der ‚Fragmenta medica‘ zu finden ist, und wie folgt lautet:

‚Es ist nie keine heiße Krankheit mit Kaltem geheilt worden, noch Kalte mit Heißem. Das ist aber wohl geschehen, das Seinesgleichen das Seine geheilt hat.‘

Noch deutlicher und ausführlicher äußert sich diesbezüglich Paracelsus im ersten Traktat seines Buches: ,,Paragranum" im Kapitel: ,,Philosophey". Dort heißt es:

‚Contraria contrariis curantur, das ist: Heiß vertreibt Kaltes, das ist falsch, in der Arznei nie wahr gewesen. Sondern also: *Arkanum und Krankheit, das sind Contraria, Arkanum ist die Gesundheit und die Krankheit ist der Gesundheit widerwärtig.* Diese zwei vertreiben einander, jedwedes das andere. Das sind die Widerwärtigen, die einander vertreiben.‘ –

Viele Leser werden diese Grundsätze des Paracelsus in Widerspruch finden mit den Erfolgen der Naturheilmethode, wo man bei Entzündungen, Fiebern usw., kurz, bei den sogenannten positiven Erkrankungen kaltes Wasser, Erde usw. zum heilenden Ausgleich anwendet.

Indessen läßt sich dagegen einwenden, daß es sich dabei hauptsächlich um Beseitigung der bedrohlichen Beschwerden, der äußerlichen Symptome einer Krankheit handelt. Man verhindert damit nur, daß z. B. die Fieberhitze eine gefährliche Höhe erreicht, und erleichtert dadurch die eigentliche Heilung, die stets von innen heraus erfolgt, sei es, daß durch geeignete Mittel auf den Gesamtorganismus, auf die Lebenskraft oder das urerkrankte Organ, auf das Blut usw. gewirkt wird.

Ein Mensch, der z. B. bei Wechselfieber (Malaria) starke Fiebersymptome zeigt, kann zuerst an Schüttelfrost, dann an glühender Hitze leiden. Gewiß tut es dem Kranken wohl, wenn man durch äußerliche ,,Contraria" diese Beschwerden tunlichst mildert, aber solange die wahre innere Ursache der Malaria nicht beseitigt ist, solange ist von einer Heilung keine Rede, denn die Malaria sitzt im Blute und wird durch Malariaerreger verursacht.

Der Schlüssel zu diesen scheinbaren Widersprüchen liegt darin, daß Paracelsus die Krankheiten (mit Ausnahme von Verletzungen durch äußere Gewalt) als nichts Örtliches, sondern stets als eine tieferliegende Allgemeinstörung auffaßte. Er sah eben nur jene Heilmethoden als richtige und wahre an, die das Übel an der Wurzel ergriffen und es radikal ausrotteten. Eine bloß lokale, äußerliche Behandlung der Symptome, der Beschwerden mit äußerlichen Gegensätzen, wie heiß und kalt, galt bei ihm als keine vollwertige Heilung.

Wenn z. B. jemand oft an Halsentzündungen (Angina) leidet, so kann man gewiß durch Prießnitzumschläge den jeweiligen Anfall beseitigen. Aber die Disposition zur Angina ist damit nicht behoben, bei jeder Erkältung kehrt sie wieder. Wohl aber ist es möglich, durch richtig gewählte, innere Heilmittel oder durch naturgemäße Kuren, die auf den Gesamtorganismus einwirken, diesen von der Neigung (Disposition) zu Halsentzündungen zu befreien. Dann erst kann man von radikaler Heilung sprechen.

Wir haben früher den Ausdruck Arkanum in einem Zitat aus Paracelsus kennen gelernt. Er kommt in den Schriften des Paracelsus so häufig vor, daß wir ein wenig ausführlicher darauf eingehen müssen. Wir folgen dabei den Darlegungen des Professors HUGO SCHULZ, welcher es in seiner Schrift „Similia similibus curantur" auch für notwendig fand, den Ausdruck Arkanum dem heutigen Leser näher zu bringen:

„In knappester Form definiert Paracelsus selbst den Begriff des Arkanums in seiner Abhandlung über die Heilkraft des schweizerischen Bades PFÄFERS: ‚Arkanum ist ein Hauptstück, durch die Erfahrung zu ergründen.'

Mit anderen Worten: Das Wissen vom Arkanum gehört mit zu den Grundlagen der Medizin. Es ist nie durch theoretische Spekulation allein nach seiner Eigenart zu erkunden, sondern bedarf, um ein wirklicher Besitz, ein brauchbares Werkzeug in der Hand des Arztes zu werden, der Erfahrung.

Weiter entwickelt wird dann der Begriff des Arkanums an einem Beispiel in den „Fragmenta medica":

‚So Euch einfällt Esthiomenum (Herpes esthiomenos, Lupus) Cancer, so wisset, daß am selbigen Orte liegt Arsenikus, der macht das. Nun heißt der Morbus arsenicalis, denn er ist so. Warum geschieht diese philosophische Austeilung in der Arznei, die einen jeden Arzt unterrichten kann? Darum geschieht sie, weil, wenn dieser Name da ist, so ist auch die Eigenschaft des Namens da. Kennst du den Arsenik seiner Natur nach, so weißt du auch im Leibe den Arsenik zu erkennen . . . Wenn du das nun hast, so zeigt es dir auch die Kur an, denn Arsenikus heilt Arsenikum, Anthrax Anthracem, wie oft Gift heilt Gift.'

Heutiger Denkweise entsprechend, würde der Inhalt dieses letzten paracelsischen Satzes dieser sein: Es gibt bestimmte Krankheitsformen, deren äußeres Bild den Erscheinungen entspricht, die der Arsenik bei ursprünglich gesunden Menschen auftreten lassen kann. Sind diese dem Arzt bekannt, so hat er damit für seine Therapie den Weg ohne weiteres gewiesen. Durch die Überlegung dieser, durch natürliche Gründe bedingten Sachlage, die „philosophische Austeilung", wird der Arzt darauf hingewiesen, in solchen Fällen den Arsenik als Heilmittel anzuwenden.

Auf seinen vielen und weiten Wanderungen durch die deutschen Gaue und ihre Nachbarländer hatte Paracelsus ausreichende Gelegenheit gehabt, Beobachtungen über die Wirkung des Arsens und anderer, eingreifender Stoffe anzustellen und seine Kenntnisse nach dieser Seite hin zu verbreiten und zu vertiefen. Seine ausgesprochene Hinneigung zur Chemie veranlaßte ihn, jede Gelegenheit wahrzunehmen, alle möglichen, ihm erreichbaren Berg- und Hüttenwerke aufzusuchen, sich mit den an ihnen beschäftigten Arbeitern in Verbindung zu setzen und sich über die Folgen ihrer andauernden Tätigkeit im „Hüttenrauch" durch unmittelbare Anschauung praktisch zu unterrichten. In dem Buche von den „Bergkrankheiten" werden die Wirkungen chronischer Arsen- und Quecksilbervergiftungen im Sinne der damaligen Zeit ganz anschaulich beschrieben.

Die innere Verarbeitung dessen, was er auf diese Weise an Kenntnissen sich zu eigen gemacht, und die Erfahrung, die er bei Anwendung von Arsenpräparaten bei Krankheiten erworben hatte, führten Paracelsus weiter zu folgendem Ideengang: Es existiert irgendeine Kraft oder ein Einfluß, der im menschlichen Organismus Krankheiten auftreten lassen kann, die einer Vergiftung durch Arsen sehr ähnlich sehen, ja, geradezu damit verwechselt werden können, wüßte man nicht, daß bei ihrer Entstehung eine Mitwirkung des Arsens als solchem selbst völlig ausgeschlossen ist. Vom Krankheitsstandpunkte aus betrachtet, muß es also Arsenkrankheiten geben, das heißt: ganz bestimmte pathologische Zustände, für die das Arsen das gegebene Heilmittel ist, eine Auffassung, die lange nach Paracelsus der deutsche Arzt RADEMACHER (eben auf Grund von Paracelsus-Studien) sich zu eigen gemacht hat. Das also ist der Sinn der Worte: ‚So wisset, daß am selben Orte (wo die Krankheit sich äußert) liegt Arsenikus.‘

Aber Paracelsus geht als wahrer Okkultist noch weiter und schürft tiefer, indem er den ,,Einflüssen‘‘, die Arsenikkrankheiten verursachen können, tunlichst auf den Grund geht.

,,Arsenik‘‘ ist bei Paracelsus ein Sammelname für alle im physischen und psychischen Menschen durch verkehrte Lebensweise und Nachlässigkeit angehäufte Schlackenbildung (Selbstgifte!). In diesem Sinne wirkt Arsenik als Gift auf Chylus, Lymphe und Blut. Geistig repräsentiert es die kulturellen ,,Schlacken‘‘; auf den Menschen bezogen bedeutet es die Kraft, die sich parasitisch in der Seele auslebt, wenn der Träger des ,,Logos‘‘, das Ich, faul im dumpfen Gewohnheitsleben versinkt. Es ist ganz gut denkbar, daß Haß, Neid, Zorn, Geiz und Bosheit, wenn diese seelischen Disharmonien ganz von einem Menschen Besitz ergreifen, schließlich das Blut mit einem Selbstgift, das von amerikanischen Ärzten wie Prof. Gates, sogar experimentell nachgewiesen wurde, überladen ist, das an verderblicher Wirkung dem gewöhnlichen Arsen gleichkommt. Eine weitere Möglichkeit von Einflüssen, die Arsenikkrankheiten verursachen können, birgt die Influenz oder Einstrahlung der Gestirne, kurz: der Gestirneinfluß.

24

Paracelsus sagt darüber im ersten Traktat des „Paramirums": „Die Exaltation der arsenischen Sterne, so sie das Zentrum und Angesicht der Erde berühren, so merkt: So sie also das Wasser berühren, so vergiften sie durch ihren Arsenik das ganze Wasser.' – Und an einer anderen Stelle, wo die „Entia astralia" besprochen werden, heißt es: ‚Etliche (Gestirne) sind der Natur, daß sie Hydropsin (Wassersucht) machen und Tumoren als Opperimenta (Auripigmentum, das natürlich vorkommende Schwefelarsen).'

Also: Es gibt Gestirne, denen eine, der des Arsens ähnliche Kraft innewohnt, die sich unter bestimmten Bedingungen als krankheitserregender Faktor äußern kann. Durch sie kann der menschliche Organismus von Krankheiten ergriffen werden, die sich gewissen Arsenwirkungen direkt vergleichen lassen.

Doch kehren wir wieder zum Arkanum zurück. Das Thema der Arkana wird in den Schriften des Paracelsus sehr häufig behandelt, aber nicht immer so eindeutig wie an den vorhin angeführten Stellen. Mitunter wird unter Arkanum auch einfach ein spezifisches Mittel für irgendeine Krankheit verstanden, ohne daß von der Ähnlichkeitswirkung besonders die Rede ist. So z. B. im sechsten Kapitel des ersten Traktates von den „Bergkrankheiten", wo es heißt: ‚Nun ist Aqua panis porcini (Cyclamen europaeum) ein sonderliches Arkanum, das ein jegliches Asthma, das nicht fauliger Natur ist, zurecht bringt.'

Schließlich versteht Paracelsus unter dem Begriff des Arkanums auch das, was man wohl die Vis medicatrix naturae nennt. Man könnte dies etwa mit Naturheilkraft übersetzen oder mit der Fähigkeit unserer Organe oder des Gesamtorganismus, entweder ganz allein und aus eigener Kraft, oder unter Beihilfe geeigneter Heilmethoden mit einer Krankheit fertig werden zu können. Sie gelangt auch da zum Ausdruck und ist als das letzte Wirkende anzusehen, so scheinbar nach dem Prinzip der gegensätzlichen Wirkung eine Heilung zustande gekommen ist. ‚Ob eine Krankheit da wäre' – heißt es im zweiten Teile des „Paragranum" im ersten Traktate „de Philosophia" – ‚und wäre heiß und wollte mit Kälte gesund werden, so soll man dieser Kälte nicht die Kraft zulegen, sondern dem Arkano. Dies handelt, nicht die Kälte.'

Also wenn ein naturgemäßer Heilfaktor, etwa ein Kälte- oder Wärmereiz so wirkt, daß er die Naturheilkraft (Lebenskraft) derart anreizt, daß diese dann die Krankheit bezwingt, dann kann auch durch Gegensätze eine völlige Heilung erzielt werden."

„Arkanum ist also alles" – so schließt Prof. Schulz – *„was die Krankheit als solche, sie selbst, nicht nur die sie begleitenden Beschwerden, zu heilen imstande ist."*

Durchweg vertritt Paracelsus den Standpunkt, daß zwischen dem Heilenden und der Krankheit selbst eine innige Beziehung besteht, die kennen zu lernen und in der Gestalt des Arkanums zu gebrauchen, die Lebensaufgabe eines rechten Arztes sein soll.

Ein Hilfsmittel zu dieser Erkenntnis ist die Tatsache, daß die Arkana unter Umständen ebensolche oder doch scheinbar ebensolche Veränderungen im Allgemeinbefinden sowohl wie auch örtlicher Art hervorrufen können, wie diejenigen sind, gegen welche sie angewandt werden.

Interessant ist die Übereinstimmung der Anschauungen eines Paracelsus mit dem Inhalte des zweiten hippokratischen Lehrsatzes: „Die Krankheit entsteht durch Einflüsse, die den Heilmitteln ähnlich wirken, und der Krankheitszustand wird beseitigt durch Mittel, die ihm ähnliche Erscheinungen hervorrufen."

Man ersieht daraus, daß Paracelsus und Hippokrates vollkommen übereinstimmen, nur geht Paracelsus noch weiter ins Detail. Aber obgleich Paracelsus diesen hippokratischen Gedanken vom Ähnlichkeitsprinzip aufs neue belebte und seine innere Berechtigung unter Beibringung eines gewaltigen Materials von Wissen und Erfahrung darlegte, konnte er damit doch nicht durchdringen.

Es vergingen wieder einige Jahrhunderte, bis abermals ein Deutscher, Samuel Hahnemann, dieses Ähnlichkeitsprinzip zum Eckpfeiler eines Heilsystems machte, das er Homöopathie nannte, und das nun Bestand haben sollte. Sollen wir darin nur eine Zufälligkeit erblicken? Nein, es ist die Kongenialität des deutschen Genius mit dem alten Hellas. Die geistige Brücke der Homöopathie stützt sich auf drei Pfeiler, und sie heißen: Hippokrates, Hohenheim und Hahnemann, die drei großen „H"!

SAMUEL HAHNEMANN (geb. 10. April 1755 zu Meißen in Sachsen, gestorben am 2. Juli 1843 in Paris), war als Doktor der Medizin und praktischer Arzt bald mit den Praktiken und Resultaten der damaligen Medizin unzufrieden, denn die hauptsächlichsten Heilmittel seiner Kollegen bestanden in oft wahnsinnigem Aderlassen sowie in Verabreichung von Brech- und Abführmitteln. Der Mißbrauch des Aderlasses ging so weit, daß sie bei Cholera nicht bloß Blutabnahmen bis zu 4 und 5 Pfund vornahmen – wie PROF. JÄGER berichtet – sondern rieten, wenn das Blut aus der angeschlagenen Ader nicht voll und reichlich fließe, so sollte man alle sichtbaren Venen des Körpers öffnen!! So artete der Aderlaß, wie Haeser richtig bemerkte, in vielen Fällen geradezu zum Vampirismus aus. Die Resultate dieser „Therapie" kann man sich leicht ausmalen.

Als ehrlicher und pflichtbewußter Arzt gab HAHNEMANN also seine Praxis auf und fing an, sich mit chemischen Studien zu beschäftigen, um vielleicht auf diesem Wege neue, bessere Heilmittel zu finden. Er lebte dabei mit seiner großen Familie kümmerlich von dem Übersetzen chemischer Werke. Dieser entscheidende Schritt – den wir nicht hoch genug schätzen können, da er uns seinen edlen, uneigennützigen Charakter zeigt – brachte ihn schließlich in große Schwierigkeiten, wie aus einem Briefe seiner Tochter ersichtlich ist, aus dem wir erfahren, daß er in jener Zeit so große Not litt, daß nicht nur das geringe Vermögen, welches er sich erworben hatte, bis auf den letzten Heller aufgebraucht wurde, sondern daß er auch Schmucksachen und Tafelgeräte, ja sogar Leinwand und Kleider verkaufen mußte, um seine Familie vor Hunger zu schützen.

Im Jahre 1796 veröffentlichte Samuel Hahnemann in Hufelands „Journal der praktischen Heilkunde" einen Aufsehen erregenden Artikel: „Versuch über ein neues Prinzip zur Auffindung der Heilkräfte der Arzneisubstanzen, nebst einigen Blicken auf die bisherigen."

Als Quintessenz seiner Überlegungen und Erfahrungen gelangte Hahnemann dann zu dem Endresultat:

„Jedes wirksame Arzneimittel erregt im menschlichen Körper

eine Art von eigner Krankheit, eine desto eigentümlichere, ausgezeichnetere und heftigere Krankheit, je wirksamer die Arznei ist."

Und dann weiter: ,,Man ahme die Natur nach, welche zuweilen eine chronische Krankheit durch eine andere hinzukommende heilt, und wende in der zu heilenden (vorzüglich chronischen) Krankheit dasjenige Arzneimittel an, welches eine andere, möglichst ähnliche künstliche Krankheit zu erregen imstande ist, und jene wird geheilt werden: Similia similibus."

Dieses Jahr 1796, in welchem der gerade erwähnte Artikel erschien, ist mithin als das Geburtsjahr der Homöopathie zu betrachten.

Das Wort Homöopathie stammt aus dem Griechischen und ist zusammengesetzt aus homoios (ähnlich) und pathos (Leiden). Eigentlich wäre das Wort Homöotherapie ein besserer oder richtigerer Ausdruck. Aber der Name Homöopathie ist nun einmal von Hahnemann selbst eingeführt worden und hat sich im Laufe der Jahre eingebürgert, so daß er jetzt als der Ausdruck für die Grundsätze derjenigen Heilweise gilt, welche die Krankheiten nach dem Simile oder Ähnlichkeitsprinzip behandelt.

Wie kam nun Hahnemann zu seiner Entdeckung? Wir haben bereits erwähnt, daß die Heilkunde zur Zeit Hahnemanns auf einem kaum mehr zu überbietenden Tiefstand angelangt war. Wenn dieselbe nämlich außer ihren drei ,,Universalmitteln": ,,Aderlaß, Erbrechen und Purgieren", noch zu Rezepten ihre Zuflucht nahm, so zeigten diese meist ein wahrhaft schauerliches Gemisch von möglichst stark wirkenden Stoffen, vielfach ohne Rücksicht darauf zusammengesetzt, ob die einzelnen Bestandteile sich in ihrer Wirkung aufheben oder stören könnten, oder daß solch ein ,,Kompositum" ganz andere Wirkungen entfalten könnte als die einzelnen Teile für sich allein.

Hahnemann war nun ein selten scharfblickender Geist, und da mußte er selbst bald erkennen, auf wie unsicheren, ja schwachen Füßen die ganze damalige Arzneimittellehre und die Wissenschaft von den Arzneiwirkungen stand. Deshalb beschloß er, diese Wissenschaft durch eigene Studien und Experimente von

Grund auf zu erneuern, indem er bei Prüfung der einzelnen Arzneimittel von dem Grundsatz ausging, daß die reinste Wirkung einer Arznei – völlig klar und unvermischt mit den Erscheinungen etwaiger Krankheitssymptome – nur durch Erprobung an gesunden Menschen erwiesen werden konnte.

Denn – so sagte er sich – nur auf diesem Wege könne es sich deutlich zeigen, auf welche Organe oder Gewebe eine Arznei einwirke und welche Reize und Zustandsveränderungen sie dort hervorrufe.

Hahnemann hatte dadurch einen völlig anderen Weg eingeschlagen, als unsere modernen, wissenschaftlichen Vertreter der Physiologie (Lehre von den Lebensvorgängen) und Pharmakologie (Arzneimittellehre), welche, wie bekannt, die Wirkungen von zu prüfenden Arzneien zuerst an Meerschweinchen, Hunden, Katzen und Affen studieren, obwohl doch der gesunde Menschenverstand ihnen sagen sollte, daß diese Tiere und deren Blut so grundverschieden vom Menschen sind, daß ein Arzneimittel unter Umständen ganz anders auf Tiere als auf Menschen einwirken kann.

Der mutige und nach Wahrheit strebende Hahnemann erprobte daher die Wirkungen der Arzneien zunächst an sich selbst. Die Chinarinde* war eine der ersten Arzneien, die er zu Versuchszwecken einnahm.

Wer beschreibt aber sein Erstaunen, als er nach dem Einnehmen dieser Arznei das schönste Wechselfieber bekam. Die Chinarinde verursachte also dieselben oder sehr ähnlichen Fieberanfälle, gegen welche sie schon lange als Heilmittel angewandt wird.

Als sich dieselben Erscheinungen bei jedem der folgenden Versuche zeigten, als Hahnemann dann bei der Prüfung anderer bekannter Arzneien an sich und bei anderen Menschen eine ähnliche Reaktion feststellte, da konnte er sich des Schlusses nicht

---

* Die Chinarinde wurde zuerst von den Spaniern aus Peru gebracht, dessen Ureinwohner dieselbe bereits als sehr wirksames Heilmittel gegen tropische oder sogenannte Wechselfieber kannten. Aus der Chinarinde wird das Chinin und seine Derivate (Abarten, Ableitungen) gewonnen.

erwehren, daß zwischen der Wirkung einer Arznei auf einen gesunden Menschen und der Heilwirkung auf einen erkrankten menschlichen Organismus ein ganz bestimmter, gesetzmäßiger Zusammenhang bestehen müsse und zwar derart, daß jede Arznei gerade diejenigen Krankheiten am vollkommensten heilen könne, deren Krankheitserscheinungen sie in einem gesunden Körper ähnlich vitalisierte.

So wurde von Hahnemann das erste und oberste Grundgesetz seiner neuen Therapie der Homöopathie entdeckt, und dieses Gesetz lautete: ,,Ähnliches wird durch Ähnliches geheilt" oder ,,*Similia similibus curantur*".

Für die Praxis des Heilens muß man dieses Gesetz wohl etwas weiter fassen:

,,*Jede Krankheit wird am besten durch jenes Heilmittel geheilt, welches imstande ist, in einem gesunden Organismus ein tunlichstähnliches Krankheitsbild, d. h. tunlichst ähnliche Krankheitserscheinungen und Zustände, also Krankheitssymptome, zu erzeugen.*"

Daraus ersehen wir zweierlei. Erstens, daß dieses oberste Grundgesetz noch nichts über die kleinen, ja oft unendlich kleinen sogenannten Infinitesimal-Arzneigaben aussagt, welche gerade das Charakteristische der Homöopathie sind. Zweitens, daß es nicht erklärt, wie die Arznei, sei es in großen oder kleinen Gaben, die Heilung im Körper bewirkt. Dieses erste homöopathische Grundgesetz zeigt uns nur, auf welchem Wege wir das richtige Heilmittel für jeden einzelnen Krankheitsfall finden können.

Und doch dürfen wir dieses erste homöopathische Grundgesetz nicht gering schätzen. Es bedeutet unter allen Umständen einen gewaltigen Markstein in der Geschichte der wahren Heilkunst. Denn bisher war die Auffindung eines Heilmittels – falls man von okkulten Fähigkeiten, wie die des Hellsehens und Hellfühlens absehen will – dem sogenannten Zufall überlassen. Und nun tritt an Stelle des Zufalles oder an Stelle von Theorien, Hypothesen und Meinungen etwas, was schwerwiegender ist: nämlich ein Naturgesetz, das, wie wir sahen, zwar an sich nicht neu ist, denn Hippokrates und Paracelsus hatten es bereits klar ausgesprochen, ja, der letztere heilte vielfach danach.

Das Verdienst Hahnemanns liegt darin, daß er an die systematische Erforschung und Begründung dieses Gesetzes ging und mittels desselben eine Menge von Heilmitteln fand, die bis dahin unbekannt oder unbeachtet geblieben waren.

Um jedoch einen gesunden menschlichen Organismus, der in seinen regelmäßigen (physiologischen) Tätigkeiten ein gewisses Beharrungsvermögen gegen fremde äußere Einflüsse besitzt, derart umstimmen zu können, daß krankhafte oder pathologische Symptome sich zeigen, mußte Hahnemann den betreffenden Versuchsarzneistoff meist in massiger, also giftigwirkender Form geben.

Wenn man aber nun einem Kranken das zwar richtig gewählte Ähnlichkeitsmittel in starker Dosis gab, so rief dasselbe natürlich zuerst eine Verschlimmerung seiner Krankheitsbeschwerden hervor. Dann erst erfolgte die Heilung.

Man nannte diese Reaktion die homöopathische Erstverschlimmerung. Sie fiel zuweilen höchst unangenehm aus, und deshalb kamen Hahnemann und seine Schule auf den Gedanken, die Dosis des richtig gewählten Heilmittels immer mehr und mehr zu verringern, um dadurch auch die homöopathische Erstverschlimmerung auf ein erträgliches Maß herabzusetzen, so daß die Heilung nicht nur ,,sicher und rationell", sondern auch ,,leicht und angenehm" gestaltet wurde. Zur Kleinheit ihrer Arzneigaben kam die Homöopathie also zuerst nicht durch vorher aufgestellte theoretische Erwägungen oder Laboratoriumsversuche, sondern einfach durch Beobachtung und Erfahrung am kranken Menschen.

Trotzdem wurde in der Folge gerade diese Kleinheit der Arzneigaben zu einem zweiten, sehr wichtigen Grundgesetz der Homöopathie, ja, zu einem direkten Charakteristikum dieser ganzen revolutionären Heilkunst, und die homöopathische Dosierung wurde sprichwörtlich für minimale Gaben oder Reize auch außerhalb der medizinischen Wissenschaft. Schließlich wurde die Kleinheit der Gaben zu einem der unterscheidendsten Merkmale zwischen Homöopathie und Allopathie, und die Vertreter der letzteren bezeichneten den Homöopathen allzu gern als einen Mann, der „mit nichts" oder mit „Nichtsen" kuriere, um so die ganze Homöopathie lächerlich zu machen.

Was aber wirklich bei Herstellung hochverdünnter Lösungen für Verhältnisse walten, wie insbesondere diese hochverdünnten Lösungen auf einen vergifteten oder kranken Organismus einwirken, welche Naturgesetze dabei tätig werden, davon haben gerade die lautesten Spötter der Homöopathie keine blasse Ahnung, denn hätten sie eine, so würde und müßte ihr Spott bald verstummen, denn es gibt wohl kaum einen Menschen – besonders mit Anspruch auf Gelehrsamkeit – der sich absichtlich selbst blamieren möchte.

Freilich, zur Zeit Hahnemanns waren Chemie, Physik, Biologie und Physiologie noch nicht so hochentwickelt wie heute und daher konnten die Homöopathen nicht den zwingenden, wissenschaftlichen Beweis der eigentümlichen paradoxen, d. h. scheinbar widersprechenden Wirksamkeit hochverdünnter Lösungen auf Organismen erbringen, wie es heute der Fall ist. Es war dies damals lediglich eine Erfahrungstatsache, die nur an Menschen demonstriert werden konnte.

Ja, die Wirksamkeit hochverdünnter Lösungen war und ist für die Herren Physiologen direkt eine *Fallgrube*, wie dies der geniale und humorvolle PROF. DR. GUSTAV JÄGER in seiner Schriftensammlung: ‚Ein verkannter Wohltäter'; – auch ein Beitrag zur Kennzeichnung der Scholastik – dargelegt hat.

Wir wollen nun versuchen, im Sinne des Prof. Jäger diese „Fallgrube" zu erläutern. Vor uns steht eine Flasche einer als „Gift" bezeichneten Substanz, also etwa *Arsen*. Wenn wir davon eine genügende Menge einem gesunden Menschen eingeben, so wird er unter den bekannten Vergiftungserscheinungen, die Arsen bewirkt, schwer erkranken und schließlich sterben. Verdünnen wir aber dieses Gift, so wird es immer weniger wirksam, das heißt, es wird immer schwächere Vergiftungserscheinungen hervorrufen. Schließlich kann man die Verdünnung so weit treiben, daß gar keine Vergiftungserscheinungen mehr auftreten, die Lö-

32

sung ist unwirksam, indifferent geworden, oder die durch sie hervorgebrachten Giftwirkungen sind „gleich Null."

Nun schließt der Schul-Logiker, der Scholastiker, wie folgt: Wenn ich bei einer solchen Verdünnung angekommen bin, die nichts bewirkt, dann ist es zwecklos, mit der Verdünnung noch weiter zu gehen, denn wenn ich diese Verdünnung weiter treibe, so wirkt diese Gabe weniger als nichts. Hinter dem Nichts steht erst recht nichts. (Das sind die berühmten „Nichtse" des weiland PROF. DR. BOCK in Leipzig.)

Anscheinend ist dieser Schluß vollkommen logisch, aber er erscheint uns sofort als unvollkommen, wenn wir uns des mathematischen Lehrsatzes erinnern: Die Null ist die Pforte (der Durchgangspunkt), die von positiven zu negativen Größen führt.

Nun fragt es sich nur, ob negative Größen auch etwas bewirken können. Selbstredend müssen sie irgendeine Wirksamkeit haben, sonst wären sie keine Größen. Das Wesen des Negativen besteht doch darin, daß es dem Positiven entgegengesetzt ist, es wirkt also auch, aber in entgegengesetzter Richtung, im entgegengesetzten Sinne.

Wenn beispielsweise eine Lokomotive, die bisher als Zugmaschine wirkte, umgesteuert wird, so daß sie als Schubmaschine wirkt, so ist dieser Schub oder Druck eine ebenso reale Kraft, wie der Zug, nur daß diese Kraft jetzt entgegengesetzt wirkt.

Wenn wir eine Kraft oder ein wirkendes Prinzip immer schwächer und schwächer werden sehen, bis der Wirkungsgrad Null erreicht wird, so ist damit noch nicht gesagt, daß, falls die Ursache dieses Schwächerwerdens auch jenseits des Nullpunktes fortwirkt, nicht ein Polwechsel, eine Umkehrung, eine Inversion stattfindet, und dergestalt aus der ursprünglich als positiv bezeichneten Kraft eine entgegengesetzt wirkende, also negative Kraft wird.

Dieser Polwechsel – der oft in der Natur vorkommt – ist nun die „Fallgrube" für alle Gegner der Homöopathie geworden. Sie haben eben die Rechnung ohne den Wirt gemacht; das Gesetz des Polwechsels ist dieser Wirt, der all ihre logischen Schlüsse über den Haufen wirft. Verdünnen wir nämlich unsere ursprünglich giftige Lösung jenseits des Indifferenz- oder Nullpunktes weiter, so zeigt diese weiter verdünnte Lösung ganz neue Eigenschaften, und zwar Eigenschaften, die – wie experimentell nachweisbar – an menschlichen und anderen Organismen entgegengesetzte Wirkungen als die ursprünglichen konzentrierten Lösungen hervorbringen.

Um bei unserem Beispiel zu bleiben: die hochverdünnte Arsenlösung ist diagonal des Indifferenzpunktes ein Gegengift oder Heilmittel für Arsenikvergiftungen geworden!

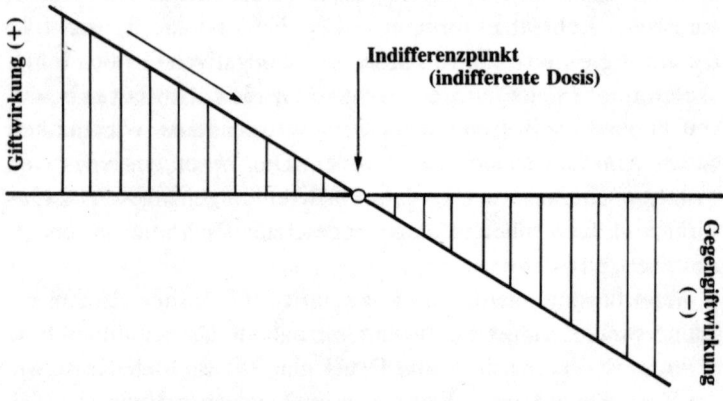

Die beigefügte Figur zeigt dies in graphischer Darstellung. Wir sehen daraus ohne weiteres, wie durch fortgesetzte Verdünnung die als positiv bezeichnete Giftwirkung immer geringer und geringer wird, bis sie den Indifferenz- oder Nullpunkt erreicht, wie aber dann, falls man die Verdünnungen fortsetzt, die Gegengiftwirkung zum Vorschein kommt. Aus dem Gifte ist dann ein Heilmittel geworden!

Dieses unerwartete, oder richtiger gesagt paradoxe Naturgesetz des Verhaltens hochverdünnter Lösungen ist also für die Gegner der Homöopathie der Unterwasser-Felsen, an welchem sie hoffnungslos scheitern.

So hat also auch die Materie ihre Geheimnisse, die für jeden,

34

der sie nicht erkannt oder praktisch erprobt hat, höchst verborgen, d. h. okkult sind. Diese geheimen Naturgesetze sind für viele deshalb so schwer faßbar, weil ihre Wirkung paradox und im ersten Augenblick unglaubwürdig erscheint.

Aber ob wir diese geheimen Naturgesetze und verborgenen Eigenschaften der Materie zugeben wollen oder nicht, sie wirken, und derjenige, der sich von ihrer Existenz, wenn auch nur durch die Erfahrung, überzeugt hat, kann sie anwenden und dann Dinge vollbringen, die anderen unverständlich, rätselhaft oder „magisch" vorkommen.

Jedenfalls lehrt uns das Beispiel der Umkehrung oder des Polwechsels der hochverdünnten Lösungen, daß wir uns vor jeder kurzsichtigen, wenn auch scheinbar strenglogischen Beurteilung von Naturerscheinungen hüten müssen. Absolut unstatthaft, d. h. irreführend ist es aber, wenn wir von einer Kette von Erscheinungen nur relativ wenige Glieder kennen, deren sichtbarer Ausdruck durch eine Kurve dargestellt wird und wir nun den weiteren unbekannten Verlauf dieser Kurve etwa durch eine Tangente bestimmen wollten. Jeder, der sich nur ein wenig mit Kurven höherer Ordnung beschäftigt hat, weiß, daß es auch Kurven mit Wendepunkten, Spitzen, Schleifen und singulären Punkten gibt. Man muß also, falls uns solch eine unbekannte Kurve vorliegt, sehr vorsichtig in der Beurteilung ihres weiteren Verlaufes sein. Würde man diesen Gedankengang in den Naturwissenschaften und auch in der Philosophie mehr berücksichtigen, so gäbe es nicht so viele Entgleisungen und auch kein Festhalten an begrenzten, dogmatischen Vorstellungen. Denn unter gewissen – uns unbekannten Bedingungen – kann auch das bisher für unmöglich Gehaltene plötzlich möglich werden.

Es ist aber hier nicht unsere Aufgabe, noch längere erkenntnistheoretische Erörterungen zu pflegen, sondern wir wollen nun wissenschaftliche, einwandfreie Beweise im Sinne der experimentellen Naturwissenschaften dafür folgen lassen, daß dieser Polwechsel, diese Umkehrung der Wirkung hochverdünnter Lösungen wirklich existiert, daß er auch außerhalb des menschlichen Organismus demonstrierbar ist.

Der Homöopath kann uns davon, wie ich schon sagte, sofort praktisch überzeugen, indem er z. B. zuerst einer Person eine konzentrierte Lösung der Brechnuß (nux vomica) verabreicht, worauf sich natürlich heftiges Erbrechen einstellt. Dieses heftige Erbrechen stillt er sehr rasch mit einer hochverdünnten Lösung von nux vomica.

Nun könnte man bei solch einem Versuch den Einwand erheben, daß dabei nur die suggerierte Einbildung gewirkt habe. Dieser Einwand fällt weg, wenn wir die nachstehenden Versuche betrachten:

Der schon mehrfach genannte PROF. SCHULZ in Greifswald hat Versuche über die Wirkung des Sublimates, eines für Mikroorganismen, u. a. auch für die Hefezellen, tödlichen Giftes angestellt. In einer Verdünnung von 1 auf 20 000 hemmte Sublimat das Wachstum der Hefezellen in einer Traubenzuckerlösung, in höherer Verdünnung 1 auf 500 000 fand er das Gegenteil der ersten Wirkung: das Sublimat förderte in dieser Verdünnung das Wachstum der Hefezellen. Sie vermehrten sich in dieser hohen Sublimatverdünnung rascher, als wenn der Nährflüssigkeit überhaupt kein Sublimat beigefügt worden wäre:

Diese Experimente des Prof. Schulz sind nicht widerlegt worden. Das war wohl auch nicht gut möglich; aber da sie den herrschenden wissenschaftlichen Anschauungen unbequem sind, sucht man sie durch Totschweigen aus der Welt zu schaffen.

Zum Überfluß wurden sie von Löw bestätigt, welcher fand, daß *Uransalze* in einer 0,05%igen Lösung auf Erbsenpflanzen vergiftend wirken, aber in einer Verdünnung von 1:20 000, also in ungefähr einer vierten homöopathischen Dezimalverdünnung, das Wachstum der Pflanzen fördern.

Nach SAND werden durch Arsenlösung in einer Verdünnung von 1:100 000, Infusorien getötet, bei 1:1 Million wird ihre Teilung verlangsamt, bei 1:10 Millionen dagegen beschleunigt!

Noch wichtiger sind für die Homöopathie die Versuche des französischen Botanikers COUPIN, welcher die Wirkung der Kupfersalze auf das Pflanzenwachstum untersucht hat. Er fand, daß diese Salze das Wachstum der Pflanzenwurzeln äußerst schädlich beeinflussen und dies nicht nur in starken Lösungen, sondern sogar noch in einer Verdünnung von 1 auf 700 000 000, also in einer Lösung, welche ungefähr der neunten homöopathischen Dezimalverdünnung gleichkommt. Damit hat ein Fachgelehrter auf unwiderlegliche Weise bewiesen, daß eine neunte homöopathische Potenz doch noch etwas anderes ist, als destilliertes Wasser oder verdünnter Weingeist. Mithin können auch die homöopathischen „Nichtse" sehr wohl wirken. In neuerer Zeit hat Dr. KOLISKO ebenfalls mittels Versuchen an Pflanzen die Wirksamkeit der homöopathischen Hochpotenzen schlagend nachgewiesen. Neuere Forschungen haben erwiesen, daß Hormone sogar in einer Verdünnung von 1:20 000 000 noch äußerst wirksam auf den menschlichen Körper sind.

DARWIN hat gewiß den Ruf eines tüchtigen Naturwissenschaftlers und ausgezeichneten Beobachters. Unter anderem hat er ein besonderes Werk über insektenfressende Pflanzen geschrieben, worin er die Pflanze Sonnentau beschreibt (Drosera rotundifolia). Die Blättchen dieser Pflanze sind mit kleinen Haaren dicht besetzt. Jedes Härchen hat eine kleine Drüse, welche einen klebrigen Saft absondert. Setzt sich nun ein kleines Insekt auf solch ein Blatt, dann bleibt es daran kleben; bald fängt das Blatt an, sich zusammenzurollen, die Drüschen sondern den Saft ab, der imstande ist, Fleisch zu verdauen, und so wird das Insekt von der Pflanze förmlich verzehrt. Darwin hat nun untersucht, welche Stoffe imstande sind, die Drüsen dieser Pflanze zur Absonderung des Verdauungssaftes zu reizen. Als solch einen Stoff fand er u. a. das phosphorsaure Ammoniak und machte die weitere Entdeckung, daß dieser chemische Stoff in einer Verdünnung von 1 auf 20 000 000 (also ungefähr der siebenten homöopathischen Dezimalverdünnung entsprechend) noch fähig ist, die Drüschen zur Absonderung des klebrigen Saftes zu reizen. In einem Brief an PROF. DONDERS, worin Darwin diese merkwürdige Tatsache mitteilt, sagt er: „Der Gedanke, daß ich solch eine Tatsache feststellen muß, macht mich unglücklich."

Eigenartig: Wenn ein Naturforscher auf eine Tatsache kommt, die sich experimentell beweisen läßt, die aber gegen die herrschende Meinung verstößt, dann fühlt er sich „unglücklich". Doch sind nicht alle Naturforscher so. HAHNEMANN hatte zum Beispiel den Mut, seine Beobachtungen zu veröffentlichen, gleichviel ob es der herrschenden Schulmeinung angenehm war oder nicht. Hätte Hahnemann diesen Mut nicht besessen, so wäre die Homöopathie auch nicht durchgedrungen. – So aber wurde Hahnemann – nach PARACELSUS – zum größten Reformator der Medizin im Sinne der praktischen Homöopathie.

Schließlich möchte ich meine Leser noch auf die klassischen Versuche des PROF. DR. GUSTAV JÄGER aufmerksam machen. Mittels seiner Neuralanalyse gelang es ihm nachzuweisen, daß, wenn durch Einatmung der Urtinktur eines Arzneistoffes eine Depression der neuralanalytischen Kurve herbeigeführt wurde, eine sofortige, etwa ebensolang dauernde Inhalation der homöopathischen Verdünnung der gleichen Substanz die Kurve auf ihren ursprünglichen Zustand zurück führte, also das Vergiftungssymptom aufhob. Näheres über diese von Prof. Jäger entdeckte Neuralanalyse findet sich in dessen Werk „Entdeckung der Seele", im zweiten Band. 1912 erschien bereits die vierte Auflage dieses bedeutenden Werkes. Jägers Neuralanalyse ist weitaus empfindlicher wie jede bis dahin bekannte chemische Analyse und übertrifft sogar die Spektralanalyse weitaus. Er konnte damit noch die 1000. bis 2000. homöopathische Potenz nachweisen. Und die neuralanalytischen Kurven der einzelnen Stoffe sind selbst in Hochpotenzen voneinander sehr verschieden.

Daraus folgt, daß die Homöopathen in zweifacher Hinsicht einen Schuß ins Schwarze getan haben.

Erstens: wird wirklich Ähnliches durch Ähnliches geheilt.

Zweitens: Die homöopathische Verdünnung ist ein Doppeltreffer, denn dadurch wird nicht nur die homöopathische Verschlimmerung auf ein Minimum reduziert, sondern die hochverdünnte Lösung ist ein Arkanum oder Gegengift zu den die Krankheiten verursachenden Einflüssen.

Da sich aber Gift und Gegengift so wie positive und negative Kräfte verhalten, so geht auch in der Homöopathie der heilende Anstoß von einem Gegensatz aus. Paracelsus sagt – wie wir bereits hörten – ausdrücklich: „*Arkanum und Krankheit, das sind Contraria,* Arkanum ist die Gesundheit, und die Krankheit ist der Gesundheit widerwärtig. *Diese zwei vertreiben einander, jedwedes das andere. Das sind die Widerwärtigen, die einander vertreiben.*" In diesem paracelsischen Sinne gilt auch für die Homöopathen, wenn man will: *Contraria contrariis curantur.*

Das ist aber auch der Wahlspruch der Allopathen. Doch vergessen wir nicht, daß der Allopath seine Contraria oder Gegensätze in Form konzentrierter Mittel gibt, und dazu in starker Dosis, so daß leicht eine Medizinalvergiftung entsteht. Der Homöopath erreicht aber erst seine Contraria durch Verdünnung oder Potenzierung, und da kann von einer Giftwirkung nicht mehr die Rede sein. Im Gegenteil, aus dem Gift ist durch homöopathische Potenzierung ein Balsam, Arkanum oder Gegengift geworden.

Der Satz „Similia similibus curantur", d. h. Ähnliches wird durch Ähnliches geheilt, hat, wie wir also sehen, streng genommen nur zur Auffindung der richtigen Arzneimittel seine Gültigkeit, was sich der Anfänger gut merken sollte.

Wenn ich zum Beispiel, auch ohne die Ursache der Ruhr zu kennen, ein Mittel finde, welches in starker Dosis im gesunden Körper ruhrähnliche Erscheinungen hervorruft, so kann ich dessen sicher sein, daß eine entsprechend hohe Verdünnung dieses Mittels die Ruhr heilt. So also ist der Satz: „Similia similibus curantur" zu verstehen.

Wir können auch sagen: *Jede Arznei ist ihr eigenes Gegenmittel, indem die Wirkung der kleinen Dosis* (Verdünnung oder Verreibung) *die Wirkung der starken Dosis aufhebt.*

Also physiologisch, praktisch, experimentell sowie durch tausendfältige Erfahrungen am Krankenbette, steht die Homöopathie durchaus gefestigt da. Höchstens könnte man noch von physikalisch-chemischer Seite den Einwand erheben, daß bei den hohen Potenzen, die aber viele Homöopathen mit Erfolg anwenden, kein Atom der betreffenden Urtinktur, von welcher die Hochpotenz gemacht wurde, mehr vorhanden ist, denn wie Physiker nachweisen, befindet sich bereits in der 24. Dezimalpotenz* das „letzte einsame Molekül".

Demgegenüber wollen wir nur die Anschauungen des bekannten Mathematikers und Physikers PROF. DOPPLER in Prag und des Abbé MOIGNEAU (welcher als einer der ersten Mathematiker Frankreichs anzusehen ist), entgegenstellen, welche beide die Wirksamkeit der Arzneien als von ihrer Oberfläche und nicht von ihrem Gewichte abhängig betrachten. Sie stimmen daher mit der Ansicht Hahnemanns vollständig überein, daß deshalb auch das nach Maß und Gewicht nichtig Erscheinende eine gewaltige Wirkungskraft haben könne, ja haben müsse.

MOIGNEAU schreibt darüber (Kosmos I S. 615): „Nichts steht der Annahme entgegen, daß die homöopathische Wirkung eine Flächenwirkung, wie zum Beispiel die elektrische hat. Daher ist auch, weil die Summe der Oberflächen der Infinitesimalteilchen millionenmal größer ist als die Oberfläche der meßbaren, von der Allopathie angewandten Arzneiteile, die großartige Wirkung der homöopathischen Mittel durchaus nicht unmöglich oder unbegreiflich."

Nun, in unserer Zeit wird dies auch in wissenschaftlichen Kreisen keine so große Gegnerschaft finden als zur Zeit eines LIEBIG und VIRCHOW. Fürs erste ist es heute bekannt, daß es bei einer Lösung – in Bezug auf deren Wirksamkeit – nicht auf die Konzentration, sondern auf die Zahl der freien Jonen ankommt. Dann lehrt die moderne Physik ausdrücklich, daß jedes Atom nur ein elektrisches Gebilde ist. Um einen Kern positiver Elektronen, die der Sonne zu vergleichen sind, rasen als Planeten die negativen Elektronen oder Elektronenwellen, die ihrem Wesen nach – wie schon ihr Name andeutet – nichts anderes als minimale Teilchen von Elektrizität sind.

---

* Eine Verdünnung (oder Verreibung) im Verhältnis 1:9 heißt die erste Dezimalpotenz, eine solche von 1:99 die zweite Dezimalpotenz. Diese Dezimalpotenzen sind die heute am meisten üblichen. Es gibt aber auch Zentesimalpotenzen, wo die erste Verdünnung 1:99 beträgt, die zweite Zentesimalpotenz 1:9999 usw. Flüssige Urtinkturen werden mit Alkohol verdünnt, feste Körper pulverisiert und mit Milchzucker weiter verrieben.

Und selbst wenn durch hohe Verdünnungen oder Hochpotenzen das letzte Atom gesprengt wird, so können – wie die moderne Physik es beweist – dabei so enorme Kräfte frei werden, daß von deren Größe der Alltagsmensch keine Vorstellung hat*. Daß nun diese riesigen Kräfte, die beim Atomzerfall frei werden, keine physiologischen Wirkungen hervorbringen sollten, das wird wohl kein moderner Physiker und Arzt zu behaupten wagen.

Man studiere nur PROF. JÄGERS „Neuralanalyse", und man wird staunen, welche Wirkungen Hochpotenzen nur durch das Riechen auslösen können. So schreibt Jäger bei der Akonitserie, wobei als Versuchsperson der Student Schlichter arbeitete:

„Bezüglich der subjektiven Wahrnehmungen des Beobachters ist das Bemerkenswerteste, daß derselbe (Schlichter, d. Red.) während der Messungsperioden wiederholt von Nasenbluten heimgesucht wurde, und zwar gerade bei höheren Potenzen, während er sonst solche Anfechtungen nicht kennt, auch durchaus nicht den sogenannten vollblütigen Habitus hat. Das Nasenbluten trat stets als Nachwirkung auf. Eine zweite Erscheinung – ebenfalls bei den Hochpotenzen am stärksten auftretend – war Kopfweh und Schwindel, und einmal, bei der 100. Potenz, eine solche Störung des Geistes, daß er bei der Berechnung der Meßresultate, behufs Aufzeichnung der Kurven, fortwährend Fehler machte."

Wenn es also eine physikalische Erklärung der Wirksamkeit der Hochpotenzen gibt, so ist sie in dem Energieinhalt der Atome zu suchen. Zerfällt ein Atom oder wird es zersprengt, so strahlt es verschiedene Emanationen, Kräfte und Strahlengattungen aus. Es ist nun sehr gut denkbar, daß diese Energien und Emanationen die Lösungsflüssigkeit laden oder imprägnieren, wie es ja nachweisbar ist, daß beispielsweise Wasser sehr gut die

* Nach Gustav Le Bon bewegen sich die Werte, die namhafte Physiker wie Max Abraham und J. J. Thomson für die in einem Gramm Materie aufgespeicherte Atomenergie angeben, zwischen 100–6000 Milliarden Sekundenmeterkilogramm! (Siehe Gustav Le Bon: Die Entwicklung der Materie.) Sir Oliver Lodge gibt noch weitaus größere Zahlen an. Er sagt, die Raumenergie ist für jeden Kubikzentimeter des Raumes gleich zehn Milliarden Pferdekraftstunden.

sogenannten magnetischen oder Odstrahlungen der Hand aufnimmt und lange Zeit beibehält.

In der Tat erzählte mir vor Jahren ein alter Homöopath und Okkultist, Dr. phil. Kolk, daß er bereits vor 30 Jahren in Nordamerika einen Hochpotenzler kennen gelernt habe, der sich selbst seine Hochpotenzen herstellte und diese in Flaschen verwahrte, die außen einen Stanniolbelag hatten, wie Leidener Flaschen, weil dadurch die flüssigen Hochpotenzen besser „ihre Kraft" behielten.

Ein Physiker wird natürlich dazu sagen, dies bestätige nur, daß die Wirkung der Hochpotenzen lediglich auf Elektrizität beruhe. Da aber die Elektronen, aus welchen die verschiedenen chemischen Elemente bestehen, absolut gleich sind, wie dies experimentell nachweisbar ist, so sei es egal, von welcher Urtinktur man die Hochpotenzen herstelle, denn sobald ein Atom zerfalle oder gesprengt würde, seien dessen Zerfallsprodukte doch nur Elektrizität.

Demgegenüber ist zu bemerken, daß die Hochpotenzen doch ein individuelles Gepräge zeigen, was sich erstens durch ihre verschiedene Wirksamkeit an gesunden und kranken Menschen nachweisen läßt und zweitens die neuralanalytischen Kurven von Hochpotenzen nach Prof. Jägers Versuchen sowohl bei ein und demselben Stoffe, je nach der Höhe der Potenz, große Verschiedenheit zeigen – d. h. die 100. Potenz ist sehr deutlich von der 500. oder 1000. Potenz zu unterscheiden – als auch die 1000. Potenzen von Gold, Kochsalz oder Thuja voneinander wesentlich verschiedene Kurven geben.*

---

* Ich glaube den Physikern keinen schlechten Rat zu erteilen, wenn ich ihnen rate, sich der Neuralanalyse auch zum Studium des Atomaufbaus und Atomzerfalles zu bedienen. Mit noch größerem Nutzen wird dies jener Naturforscher tun, der auch bereits im Atom ein belebtes und beseeltes Wesen sieht. Nur wo es eine Seele gibt, gibt es ein individuelles Gepräge. Prof. Jäger dürfte schon recht haben: in den Hochpotenzen tritt uns der Seelenduft der betreffenden Arznei entgegen. Oder mit anderen Worten: die seelischen (astralen) Kräfte sind in der Hochpotenz entfesselt. Daher sagen die Okkultisten: die Hochpotenzen der Homöopathie wirken nicht direkt auf den physischen Leib des Menschen ein, sondern nur auf den Astralleib und durch diesen erst auf den grobstofflichen Körper!

Um nochmals auf das „individuelle Gepräge" der Hochpotenzen, das Vielen unglaubhaft erscheinen mag, zurückzukommen, zeigen, physikalisch betrachtet, die Elektronen aller chemischen Elemente ein und dieselbe elektrische Struktur, nämlich positive und negative Elektronen. Wie kann hier noch von einem „individuellen Gepräge" die Rede sein? Nachfolgendes Gleichnis kann vielleicht eine Erklärung bieten: Ein Blatt beschriebenen Papiers besteht physikalisch auch nur aus den optischen Gegensätzen der weißen Papierfläche und der schwarzen Tinte. Aber damit ist doch das Wesen der Schrift keineswegs erklärt! Jede Schrift hat ein individuelles Gepräge, und dieses wieder ist nur der sichtbare Ausdruck der seelischen und geistigen Differenzierung des Schreibers. So müssen wir auch hinter den positiven und negativen Atomkräften die seelischen und geistigen Impulse suchen, denen das Atom seine Entstehung verdankt. Der scheinbar bloß physikalische Rhythmus schwingender und kreisender Elektronen im Atom kann sehr wohl der Ausdruck seelischer und geistiger Potenzen sein, so etwa wie Musik physikalisch auch nur aus Luftschwingungen besteht; aber kein musikalisch empfindender Mensch wird mit dieser bloß physikalischen Erklärung des Wesens der Musik zufrieden sein. Denn Musik ist in erster Linie eine musische Äußerung der Seele, ist Seelensprache. Mit andern Worten: Das Universum hat nicht bloß eine physikalische oder chemische Seite, es hat auch eine seelische und geistige! Und letztere gibt dem ganzen Weltall erst Inhalt und Zweck. Ja, diese seelische und geistige Seite des Universums ist die primäre, die sicht- und greifbare stoffliche Welt nur deren Sekundärausdruck und zwar vom Atom bis zum Sonnensystem. Was die Elektronen zwingt, nach bestimmten Gesetzen zu kreisen, und diesen Kreisen einen individuellen Rhythmus erteilte, ist das schöpferische Wort. So lehrten die Weisen aller Zeiten. Man kann daher wohl ruhig die Behauptung aufstellen, daß es der Wissenschaft schwerlich gelingen wird, bloß durch physikalische Kräfte aus dem Äther Atome erstehen zu lassen, so wenig wie Tinte, Feder, Papier und blinde Energie, ohne den lenkenden Geist, der empfindenden Seele, etwa ein Gedicht zustande brächten. Wie aber der physische Körper des Menschen nur die Objektivierung seiner Seele ist, so ist auch das Atom nur die Objektivierung von seelischen und geistigen Prinzipien. Und in diesen beginnt also bereits die Differenzierung des Atoms, und daher stammt dessen individuelles Gepräge. –

Zur Zeit HAHNEMANNS standen all diese wunderbaren Erkenntnisse bezüglich des metaphysischen Aufbaues des Atoms, seiner elektrischen Natur sowie die Neuralanalyse des PROF. JÄGER als Stütze für die Erklärung der Wirkungen der Hochpotenzen nicht zur Verfügung. Hahnemann konnte also mit seiner Ansicht schwer in wissenschaftlichen Kreisen durchdringen. Heute ist dies anders. Physik und Chemie haben riesige Fortschritte gemacht. Man wurde mit ganz neuen Kräften der Materie bekannt, und diese neuen Kräfte liefern immer mehr Beweismaterial zugunsten der Homöopathie. Ich brauche diesbezüglich nur an die Katalyse zu erinnern.

Die Katalyse ist die rätselhafte Kraft, für die die bloße Gegenwart eines Körpers genügt, um auch ohne chemische Verwandtschaft Veränderungen herbeizuführen. So zum Beispiel genügt die bloße Gegenwart eines Platinschwammes, um eine chemische Verbindung zwischen Sauerstoff und Wasserstoff zu bewirken, wobei das Platin ganz unverändert bleibt.*

Der berühmte VIRCHOW sagt, daß, sobald katalytische Erreger in den Organismus gelangen, sie einen inneren Prozeß, eine molekulare Bewegung hervorrufen, deren Kraft keineswegs proportional der Qualität des Erregers ist, im Gegenteil kann ein Minimum eines Erregers sehr energische Wirkungen hervorrufen, und zwar infolge der sich mehr und mehr ausbreitenden Katalyse. Virchow setzt wörtlich hinzu: „Das ist eine der Tatsachen, welche

---

* Platin wirkt noch in einer Verdünnung von 1:70 Millionen katalytisch auf Wasserstoffsuperoxyd ein. Die Oxydation von schwefliger Säure durch Kupfersulfat wird sogar noch in einer Verdünnung von 1 : 1 Milliarde beschleunigt. Letzteres Zahlenverhältnis entspricht bereits der neunten homöopathischen Potenz. Wie Ingenieur Ludwig Stranick in seinem Werke: „Die 8. Großkraft der Natur" nachweist, wird Wasser augenblicklich durch ein hineingeworfenes Metallstückchen odisch aufgeladen.

die Möglichkeit der sogenannten homöopathischen Wirkungen anschaulich erklärt".**

So schön und beachtenswert diese Erklärungen Virchows sind, so ist ihm doch Paracelsus mit seiner Erklärung der Wirkung kleinster Arzneigaben zuvorgekommen, welche den Kern der Sache womöglich noch besser trifft als jene Virchows. Paracelsus sagt:

„Die Arznei soll im Leib als ein Feuer wirken und soll so gewaltig in den Krankheiten handeln, als ein Feuer handelt in einem Scheiterhaufen. Mag man nun ein Gewicht des Feuers finden, wieviel auf einen Holzhaufen gehöre, oder wie viel Feuer zu einem Hause? Ihr seht aber, wie ein Fünklein schwer genug ist, einen Wald zu verbrennen. Nun ist das Fünklein ohne Gewicht. Also dermaßen versteht sich auch die Administrierung der Arznei, daß nicht die Quantität des Korpus soll betrachtet werden, sondern das Fünklein, nicht in dem Gewicht, sondern außerhalb des Gewichtes soll die Arznei administriert (verordnet) werden."

Das ist ein wahrhaft geniales Gleichnis! Es handelt sich bei der durch die Arznei verursachten Heilwirkung um einen Auslösungs- oder Ansteckungsvorgang, zu welchem natürlich auch die kleinsten, ja allerkleinsten Mengen einer passenden und richtig zubereiteten Arznei vollkommen hinreichen.

Klingt dies auch verwunderlich, so bedenke man, daß auch eine schwere, ja tödliche Krankheit durch einen einzigen, winzigen Krankheitskeim (Bazillus!), falls er im Organismus eingedrungen ist, verursacht werden kann. Umgekehrt bedarf man auch der starken allopathischen Dosen nicht, um die Bakterien zu vertreiben. Dr. Franz Hartmann (1796–1853), der Okkultist, sagte: „Um eine Fliege zu erschlagen, bedarf man doch keines Schmiedehammers!"

Natürlich gehört zu einer Infektion noch eine gewisse Disposition oder empfängliche Konstitution, damit der eingedrungene

---

** Und auch erklärt, weshalb oft eine einzige Gabe einer Hochpotenz (etwa von der 30. Potenz angefangen) genügt, ein altes chronisches Leiden zu heilen.

Bazillus auch einen günstigen Nährboden vorfindet. Die Bazillen stellen also nur eine Ursache der Erkrankung dar. Ein Funke kann auch nur dort zündend wirken, wo er auf brennbares Material fällt. Das lehrten die alten Geheimärzte, und die neuere medizinische Richtung bestätigt dies wieder.

Aber hat jemand schon das Gewicht eines Bazillus festgestellt? Und wenn dies geschah, steht die verheerende Wirkung, die unter Umständen von einem einzigen Bazillus ausgehen kann, irgendwie im Verhältnis zu seinem Gewicht?

Erst in einem Organismus, der ihm einen günstigen Nährboden bietet, kann ein Bazillus zu einer furchtbaren Macht werden. So verhält es sich auch mit den winzigen Arzneigaben nach Paracelsus. Erst im belebten Körper und im Kampf gegen die Krankheit können sie ihre Wirksamkeit entfalten.

,,Die Medizin ist allein ein Hülf der Naturen, denn wo nicht die (lebendige) Natur ist, da mag sie keine Wirkung haben, und ein Laxatif in einem toten Körper laxiert nichts." (Paracelsus.)

Also Paracelsus war nicht nur Energetiker, der den Arzneien allerlei ,,Tugenden und Kräfte" zuschrieb, sondern er war vor allem Biologe. Und so wissenschaftlich wertvoll alle physikalisch-chemischen oder energetischen Erklärungen der Wirksamkeit der kleinen Gaben der Homöopathie auch sind, sie streifen nur die Wahrheit, die biologische Erklärung allein trifft den Nagel auf den Kopf! Denn nur am belebten Organismus können wir die subjektiven und objektiven Wirkungen und Reize einer Arznei erproben, um das richtige ,,Simile" zu finden, worauf ja der Fortschritt der Homöopathie beruht. Nur im belebten Organismus wirkt die hochverdünnte Lösung irgendeines Giftes als Gegengift*, nur im belebten Organismus entfaltet endlich das richtig gewählte homöopathische Heilmittel seine erstaunliche Heilkraft.

Ist dann die Homöopathie eine biologische Heilweise oder zumindest eine solche auf biologischen Gesetzen beruhende?

---

* Allopathisches Gift und Gegengift, etwa eine Säure und eine Base, kann man auch im Reagenzglas zur Neutralisierung bringen!

Selbstredend ist sie das, sagen auch wir Okkultisten, und eben deshalb wurde und wird die Homöopathie in wissenschaftlichen und ärztlichen Kreisen (sofern diese reine Materialisten oder bloße Energetiker sind) so schwer erfaßt und angenommen. Oder man will sich nicht belehren lassen, aus Furcht, dem anrüchigen Vitalismus, Neovitalismus oder mit anderen Worten der Lehre von der Lebenskraft oder gar von der Seele ins Garn zu laufen, beziehungsweise vor ihr kapitulieren zu müssen. Doch die Zeit und damit die Entwicklung schreitet unaufhaltsam vorwärts. So sahen wir schon 1935 in München ein ehemals homöopathisches Spital als biologisches Krankenhaus anerkannt.

Aber es müßte doch heute, d. h. in unserer Zeit, wo sogar ein HAECKEL durch die Wucht der Tatsachen der rastlos fortschreitenden und immer tiefer schürfenden Naturwissenschaften zur Erkenntnis der Belebtheit und Beseeltheit der ganzen Schöpfung gezwungen wurde, sich jetzt eine Brücke auch von der offiziellen Biologie zur Homöopathie schlagen lassen, die auch für Nicht-okkultisten durchaus begehbar wäre.

Diese Brücke hat nun bereits im Jahre 1914 ein deutscher Arzt, Dr. med. RUDOLF TISCHNER (Augenarzt in München), durch seine vortreffliche Abhandlung: ,,Das biologische Grundgesetz in der Medizin" in sehr gediegener Form geschlagen.

Im Brennpunkt dieser Abhandlung steht das von RUDOLF ARNDT (gewesener Psychiater in Greifswald) in den 80er Jahren des vergangenen Jahrhunderts aufgestellte biologische Grundgesetz, welches wie folgt lautet:

Kleine Reize fachen die Lebenstätigkeit an, mittelstarke fördern sie, starke hemmen sie und stärkste heben sie auf.

Arndt setzt aber ausdrücklich hinzu, daß es jedoch durchaus individuell ist, was sich als einen schwachen, einen mittelstarken, einen starken oder sogenannten stärksten Reiz zeigt, eine Bemerkung, die gerade in der Heilkunst wohl beachtet werden soll. Deshalb besteht auch die wahre Heilkunst im Individualisieren und läßt sich in kein Schema zwingen.

In seinem Buche ,,Biologische Studien" hat Arndt in origineller Weise viele Erscheinungen der organischen Natur unter diesem Gesichtspunkt betrachtet, um dieses Grundgesetz zu illustrieren und seine vielseitige Anwendungsfähigkeit zu zeigen, da es wie kaum ein zweites geeignet ist, das ungeheure, oft verwirrende Tatsachenmaterial nach bestimmten Gesichtspunkten zu ordnen. Außerdem kann dieses biologische Grundgesetz – wie Dr. R. Tischner sehr richtig bemerkt und ausführlich begründet – als heuristisches Prinzip dienen, worunter ein solches Prinzip zu verstehen ist, das uns zum Finden oder Entdecken von neuen Wahrheiten führen kann.

Vor allem hat Arndt die Wichtigkeit dieses biologischen Grundgesetzes für die Heilkunde in einer Arbeit, die 1889 in der Berliner Klinischen Wochenschrift erschien, hervorgehoben, und der bekannte Greifswalder Pharmakologe Hugo Schulz hat es sich zur Aufgabe gemacht, dieses biologische Grundgesetz in seinem Spezialgebiete durch experimentelle Untersuchungen verschiedenster Art als richtig zu erweisen. Schulz prüfte daraufhin die Arzneireize sowohl an Mikroorganismen als auch an Menschen. Und seine Richtigkeit erwies sich an beiden Komponenten. Übrigens kam – wie dies nach dem Gesetze der Duplizität der Fälle des öfteren vorkommt – um dieselbe Zeit der Prager Bakteriologe und Hygieniker Huppe zu ganz ähnlichen Resultaten wie Arndt und Schulz.

Wir haben bereits in diesem Bande anhand konkreter Beispiele von Schulz, Löw und Sand gezeigt, wie man dieses biologische Grundgesetz an Mikroorganismen experimentell als richtig beweisen kann.

Schulz ging aber, wie es bei ihm als Pharmakologe sehr naheliegend war, weiter, indem er dieses biologische Grundgesetz zum Grundprinzip der Pharmakologie und Pharmakotherapie* machte.

Er schloß dabei etwa wie folgt: Wenden wir das biologische Grundgesetz auf die Pharmakologie an, so müssen kleine und

* Siehe „Lehrbuch der allgemeinen Therapie und der therapeutischen Methodik" von Eulenburg und Samuel, Bd. I. Schulz Pharmakotherapie, sowie Schulz Wirkung und Anwendung der unorganischen Arzneistoffe. Leipzig, 1907. Dr. Tischner empfiehlt seinen Kollegen beide Werke dringend zum Studium.

große Gaben ein und desselben Mittels umgekehrte Wirkungen im Menschen hervorrufen.

Im Versuch stellte nun Schulz fest, wie und auf welches Organ eine Substanz wirkt, und bekam so die Unterlagen zur Krankenbehandlung. Im Krankheitsfalle wandte er dann das Mittel in kleiner Dosis an, das im Arzneiversuch in vergiftender oder jedenfalls ziemlich großer Dosis ähnliche Wirkungen hervorrief.**

Da die Sache für die Homöopathie sehr wichtig ist, so zitiere ich einige Beispiele, die für die Denkweise von Schulz bezeichnend sind, aus der Abhandlung des Dr. Tischner. Es heißt darin Seite 14:

,,In seiner Dissertation berichtet O. SCHLEGEL, ein Schüler von SCHULZ, über einen Fall von Quecksilbervergiftung unter dem klinischen Bilde der Rachendiphtheritis und akuten Gastroenteritis. Die Person war in apathischem Zustande in das Schwabinger Krankenhaus (in München, d. Red.) eingeliefert worden und man gab ihr, da die Diagnose auf Rachendiphtherie gestellt wurde, zweimal 3000 Immuneinheiten Diphtherieserum. Kurz vor dem nach einigen Tagen erfolgten Tode wurde dem Krankenhaus von unbekannter Seite mitgeteilt, es liege möglicherweise ein Selbstmordversuch mittelst Gift vor. Daraufhin wurde nach dem Tode die Sektion gemacht und die Diagnose auf typische Sublimatvergiftung gestellt. Diese Diagnose kann auch nicht erschüttert werden durch den Befund von Diphtheriebazillen, wie er bald nach der Einlieferung erhoben wurde; er ist nur ein Beweis für die Ubiquität (Allgegenwart) der Diphtheriebazillen."

Schlegel führt dann weiterhin die Literatur über Quecksilbervergiftung an und kommt zu dem Schlusse: ,,Aus all diesen Stellen und Angaben ergibt sich mit Sicherheit, daß ohne unmittelbare Ätzung der Gewebe, vielmehr nach stattgefundener Resorption des Quecksilbers von anderen Stellen aus, in dem Rachen Veränderungen auftreten können, die dem klinischen Bilde einer

---

** Genau dasselbe tat Hahnemann und legte seine diesbezüglichen Erfahrungen in seinem 1810 erschienenen ,,Organon der rationellen Heilkunde" und 1811 erschienenen ,,Reinen Arzneimittellehre" nieder. Ob wohl Schulz vor seinen Versuchen mit den grundlegenden Arbeiten Hahnemanns bekannt war?

diphtheritischen Erkrankung sehr ähnlich, ja pathologisch-anatomisch nicht unterscheidbar sind."

Er widerlegt also ausdrücklich den Einwand, es handle sich lediglich um lokale Ätzwirkung. Ausgehend von diesen Tatsachen, erörtert dann Schlegel die therapeutische Verwendbarkeit des Quecksilbers, er schreibt:

„Geringe Quecksilbermengen müßten also nach dem Arndtschen Gesetz einen günstigen Reiz auf die Rachenorgane auszuüben imstande sein, größere schädigend, ja gewebstötend wirken."

Er diskutiert also weiterhin den Gedanken, ob die Rachendiphtherie der Quecksilbertherapie zugänglich ist, und führt eine Reihe von Autoren an, die z. T. enthusiastische Berichte über Heilerfolge bringen, die vielfach die mit Serumtherapie erzielten übertreffen.* Und zwar wurde das Zyanquecksilber** angewendet, da die Blausäure gleichfalls Beziehungen zur Rachenschleimhaut hat, indem bei Versuchen an Gesunden, Blausäure eine eigentümliche Nekrose (brandig werden) der Rachenschleimhaut erzeugt. Wir sehen also die Kombination von zwei starken Giften, die Beziehungen zur Rachenschleimhaut haben und große Zerstörungen dort anrichten können, bei Rachendiphtherie empfohlen!

Bei der letzten Choleraepidemie machte Schulz – übrigens vergeblich – auf das Arsen aufmerksam, das in der Form von Cuprum arsenicosum von AULDE in Philadelphia mit gutem Erfolge bei Cholera asiatica und nostra angewendet worden war. Arsenik macht bekanntlich bei akuter Vergiftung ein der Choleraerkrankung u. U. sehr ähnliches und pathologisch-anatomisch zum Verwechseln gleichendes Bild!

Das Wismut wird von Schulz auf Grund der Tatsache, daß es

---

* Wenn ich nicht irre, beträgt die Sterblichkeit bei Behandlung mit Diphtherieserum 14 Prozent, bei homöopathischer Behandlung 1–2 Prozent. Die Kosten des Diphtherieserums für eine Kur betrugen vor 1914 30 Mark, die der homöopathischen Behandlung schlimmstenfalls 5 Pfennige. (G. W. S.)
** Den Homöopathen wohl schon lange als vortreffliches Diphtheriemittel bekannt! Am besten in der 30. Dezimalpotenz und in noch höheren Potenzen gegeben.

50

im Experiment auch bei subkutaner Applikation Reizung des Magens bis zur Geschwürbildung hervorruft, bei ähnlichen Affektionen empfohlen. Wismut wird bekanntlich schon lange bei derartigen Leiden angewendet, das Neue ist dagegen die Begründung; während man sonst vielfach sich merkwürdigerweise vorstellte, daß das Wismut auf der erkrankten Stelle der Magenschleimhaut einen Schorf bildet.

Dazu bemerkt DR. TISCHNER: „Ich glaube, diese drei Beispiele zeigen deutlich die Schulzsche Denkweise, indem bei einer bestimmten Krankheit das Heilmittel gegeben wird, das in großer Dosis ein ähnliches Krankheitsbild erzeugen kann. Das ist in der Tat für die allgemein medizinische Anschauung eine höchst auffallende und überraschende, ja paradoxe Handlungsweise, und man muß annehmen, daß sie in weit verbreiteten Eigenschaften der Organismen oder in einem Gesetz begründet ist, denn mit dem einfachen Hinweis, daß man auf diese Weise Erfolge sieht, ist uns wenig gedient. Da bietet sich zum Verständnis eben das biologische Grundgesetz dar, das die umgekehrte Wirkung kleiner und großer Dosen behauptet, so daß also, wenn große Dosen auf ein Organ schädlich einwirken, von kleinen eine günstige Wirkung bei einer Störung des betreffenden Organes zu erwarten ist."

Was wohl die Homöopathen zu diesen neueren, wissenschaftlichen Entdeckungen sagen dürften? Ich glaube, es ginge ihnen wie den Ureinwohnern von Amerika, die nach einer heiteren Anekdote, als Kolumbus zuerst mit ihnen in Berührung kam, angeblich ausriefen: „Gott sei Dank, daß wir nun endlich entdeckt sind!"

Doch Spaß beiseite, wir können Dr. Tischner sehr dankbar sein, daß er auf diesem Wege Verständnis für das wahre Wesen der Homöopathie bei den Allopathen anbahnte. Mancher seiner Kollegen wird durch seine Arbeit zu einer ganz anderen Beurteilung der Homöopathie gelangt sein. Es wäre im Interesse der leidenden Menschheit nur zu wünschen, daß sich mehrere moderne Ärzte gleich Tischner fänden, die eine Verständigung zwischen Allopathen und Homöopathen herbeizuführen suchten.

Und diese ist möglich, wie das Prof. Jäger auch in Folgendem darlegt:

„Wenn Allopathie und Homöopathie sich so gegenübertreten, daß die erstere sagt, ich heile nach dem Grundsatz contraria contrariis, also Stuhlverstopfung mit einem Laxans und Diarrhoe mit einem Stopfmittel, während der Homöopath sagt: Ich heile nach dem Grundsatz similia similibus, nämlich Diarrhoe mit einem Laxiermittel und Verstopfung mit einem Stopfmittel, dann hat der Homöopath Unrecht, denn auf Grund dessen, was ich über physiologischen Antagonismus gesagt habe, ist ein Stoff, der in allopathischer Dosis allerdings ein Laxans ist, in homöopathischer Dosis keines mehr, sondern wirkt physiologisch als Stopfmittel. Also eigentlich handelt auch der Homöopath nach dem Grundsatz contraria contrariis."

Paracelsus hat dies ebenfalls deutlich ausgesprochen: „Also gehen die Wesen der Arzneien (das Wirkende darin) gegen die Krankheit, wie zwei Feinde sich stellen, beide heiß, beide in Harnisch, beide mit gleichem Gewehr."

Und der französische Paracelsist und Homöopath DR. LAVILLE kommentiert diesen Satz des Paracelsus wie folgt:

„Die Fürsten und Völker, die miteinander in Feindschaft geraten, was setzen sie sich entgegen? Den Menschen dem Menschen, das Eisen dem Eisen, das Feuer dem Feuer, lauter Ähnlichkeitsmittel, woraus man ersehen kann, daß der Gegensatz im Ähnlichen bestehe."

Oder vielleicht richtiger gesagt, bestehen kann. Denn feindliche Menschen sind einander ähnlich der Art und Gattung nach, aber ihre feindliche Gesinnung, ihr Wille, einander zu zerstören sind zwei entgegengesetzt wirkende Kräfte.

Die Erfahrung lehrt, daß ein gründlicher Gesinnungswandel überraschenderweise zwei gänzlich verfeindete Völker wieder zu Freunden machen kann. Ändert sich ihre innere Gesinnung, so schwindet auch der äußere dynamische Gegensatz. Dieser Gesinnungswechsel, der natürlich mit einem Willenswechsel verbunden ist, wodurch im Menschen wieder das gute aufbauende Prinzip die Oberhand gewinnt, hat sein Analogon auch im „Polwechsel", der durch homöopathisches „Potenzieren" erzeugt wird, wonach eben aus dem Gifte eine heilende Arznei wird.*

So haben schließlich beide recht von ihrem Standpunkt aus: Der Homöopath bezüglich des Auffindens eines passenden Heilmittels, da gilt unstreitig das: „Similia Similibus", der Allopath bezüglich dessen, wie das Heilmittel und die Krankheit einander bekämpfen, wobei gilt: Contraria Contrariis.

Damit wäre also auch der jahrtausendealte Gegensatz überbrückt; und zwar überbrückt durch eine tiefere Erkenntnis der wirksamen Prinzipien. Eine Verständigung ist also bei gutem Willen zwischen Allopathen und Homöopathen möglich. Mögen beide immer bedenken, daß der Kranke wenig danach fragt, wie ein Heilmittel gefunden wird, noch was das wirksame Prinzip daran ist. Der Kranke will in erster Linie gesund werden, und er wird sich schließlich dorthin wenden, wo ihm die besten Heilungschancen winken.

Das ist aber unzweifelhaft bei einer auf biologischen Grundsätzen fundierten Heilmethode, als welche wir die oft verachtete und verspottete Homöopathie kennengelernt haben, der Fall.

Es wäre also wirklich an der Zeit, wenn von seiten der Schulmedizin endlich der Homöopathie jener Platz an Hochschulen und in der öffentlichen Gesundheitspflege eingeräumt werden würde, der ihr nach all diesen Ausführungen und den anschließenden, nicht minder wichtigen, gebührt. Durch „Ignorieren" ist die Homöopathie nicht mehr aus der Welt zu schaffen, und falls es zum offenen Wettstreit zwischen Homöopathie und Allopathie käme, so würde wahrscheinlich die Allopathie dabei unterliegen.

Daß dies bereits einmal der Fall war, davon weiß die heutige

---

* In konzentrierten Stoffen kommt jedenfalls das zusammenziehende, erstarrende Saturnprinzip zur Geltung. In verdünnten Lösungen desselben Stoffes offenbart sich das sich ausbreitende, strahlende, wohlwollende und lebensbefördernde Jupiterprinzip. Wir können auch vom mystischen Standpunkt aus sagen, der konzentrierte Stoff ist das Symbol des Falles in die Materie, der Sünde, des Fluches, die hochverdünnte Lösung entspricht der Vergeistigung, der Erlösung, der Liebe. Die Gifte repräsentieren gewissermaßen das satanische, zerstörende Prinzip, die daraus durch Verdünnen gewonnenen Gegengifte oder Heilmittel die Verklärung, das aufbauende, göttliche Prinzip.

Generation, namentlich die ärztliche, so gut wie nichts. Es ist aber sehr lehrreich, dies der heranwachsenden Generation der jungen Ärzte zu Gemüte zu führen, damit diese wisse, daß die Homöopathie auch heute keinen ehrlichen Wettstreit zu fürchten hat.

Prof. Gustav Jäger (Stuttgart) war es, der auf die ungeheure Bedeutung der Homöopathie und auf die große Revolution, die diese in der Heilkunst hervorrief, gebührend hinwies. Er sagte: „Homöopathie ist der Name einer Heilmethode, die zu Ende des 18. Jahrhunderts von Dr. Samuel Hahnemann proklamiert wurde, und die einerseits in der Medizin ein Schisma erzeugte, das noch heute klafft, anderseits zu einem fast völligen Bruch der gesamten Medizin mit ihrer Vergangenheit, somit zu einer der größten Umwandlungen, welche die Medizin je erlitt, geführt hat. Aus diesem Grunde muß es auch den sogenannten „Allopathen" von Wert sein, die Homöopathie sowohl nach der historischen Seite, als auch in bezug auf ihre Methode und naturwissenschaftliche Begründung kennenzulernen und endlich ein Urteil darüber zu hören, von einer Seite, welche insofern unparteiisch genannt werden kann, als sie nicht bloß frei ist von der Befangenheit, welche die Standes- und Berufsinteressen erzeugen, sondern auch die sachliche Seite der Frage vom Standpunkte der Naturforschung aus geprüft hat."

Wir haben bereits gesehen, auf welch tiefer Stufe zur Zeit Hahnemanns die innere Medizin stand, deren Haupttheilmittel der Aderlaß und deren Nebenheilmittel Purgier- und Brechmittel waren. Der Aderlaß wurde damals nicht nur bei entzündlichen Krankheiten in ausgiebigster Weise angewandt, sondern auch regelmäßig an ganz gesunden Leuten als eine Art diätetischen Verfahrens oder Vorbeugemittels.

Hahnemann gebrauchte natürlich im Anfange seiner Praxis (als er noch nicht Homöopath war) auch den Aderlaß, aber mit weit größerer Sorgfalt, Überlegung und Gewissenhaftigkeit als andere Ärzte und schon 1784 eiferte er gegen die allerorts praktizierten, übermäßigen Blutentziehungen. Der Kampf wurde aber 1792 akut. Damals starb Kaiser Leopold II., der an Lungen-

54

entzündung erkrankt, und obwohl er ein schwacher Mann war, doch viermal zur Ader gelassen wurde, worauf er verschied.

Dieses Ereignis bestimmte Hahnemann zu einem flammenden Protest gegen das Aderlassen, der natürlich nicht ohne Rückwirkung blieb. Die Wogen des Kampfes ebneten sich aber und gingen erst im Jahre 1829 wieder höher, als man einen Homöopathen beschuldigte, er habe bei einer Lungenentzündung durch Unterlassung des Aderlasses den Tod herbeigeführt; das Gericht verurteilte diesen Homöopathen zu einem halben Jahre Zuchthaus.

Der Kampf erreichte seinen Höhepunkt aber erst 1831 bei Ausbruch der Cholera, als von allopathischer Seite – heute kaum mehr vorstellbar – allgemein der Aderlaß für das souveränste Mittel gegen Cholera erklärt wurde. Es erschienen in jener Zeit über 300 Schriften über Cholera, bei denen sich der Hauptkampf um den Aderlaß drehte. Und wie wir bereits erwähnten, ging der Wahnwitz der Aderlasser soweit, daß sie bei Cholera nicht bloß Blutlässe bis zu 2 und 2½ Litern vornahmen, sondern rieten, wenn das Blut aus der angeschlagenen Ader nicht voll und reichlich fließe, so solle man alle sichtbaren Venen des Körpers öffnen! Die Homöopathen nannten aufgrund solcher Kuren wohl nicht mit Unrecht ihre Gegner Mörder, und diese wieder entgegneten mit der allerdings schwächeren Phrase, daß die Homöopathen ihre Kranken in ihrem Blute ersticken ließen.

Wenn man sich in die Berichte jener Zeit vertieft, so klingt es fast unglaublich, mit welchen Mitteln von seiten der herrschenden Majorität, und das waren die Allopathen, dieser Kampf geführt wurde. Wer sich dafür eingehender interessiert, dem empfehlen wir das Buch von DR. MED. WILHELM AMEKE: ,,Die Entstehung und Bekämpfung der Homöopathie". Er wird sich dabei wundern, wie Bosheit und Borniertheit die Hand sich reichten, um die aufgehende Sonne der Homöopathie zu verdunkeln.

Dieser Streit um den Aderlaß in Verbindung mit der Homöopathenverfolgung dauerte bis zu den Jahren 1842–46. In diesen Zeitraum fallen nämlich die, von dem Wiener Kliniker PROF. DIETL (neben SKODA der berühmteste der allopathischen Kliniker und Universitätslehrer Wiens) im Bezirkskrankenhause Wieden in Wien durchgeführten Versuche an 380 Fällen von primärer Lungenentzündung. Von diesen wurden 85 mit Aderlaß, 106 mit großen Gaben Brechweinstein und 189 nur mit diätetischen Mitteln* behandelt, und zwar mit folgendem Resultat:

Bei *Aderlaß* starben 20 %, bei *Brechweinstein* 20,7 %, bei *diätetischer Behandlung* 7 %.

Damit war der Sieg der Aderlaßgegner, und das waren in Wirklichkeit die Homöopathen, entschieden, und zwar war es ein dreifacher Sieg der Homöopathie.

Doch lassen wir darüber Prof. Gustav Jäger selbst sprechen. Er sagt:

„Der erste Sieg ist der bezüglich des Aderlasses. Der zweite bezieht sich auf die Brech- (und nebenbei gesagt auch Purgier-) Methode. Der dritte Sieg ist die Anerkennung der gleichfalls von Hahnemann inszenierten Berücksichtigung der Diät.

Über die zwei letzteren Punkte muß noch einiges Ausführlichere gesagt werden. Die Brech- und Laxiermittel bildeten den Knotenpunkt der ganzen Heilpraxis mit großen Arzneigaben, und namentlich hatte sich das Dogma herausgebildet: Brechmittel und Aderlaß sind die Eckpfeiler der Behandlung entzündlicher Krankheiten . . . Mit dem Kampfe gegen die Brech- und Laxiermethode, den Hahnemann gleichzeitig mit dem Kampfe gegen den Aderlaß aufnahm, hatte Hahnemann ans Leben der ganzen, alten Arzneibehandlung gegriffen, und mit der Verurteilung der Behandlung der Lungenentzündung mittelst Brechweinstein in den obengenannten Versuchen Dietls waren die Gegner Hahnemanns auf der ganzen Linie besiegt. Die ganze bisherige Medizin war in diesem Augenblick ein überwundener Standpunkt, und wenn die heutige Schule über das Gebaren ihrer Kollegen aus der vorhahnemann'schen Zeit mitleidig lächelt, so sollte nicht

---

* Die Allopathen glaubten, daß die homöopathischen Heilmittel an sich nichts wirkten, sondern daß die Wirkung der homöopathischen Heilmethode nur in der von Hahnemann streng vorgeschriebenen Diät liege. Daß dies ein Irrtum ist, braucht nach dem bereits vorgetragenen Tatsachenmaterial nicht besonders bewiesen zu werden.

vergessen werden, wer es ist, der dieselben zuerst angegriffen, und unter welcher Fahne sie besiegt worden sind. Von den Folgen dieses Sieges soll nachher noch einiges gesprochen werden.

Den dritten Sieg hat die Homöopathie in den Wiener Versuchen insoferne erfochten, als Hahnemann der erste war, welcher die therapeutische Diät ausbildete. Bis dahin verschrieb der Arzt einfach Medikamente, setzte Fontanellen, ließ zur Ader usw., aber um die Diät des Kranken kümmerte er sich nicht. Schon im Jahre 1784 finden wir in der ersten medizinischen Schrift von Hahnemann Anleitung, ,alte Schäden und faule Geschwüre zu heilen', ausführliche, genaue Vorschriften über die Nahrung der Kranken, über Motion, Temperatur, reine Luft, Reinlichkeit, kurz über alle Punkte der Hygiene in einer Weise, welche heute noch fast bis aufs kleinste hinaus zutreffend und erschöpfend genannt werden muß, und das zu einer Zeit, wo von Gesundheitspflege noch nirgends eine Rede war; denn erst 11 Jahre später gründete HUFELAND sein Journal, und erst 12 Jahre später schrieb er seine ,,Makrobiotik", von der man gewöhnlich den Ausgang der Diätetik und Hygiene datiert. Die Priorität gebührt aber HAHNEMANN, auch insoferne das Hauptverdienst, als er die Berücksichtigung aller diätetischen Vorschriften zum integrierenden Bestandteil der homöopathischen Behandlung machte und sie so in die Praxis einführte, während noch im Jahre 1828 ein Gegner HAHNEMANNS seinen eigenen Kollegen den Vorwurf machte, daß sie sich im Gegensatz zu Hahnemann zu wenig um diese wichtigen Dinge kümmern."

Bei der Rolle, welche die Kaltwasserbehandlung (zur Zeit JÄGERS 1888) spielt, ist hervorzuheben, daß HAHNEMANN in der gleichen Schrift von Seite 108–126 die damals völlig im Argen liegende therapeutische Verwendung des kalten Wassers ausführlich behandelt und genaue Vorschriften über sie gibt, namentlich über die Bäder, wobei er sich über Wärmegrad, Dauer, Tageszeit, Verhalten in und nach dem Bade, Frottieren, Halb- und Ganzbäder, ausführlich äußerte. HAHNEMANN gebührt hier allerdings nicht die Priorität, denn wenn hier von einer solchen gesprochen werden kann,* so gebührt sie dem Schweidnitzer Arzt J. S. Hahn (gest. 1773), der die Wasserbehandlung in seiner Schrift, welche 1738 in erster Auflage erschien, wissenschaftlich begründete. Aber seit Hahn war Hahnemann der erste Arzt, der sich um die völlig im argen liegende Verwertung dieses Heilfaktors, welcher eher durch sinnlose Anwendung fast gänzlich diskreditiert war, wieder kräftig annahm und seine Anwendung, allerdings zunächst nur für die Homöopathen, in die Praxis einführte. Die Einführung der Kaltwasserbehandlung in das allopathische Lager brauchte bei dem Gegensatz, in den Hahnemann und seine Anhänger später mit demselben gerieten, allerdings einen neuen Anstoß, und den gab erst 1826 der Nichtmediziner Professor Oertel zu Ansbach, der 1833 auch eine neue Auflage der obengenannten Hahnschen Schrift „Unterricht von Kraft und Wirkung des frischen Wassers in die Leiber der Menschen" herausgab, dem bald der Bauersmann Priessnitz mit der Errichtung der Wasserheilanstalt folgte. Der Gegensatz zwischen Allopathie und Homöopathie war eben damals schon so stark, daß die Allopathen lieber von einem Bauern, als von einem Homöopathen etwas annahmen.

Nun müssen wir noch einmal zum Resultat der Dietlschen Versuche in Wien zurückkehren. Wie schon gesagt, mit diesem Versuche war die alte Medizin, und zwar die von Hahnemann bekämpfte, tot. Die herrschende, allopathische Schule hatte, trotzdem sie immer die Majorität bildete, ihr Hab und Gut, welches sie seit fast einem Vierteljahrhundert in wütendem Kampfe gegen die Homöopathie verteidigt hatte, verloren. Was jetzt noch übrig war, das war auf der einen Seite das kleine Häuflein Homöopathen, auf der anderen Seite die Allopathen mit nichts Positivem mehr in der Hand als der Diät, also einem Erbstück von Hahnemann her, dem einzigen Teil, für den sie Verständnis gewonnen hatten.* Dieser Ausgang des Kampfes ist auch die psy-

---

* Schon die römischen Ärzte Asklepiades von Prusa sowie sein Schüler Antonius Musa (65 vor bis 14 nach Christus) wandten kaltes Wasser in den verschiedensten Formen zu Heilzwecken an.

* Man sollte dies kaum für möglich halten, aber an anderer Stelle sagt Prof.

chologische Erklärung für den heute noch bestehenden Haß der herrschenden Majorität gegen die Homöopathie und ihre Vertreter, daß die Allopathie, im Besitze der überwiegenden Majorität, im alleinigen Besitze der Privilegien, des Schutzes der Staatsgewalt, aller staatlichen Hilfsmittel und Spitäler mit allen ihren Apparaten, sich von einer solch winzigen Minorität geschlagen und um Hab und Gut gebracht sah. Aus diesem Zustande entwickelte sich nun einerseits die nihilistische Wiener Schule, die gar kein Medikament mehr vorschrieb, und ihre rein diätetische Behandlung die „exspektative" nannte, anderseits erwuchs daraus die Schule der Naturheilärzte, unter denen die Hydropathen bald die Führung übernahmen. Später rezipierte die exspektative Schule einen Teil der hydropathischen Maßnahmen (allerdings nicht ohne großes Widerstreben, weil aus nicht akademischem Boden stammend) wodurch sie wieder einen positiven Gehalt bekam; denn bezüglich der Arzneiverabreichung war diese Schule soweit gekommen, daß sie meist nur noch „aqua colorata" (gefärbtes Wasser!) verschrieb.

Zum Schlusse muß noch von einem vierten Siege Hahnemanns gesprochen werden: Sein erster Angriff gegen die alte Allopathie richtete sich gegen die gemischten Rezepte, er verlangte Verschreibung eines einzigen Mittels allein. Nun, seit die neue Allopathie nach Überwindung der nihilistischen Wiener Schule wieder zur Arznei griff, sieht man fast nur noch einfache Rezepte, wie sie Hahnemann verschrieb.

Damit war der große Kampf, in dem es der traurigen und empörenden Szenen genug gab, in einer eigentlich heiteren Weise zu einem gewissen Abschluß gebracht. Das Hauptstreitobjekt zwischen beiden Lagern, die alte Allopathie mit allem, was drum und dran hing, war tot, und die beiden Gegner standen sich anscheinend gleich gegenüber. Der Allopath hatte Diät und als

---

Jäger: „Einen Gelehrten zu belehren, ist so wenig möglich, als einen Mohren weiß zu waschen. Sein Irrtum ist nun einmal sein mit ihm groß gewordenes Steckenpferd, und lieber geht er zugrunde, als daß er sich dasselbe nehmen läßt. Das ist auch der wahre Grund, warum die Gelehrten das Okkulte in der Natur und Medizin nicht fassen wollen."

Medizin nichts, und da der Allopath die homöopathischen Arzneien für „Nichts" erklärte, so hatte nach des ersteren Ansicht der Homöopath auch nur Diät und als Medizin nichts, so daß man hierbei unwillkürlich an die beiden Löwen erinnert wird, die miteinander im Wald spazierengingen.

Die Geschichte der Medizin kennt keine Bewegung, welche auch nur annähernd dieselben Folgen, und keinen Arzt,* dessen Tätigkeit denselben Einfluß gehabt hätte, wie die Homöopathie, beziehungsweise ihren Begründer. Noch ein Beispiel müssen wir diesbezüglich anführen:

Hahnemann war der erste, der die Behandlung von Geisteskranken gründlich reformierte, und das war eigentlich nur ein Vorspiel seiner reformatorischen Tätigkeit. Er war der erste, welcher gegen die grausame Behandlung dieser Unglücklichen nicht bloß in Wort und Schrift auftrat, sondern durch die Heilung des wahnsinnig gewordenen, als Schriftsteller bekannten Geheimen Kanzleisekretärs Klockenbring 1792, die das größte Aufsehen erregte, die neue humane Behandlung praktisch darlegte. Wenn wir es als einen Fortschritt der Neuzeit betrachten, daß diese Behandlung jetzt allgemein ist, so darf der Geschichtsschreiber nicht vergessen, daß Hahnemann der erste Pionier derselben war.'

Nach all dem Vorgebrachten gibt es wohl für einsichtige und objektive Beurteiler keinen Zweifel mehr, daß wir in der Homöopathie ein Heilsystem besitzen, das auch wissenschaftlich ernst zu nehmen ist, da es auf naturgesetzlicher Grundlage beruht, wenn auch diese Naturgesetze teilweise verborgener, paradoxer Natur sind, und nur für tiefgründige und subtile Denker sich entschleiert haben. Die praktischen Erfolge der Homöopathie jedoch würden, auch mangels einer wissenschaftlichen Erklärung, allein schon genügen, dieselbe als ein erstklassiges Heilsystem zu erkennen. Es wäre also Pflicht der Schulmedizin gewesen, die Homöopathie ehrlich anzuerkennen, wenn sie auch zu-

---

* Außer Paracelsus von Hohenheim, dessen reformatorische Bedeutung noch jene Hahnemanns übersteigt, wie wir sehen werden.

geben mußte, daß ihr die dabei wirkenden Prinzipien und Kräfte noch dunkel seien, was durchaus keine Schande gewesen wäre. Denn, wie stünde es beispielsweise mit der Technik, wenn wir nur jene Kräfte praktisch verwerten wollten, deren innerstes Wesen uns vollkommen klar ist? Wir wissen auch heute noch nicht – streng wissenschaftlich genommen – was Elektrizität ist, aber wir bedienen uns dieser Naturkraft in tausendfältiger Weise.

Bei der Homöopathie aber schlugen die Gegner, als deren Erfolge unleugbar wurden, den sonderbaren Weg ein, deren Wirkungen anderen Faktoren zuzuschreiben. Man sagte: Die homöopathischen „Nichtse" können als solche nicht wirken, folglich wirken andere Umstände oder Faktoren.

Da ist in erster Linie der Faktor der Diät. Prof. Dietl (Wien) hatte, wie wir sahen, seine Versuche bereits so angelegt, daß, wenn dieselben zugunsten der Gegner der Aderlaß-, Brechweinstein- und Purgiermethode ausfallen sollten (und diese Gegner waren hauptsächlich die Homöopathen), man aus deren Versuchsreihen nur den Schluß ziehen konnte: Die Diät allein, ohne Medikamente irgenwelcher Art, ist die beste Heilmethode!

Es fehlte bei diesen Dietlschen Versuchen eine dritte Versuchsreihe, nämlich jene, wo man sowohl die Diät der Homöopathen als auch deren Mittel erprobt hätte.

Aber darauf ließ es Dietl gar nicht ankommen, sei es, daß er wirklich ehrlich davon überzeugt war, daß die homöopathischen „Nichtse" keine Heilwirkung haben konnten, sei es, daß er befürchtete, daß dann die Statistik ganz zugunsten der Homöopathie gesprochen hätte!

Es hätte sich dann – bei richtiger individueller homöopathischer Behandlung sicherlich gezeigt, daß erstens die Sterblichkeit eine geringere gewesen wäre, als bei rein diätetischer Behandlung, und zweitens, daß die Heilung bei Anwendung der richtigen homöopathischen Mittel viel rascher erfolgt und die Zeit der Rekonvaleszenz eine viel kürzere gewesen wäre. Des weiteren wäre es aufgefallen, daß die homöopathisch Geheilten viel weniger an Folgekrankheiten zu leiden haben und auch rascher zu Kräften kommen als die nur „diätetisch Behandelten".

Diesen Beweis der vollen Überlegenheit der Homöopathie auch über die heutige allopathische Behandlung kann sich jeder Zweifler in einem gutgeleiteten homöopathischen Krankenhaus selbst verschaffen, wenn er dort ein Jahr lang praktiziert, nachdem er vorher die Leistungen eines allopathischen Krankenhauses in den gleichen Krankheitsfällen kennengelernt hat.

Also, so wichtig die Diät auch in akuten und chronischen Krankheitsfällen ist, sie ist bloß ein Teil einer rationellen Behandlung; der zweite, ebenso wichtige Teil einer solchen besteht in der Verabreichung von richtigen und unschädlichen Heilmitteln. Und diese zweite Bedingung erfüllt die Homöopathie in geradezu idealer Weise.

Glaubt man den Homöopathen noch immer nicht, dann versuche man einmal bei einer Cholera- oder Ruhrepidemie ausschließlich diätetisch zu behandeln und vergleiche dann die Sterblichkeitsziffer mit jener der am gleichen Orte homöopathisch Behandelten, dann wird solchen Zweiflern doch endlich ein Licht aufgehen!

Wir kommen nun zum zweiten Einwand: Die Wirkung der Homöopathie beruhe – falls schon günstige Resultate erzielt wurden – lediglich auf Einbildung, oder wie der wissenschaftliche Ausdruck heute dafür lautet, auf Suggestion und Autosuggestion.

Demgegenüber stehen jedoch die unstreitbaren Erfolge der Homöopathen bei Säuglingen, Bewußtlosen, Geisteskranken und endlich bei Tieren. Man sieht, wie voreilig die Allopathen – ohne gründliche Sachkenntnis – ein Schlagwort wie „Suggestion" benützen – um durch diese Verallgemeinerung die homöopathischen Heilwirkungen nur der Einbildungskraft zuzuschreiben.

Wir können also in vollkommen objektiver Beurteilung sagen: Mag auch in einzelnen Fällen erfolgreicher Kuren der Homöopathen die Suggestion ein gewisse Rolle spielen, so geht es doch nicht an, alle Heilerfolge der Einbildungskraft zuzuschreiben. Übrigens wirkt diese Suggestivkraft genauso bei allopathischen Kuren, falls der Patient felsenfest an die Wirkung der verabreichten Arznei glaubt. Glaubt man aber, die suggestive Wirkung gehe vom Homöopathen selbst aus, so fragen wir, weshalb sollte ein homöopathischer Arzt suggestiver wirken als ein allopathischer Professor, Geheimrat oder Sanitätsrat? Wirken diese Titel nicht auch faszinierend auf den Laien? Deshalb darf man aber nicht gleich den Schluß ziehen: Die allopathischen Arzneien haben insgesamt keine Wirkung!

Doch wird darauf der Allopath einwenden: ,,Bezüglich der homöopathischen Arzneien kann man diesen Beweis sofort erbringen. Ich will eine ganze homöopathische Hausapotheke ruhig einnehmen und Sie werden sehen, es wird sich keine Wirkung bei mir zeigen, noch werde ich dadurch Schaden erleiden."

Abgesehen davon, daß diese so allgemein gehaltene Behauptung nicht wahr ist – denn wir möchten niemandem raten, z. B. ein ganzes Fläschchen Phosphor oder Arsenicum, wie es in mancher unserer Hausapotheken vorkommt, auf einmal einzunehmen – und sich daher höchstens auf Streukügelchenpräparate beziehen könnte, welche die wirksame Arznei in solch geringer Menge enthalten, daß auch ein größeres Quantum davon ohne Schaden eingenommen werden kann, ist es ein verhängnisvoller Irrtum, zu meinen, daß nur das, was schaden kann, auch helfen könnte. Glaubt man denn, daß die Medizin eine so erbärmliche Kunst sei, daß sie den Kranken nur helfen kann, wenn sie schädliche Nebenwirkungen hat?

Das ist aber nicht etwa die Ansicht des Verfassers dieses Werkes, sondern so schrieb ein Arzt *Dr. med. J. Voorhoeve* (Dillenburg) in seinem ausgezeichneten Buche: ,,Homöopathie in der Praxis" aufgrund einer reichen Erfahrung.

Nun kommen wir aber zum letzten und vielleicht schwerwiegendsten Einwand: ,,Die Homöopathie sei keine rationelle oder gründliche Heilkunst, sie behandle nur Symptome."

Da gerade dieser Punkt von großer Wichtigkeit ist, so lasse ich abermals einen praktischen Arzt diesbezüglich zu Worte kommen; seine Darlegungen sind wohl ,wissenschaftlich' genug, denn er sprach die folgenden Worte in einem Vortrag in einem Ärzteverein im Jahre 1913, und wird sich wohl im vorhinein gehütet haben, sich dort eine Blöße zu geben. Es ist dies der bereits zitierte *Dr. med. R. Tischner* (München), der seinen Vortrag nur in etwas erweiterter Form als Abhandlung unter dem Titel: ,,Das biologische Grundgesetz in der Medizin" herausgab, welche sehr gediegene Abhandlung ich bestens empfehle. Dort heißt es also von Seite 34 an:

,,Während früher mehr das Simileprinzip als absurd bekämpft oder die Dosologie der Homöopathie lächerlich gemacht wurde, so hat beides im Zeitalter der Serotherapie, des Radiums und vieler anderer Therapien an Durchschlagskraft bedeutend verloren. Dafür rückt in unserer Epoche ätiologischer Forschung und Therapie ein anderer Punkt in den Mittelpunkt des Interesses, das ist die Frage der Symptombewertung in der Therapie.

Es ist klar, daß vom Standpunkt einer kausalen Therapie (d. h. also einer gründlichen Behandlung) eine Methode, die lediglich die Symptome (oder Erscheinungen einer Krankheit) im gewöhnlichen Sinne des Wortes bekämpft, keine Existenzberechtigung hat.

Die Sachlage ist nun aber nicht einfach so, daß nun wirklich die Homöopathie nur die Symptome bekämpfen will in dem Sinne, wie man mit Morphium das Symptom ,,Schmerz" bekämpfen kann. Die Lage ist wesentlich komplizierter und erfordert längere Erörterungen, die zum Teil an früher Gesagtes anknüpfen und es weiterführen. Nur so wird es möglich sein, der Homöopathie in diesem Punkte Verständnis entgegenzubringen. Um die Frage von der symptomatischen und kausalen Therapie zu entscheiden, müssen wir vorerst auf die Frage eingehen: ,Was ist ein Symptom, und was ist das Wesen der Krankheit?'

Hier will ich nun zum näheren Verständnis auch auf HAHNEMANNS Anschauungen über das Wesen der Krankheit wenigstens soweit zu sprechen kommen, als sie mit der Frage der Symptome und ihrer Bewertung und ihrer Stellung zur Krankheit sowie ihrer Rolle in der Therapie zusammenhängen. HAHNEMANN meint, das Wesen der Krankheit sei uns unerkennbar, *und zwar seien die Krankheiten geistige Verstimmungen der Lebenskraft,* und dem Arzte bleibe nur übrig, die Symptome zu bekämpfen. Das klingt unseren modernen Ohren natürlich merkwürdig und ist vielfach lächerlich gemacht worden und scheint außerdem eine neue Bestätigung dafür, daß der Homöopath nur die Symptome bekämpft.'

Tatsächlich liegt die Sache aber doch anders. Sind wir wirklich so unendlich viel weiter, so daß wir nur ein Lächeln für diese Ideen zu haben brauchen? Was die Lebenskraft angeht, so ist sie ja jahrzehntelang von der Bildfläche verschwunden gewesen, wenn wir aber einen modernen Naturforscher, den Zoologen Pauly sagen hören:*

‚Ich wollte Ihnen zeigen, daß das Prinzip, das die Zweckmäßigkeit regiert, im Innern des Organismus liegt, eine Fähigkeit der organischen Materie ist, daß das wichtigste Moment dieser Fähigkeit Urteil ist, welches nur aus der Empfindung geschöpft werden kann.' –

Wenn wir das hören, so sehen wir darin eine der allgemeinen Anschauung gleichfalls sehr ungewöhnliche Verquickung von Geist und Materie, es erscheinen die Lebenskräfte gleichfalls als etwas Geistartiges.** Ich will persönlich nicht hier zu diesen Fragen Stellung nehmen, es kommt mir nur darauf an, daß man nicht bei Hahnemann etwas für blühenden Unsinn erklärt, was man bei einem Forscher unserer Tage mindestens mit Achtung anhört.***

Ich meine, daß die einseitige, pathologisch-anatomische Auffassung trotz großer Fortschritte in der einen Richtung in anderer einen Rückschritt darstellt. Glauben wir denn wirklich, wir hätten das Wesen einer Krankheit erkannt, wenn wir die pathologischen Veränderungen studiert haben? Verwechseln wir nicht die palpable Manifestation der Krankheit (d. h. die handgreifliche Offenbarung derselben) mit ihrem „Wesen"? Bei wievielen Krankheiten können wir sagen, daß wir das Wesen erkannt haben; bei den meisten rückt das Problem nur ein Stück zurück,

---

* Pauly: „Wahrheit und Irrtum in Darwins Lehre."

** Ich glaube aber, das Wesen der Lebenskraft, der Zweckmäßigkeit und Zielstrebigkeit viel richtiger in meiner „Okkulten Medizin" dargelegt zu haben (G. W. Surya).

*** Das ist ein ganz vortrefflicher Ausspruch. Leider haben nur wenige moderne Ärzte diese Objektivität Tischners. Hätten sie dieselbe, so würde man auch die großen Geheimärzte wie Paracelsus, Rademacher und Zimpel schon längst besser gewürdigt und verstanden haben.

und das Forschen geht weiter. Tatsächlich ist man neuerdings von einseitig pathologisch-anatomischen Anschauungen zurückgekommen, und es wagen sich wieder mehr humoralpathologische Anschauungen und Begriffe, wie Diathesi und Konstitution ans Tageslicht (Martius, Czerny).

Damit will ich mich der Ansichten Hahnemanns durchaus nicht annehmen, jedoch scheinen sie mir der Wirklichkeit nicht so unendlich viel ferner zu liegen, als die der einseitigen Pathologen, von denen das Wort gilt: ,Was ihr nicht tastet, steht euch meilenferne.' Daß Hahnemanns Anschauungen von den modernen weit abstehen und abstehen müssen, teilen mit ihm alle seine Zeitgenossen meist noch in erhöhtem Maße, und es erklärt sich das ja auch aus dem Stande der pathologisch-anatomischen Forschung und der physikalischen Untersuchung der damaligen Zeit, letztere wurde erst eingeführt, als Hahnemann das fünfzigste Lebensjahr überschritten hatte."

Eng mit dieser Anschauung von Krankheit hängt die Bewertung der Symptome zusammen und ihre Verwendung in der Therapie. Wenn man das Wesen für unerkennbar hält, so ist es ganz folgerichtig, daß man sich an die Symptome hält. Sehen wir also zu, wie weit dieser Vorwurf gegen die Homöopathie, den diese übrigens zurückgibt, wirklich berechtigt ist, indem wir nicht an dem Wort hängenbleiben, sondern auf den Sinn eingehen.

Zuerst einige Worte über das Verhältnis von Krankheit zu Symptom. Wassersucht wird jetzt allgemein als Symptom angesehen, früher, als man die Rolle, die das Herz und die Niere beim Zustandekommen des Ödems spielen, noch nicht durchschaut hatte, war es eine Krankheitsbezeichnung. Den Diabetes (Zukkerharnruhr) pflegt man als eine Krankheit zu bezeichnen, jedoch ist man neuerdings dazu übergegangen, ihn auch mehr als ein Symptom anzusehen, das bei verschiedenen Störungen vorkommen kann. Das Glaukom (grüner Star) gilt meist als ein gut abgegrenzter Krankheitsbegriff, in letzter Zeit ist man aber mehr geneigt, das Wesentliche am Glaukom, die Drucksteigerung, als ein Symptom aufzufassen, das bei verschiedenen Störungen vorkommt, die als Gemeinsames eben das eine haben, daß infolge

66

Störungen des Flüssigkeitswechsels des Auges der Druck des Auges erhöht wird.

Es ergibt sich daraus, daß eine feste Abgrenzung zwischen Symptom und Krankheit nicht möglich ist, und daß vieles jetzt als Symptom angesehen wird, was früher eine Krankheit war. Es besteht also zwischen beiden nicht das Verhältnis des sich ausschließenden Gegensatzes, sondern es ist eine verschiedene Art der Betrachtung, der Definition und besonders ein verschiedener Grad der Erkenntnis.

Hahnemanns Absicht war ja nun, nicht ein Symptom zu kurieren, sondern die Gesamtheit der Symptome zu beheben, und er hat damit auch bis zu einem gewissen Grade recht, wenn er meint, mit allen Symptomen im weitesten Sinne des Wortes auch die Krankheit geheilt zu haben. Übrigens ist das nicht die einzige Möglichkeit, Krankheiten zu heilen, die Hahnemann billigt. In seiner ersten Arbeit über ein neues Heilprinzip aus dem Jahre 1796 finden wir folgende Sätze:* ,,Der erste Weg, die Grundursachen der Übel hinwegzunehmen oder zu zerstören, war der erhabenste, den sie (die Heilkunst) betreten konnte. Alles Dichten und Trachten der besten Ärzte in allen Jahrhunderten ging auf diesen, der Würde der Kunst angemessensten Zweck . . . Ich lasse diese königliche Straße diesmal zur Seite liegen, da mich jetzt die beiden übrigen Wege, Arzneien anzuwenden, beschäftigen."

Er kommt dann zu dem Grundsatz ,,contraria contrariis" und bekämpft ihn; weiterhin bespricht er den dritten Weg, die Anwendung spezifischer Mittel, womit er die Homöopathie meint. Wir sehen also, er erkennt die kausale Therapie an und nennt sie sogar die königliche Straße, da sie aber vielfach ihm nicht gangbar schien, so sucht er mit Recht einen anderen Weg. Nur ein Arzt, der gleichzeitig Hellseher ist oder das profunde Wissen und Können eines *Paracelsus* besitzt, könnte diesen königlichen Weg gehen. Der königliche Weg stellt eben zu hohe Anforderungen

---

* ,,Versuch über ein neues Prinzip zur Auffindung der Heilkräfte der Arzneisubstanzen, nebst einigen Blicken auf die bisherigen" in Hufelands Journal der praktischen Arzneikunde II, 1796.

an den Arzt, und er wäre kein königlicher Weg, wenn er für jedermann gangbar wäre.

Zum weiteren Verständnis der Stellung der Symptome in der Homöopathie muß ich nochmals genauer auf die Arzneiprüfungen zu sprechen kommen. Diese ergeben objektive Symptome, etwa Durchfall, Verstopfung, Aknepusteln, oder subjektive Symptome wie Kopfschmerzen bestimmter Art, Müdigkeit, Nervosität, oder auch direkt an psychische Störungen erinnernde Symptome, wie sie ja jeder von Scopolamin oder Cannabis kennt. Weiterhin ergeben sich charakteristische Befindensänderungen, bei einem Mittel etwa Besserung der Schmerzen durch Kälte, bei einem anderen Mittel durch Wärme. Das sind Tatsachen, die unabhängig von jeder Theorie und Deutung einfach existieren; wenn wohl auch nicht selten Symptome irrtümlich als charakteristisch für ein Mittel angesehen wurden.

Bei Krankheiten beobachten wir nun ebenfalls objektive Veränderungen, subjektive Empfindungen sowie geistige Veränderungen und Symptome, die vielfach auch etwas Charakteristisches haben. Es ist nun eine alte Erfahrung: Was man nicht braucht, das beobachtet man nicht, und so werden diese subjektiven Erscheinungen und Befindensänderungen in der Schulmedizin in vielen Fällen zu wenig beachtet. Wenn man sein Augenmerk gezielt darauf richtet, so wird man vielfach bei zwei gleichen Affektionen feine und typische Unterschiede entdecken. Diese subjektiven Erscheinungen werden nun ja auch meist irgendeine objektive Grundlage haben, der wir aber vielfach nicht nahekommen können. Man wird sie also in Ermangelung dieser hypothetischen Grundlage mit Vorteil benutzen, da sie tiefer in den Fall hineinführen können und andere Seiten der Störung zeigen, als allein die objektiven Erscheinungen. Wenn zwei Fälle einer Krankheit zum Teil verschiedene Symptome zeigen, so ist anzunehmen, daß auch der pathologische Prozeß und der Chemismus in beiden Fällen verschieden ist, und somit ist es wahrscheinlich, daß auch der Angriffspunkt für einen therapeutischen Reiz ein anderer sein muß und deshalb zwei verschiedene Medikamente in beiden Fällen geboten sind. Derartige Überlegungen

konnten wohl einer Zeit mit pathologisch-anatomischer Anschauung so fernliegen, daß sie keine Beachtung finden konnten,
ich glaube aber, unsere Zeit könnte diesen Überlegungen mehr
Verständnis entgegenbringen.

Wir haben aber zwei Reihen von Krankheiten vor uns, die
Arzneikrankheiten und die natürlichen. Wenn man nun das biologische Grundgesetz anerkennt, so ist es gerechtfertigt, dasselbe
als heuristische Hypothese zu benutzen und zu argumentieren,
daß ein Mittel, das eine Arzneikrankheit hervorruft, vielleicht in
kleinen Dosen eine ähnliche Krankheit oder eine Störung mit
ähnlichen Symptomen heilt. Hat man sich erst einmal in diese
Gedanken hineingefunden, so wird man zugeben müssen, daß sie
jedenfalls theoretisch richtig sind, wenn diese Behauptung auch
in dieser Kürze und Abstraktheit sehr schematisch klingen mag.
Nur die Erfahrung kann die Entscheidung treffen, wie weit diese
Überlegung zu Recht besteht, und wo hier Vernunft Unsinn wird.
Aber diese Gedanken von vornherein abzulehnen, wäre unwissenschaftlich. Die Homöopathie notiert eine Vielfalt von Symptomen bei den verschiedenen Mitteln, Sulfur zum Beispiel hat
ganz bestimmte Symptome, Graphit wieder andere usw. Wenn
man nun bei einem Kranken bestimmte objektive und subjektive
Erscheinungen findet, die sich ähnlich etwa bei Sulfur finden, so
wird man in dem Fall wohl Sulfur geben. Man spricht dann wohl
auch von einem Sulfurfall, was für den Außenstehenden vielleicht merkwürdig klingt, aber ganz kurz und klar ist und ebensowenig belächelt zu werden verdient, wie die berühmten Streukügelchen; solche Äußerlichkeiten sollte man, solange man
Wichtigeres zu tun hat, aus dem Spiele lassen.

Es würde zu weit führen, wenn ich des genaueren auf die Inan-
griffnahme eines speziellen Krankheitsfalles eingehen wollte, zumal auch zwischen den Ansichten der Homöopathen Unterschiede in diesem Falle bestehen. Der eine hält sich mehr an die
objektiven Symptome und an den pathologischen Prozeß, der
andere zieht mehr die subjektiven Symptome zu Rate, die aber,
richtig erkannt und miteinander in Verbindung gebracht, für den
Geübten viel über den pathologischen Prozeß sagen können. Es

ist dieselbe Sache, von zwei Seiten angesehen. Wie der Psychologe objektive und subjektive Methoden kennt und, um zur Heilung zu gelangen, keine entbehren kann, so eben auch die Heilkunde, die gleichfalls mit dem Menschen zu tun hat und somit an der Grenze zwischen objektiver und subjektiver Welt steht und sich in dieser Beziehung sehr von Physik und Chemie, der Grundlage und dem Ideal der modernen Medizin, unterscheidet. In der Abhängigkeit der heutigen Medizin von Physik und Chemie liegt ihre Stärke sowohl als auch ihre Schwäche. Eine nicht materialistische Zeit, wie sie wohl langsam heraufzieht, wird einsehen, daß ein Organismus nicht rein chemisch-physikalisch betrachtet werden darf. Eine solche Zeit wird dann auch mehr Verständnis für das Subjektive haben und damit auch einer Schule wie der Homöopathie nicht mehr so fremd gegenüberstehen. Sobald die materialistische Weltanschauung als unhaltbar auch an den Hochschulen erkannt sein wird, was nur mehr wenige Jahre dauern kann, wird auch die offizielle medizinische Anschauung über den Menschen und die Heilkunst eine höhere sein, und dann erst werden die subtileren Heilmethoden allgemein, zum Segen der kranken Menschen, ausgeübt werden. Die Zeiten sind nunmehr wohl vorüber, wo man den Menschen nur als ein höheres Säugetier, wandelnde Retorte oder als kalorische Maschine ansah.

Nur noch einige kurze Andeutungen mögen zeigen, wie die Homöopathie die Heilmittel differenziert. Bei einer Neuralgie zum Beispiel wird sie die Art der Schmerzen, die Zeit der Verschlimmerung usw. berücksichtigen. Bei einer Neuralgie, die täglich um dieselbe Zeit auftritt, wird sie Cedron geben, bei einer Trigeminusneuralgie, die des Morgens einsetzt, bis Mittag stärker wird, um dann gegen Abend wieder abzunehmen, wird sie Spigelia geben. Bei Diphtherie wird sie je nach Schwere des Falles, je nachdem ein starkes Ödem im Rachen vorhanden ist oder stinkende Membranen, Mercurius cyanatus, Apis oder Lachesis usw. geben. Unter Umständen wird man an ein hervorstechendes und vielleicht fernliegendes Symptom anknüpfen, um ein Heilmittel zu finden. Die Möglichkeit zum Anknüpfen an ein solches Sym-

70

ptom, um die ganze „Betriebsstörung" (ein ebeso bildlicher wie treffender Ausdruck) zu beseitigen, liegt in der eigenartigen homöopathischen Arzneimittellehre und ihrem In-Beziehung-Setzen zu den Krankheiten. Um ein Beispiel aus der Schulmedizin zu nehmen, so wird ein Augenarzt, wenn er von einem Patienten hört, daß er besonders abends bei Lampenlicht das Gefühl habe, „als ob er Sand im Auge habe", in vielen Fällen allein auf dieses Symptom hin recht haben, wenn er einen chronischen Diplobazillenkatarrh der Bindehaut annimmt und Zinc. sulf. verschreibt.

Der Arzt wäre aber sicherlich sehr erstaunt, wenn man ihm vorwerfen würde, es ginge nicht an, solch ein Symptom wie „Sandgefühl im Auge" zu behandeln. Die Symptome sind nur Wegweiser, um die Störung als Ganzes zu erkennen. Einer unvoreingenommenen Betrachtungsweise muß das einleuchten, unserer Schulmedizin wird es aber in einer Zeit, die hauptsächlich ätiologisch und pathologisch-anatomisch denkt, schwer, diese andersartigen Gesichtspunkte gelten zu lassen.

Nach diesen Ausführungen über die Arzneimittellehre und Symptomatologie kommen wir nun zur Hauptfrage dieses Teiles zurück. Wie steht es mit der kausalen Therapie der Homöopathie? Kausal in dem Sinne der Bakteriologie, daß, wenn ein Bazillus als Krankheitserreger festgestellt ist, nun eine direkt bakterizide Therapie eingeleitet wird; davon wird man allerdings wenig finden. Die reine bakteriologische Betrachtungsweise ist eine Zeiterscheinung gewesen und im Abklingen begriffen und so werden die homöotherapeutischen Anschauungen den modernen Mediziner nicht mehr so fremd anmuten, als es wohl noch vor 20 Jahren der Fall gewesen wäre, ich meine jedenfalls, daß in diesem Punkt jetzt ein Verständnis unschwer zu erreichen wäre. Wenn man die Anschauung vertritt, daß eine infektiöse Erkrankung ihren Charakter durch Wechselwirkung zwischen Bakterien und Organismen erhält, so leuchtet ein, daß man das Verhältnis zugunsten des Organismus, abgesehen davon, daß man die Bakterien schädigt, auch dadurch umgestalten kann, daß man das erkrankte Organ oder den erkrankten Organismus kräftigt. Und das kann man nach Anschauung der Homöotherapie durch Mit-

71

tel erreichen, die zu den erkrankten Organen die entsprechende Beziehung haben, die „organotrop" sind. Bei Dysenterie zum Beispiel wird der Homöopath etwa Quecksilber geben, nicht in der Absicht, die Mikroorganismen abzutöten, das dürfte auch mit stärkeren Dosen, als er sie zu geben pflegt, ohne Schaden des Patienten nicht gelingen, sondern damit das resorbierte Quecksilber auf das Darmepithel, zu dem es Beziehungen hat – es erzeugt bekanntlich einen der Dysenterie sehr ähnlichen Zustand – günstig einwirkt und so den Bakterien den Boden entzieht. Die Heilung ist dann kein chemisch-physikalischer Prozeß, der sich zwischen Quecksilber und Bakterien abspielt und diese abstößt, sondern ein biologischer Vorgang in der Darmschleimhaut. Die Homöopathie hat in diesem Punkte nie die biologische Anschauung aufgegeben, während in der Schulmedizin das Gros ihrer Vertreter immer noch von der Idee der „inneren Desinfektion" beherrscht wird. Das gilt für das Chinin ebensogut wie für das Salizyl oder für das Quecksilber. Für letzteres hat FINGER (Archiv für Derm. und Syph. 1912) sehr ähnliche Ansichten geäußert und den Gedanken, daß das Quecksilber direkt die Spirochäten (Syphilisbazillen) abtötet, abgelehnt. Zugleich plädiert er für kleinere Dosen, und das ist kein Zufall, sondern in der biologischen Anschauungsweise begründet. Soviel von Krankheiten, bei denen Mikroorganismen als Ursache angesprochen werden.

Bei den anderen liegt die Sache auch nicht so töricht, wie man glauben will. Da der Homöopath keine Diagnosen behandelt, sondern einen Kranken mit diesen oder jenen Erscheinungen im ganzen Körper, so neigt er viel mehr dazu, in die rechten Wege leiten, als an einem erkrankten Teil herumkurieren zu wollen beziehungsweise die anderen Gesundheitsstörungen oder Besonderheiten des Falles nicht genügend zu beachten, was bei dem allopathischen Praktiker leider nicht selten der Fall ist. Die Symptome sind dem Homöopathen Wegweiser, um die dem einzelnen Falle entsprechenden Mittel zu finden. Die Berechtigung zu einem solchen Vorgehen findet er im biologischen Grundgesetz. Wenn man also die Frage nach der kausalen Therapie aufwirft, soweit sie überhaupt berechtigt ist, so wird der Homöopath sagen, daß er in den Kausalnexus der Krankheit eingreift, indem er auf die ergriffenen Organe Mittel wirken läßt, die selbst Ursachen ähnlicher Störungen sein können, nach dem biologischen Grundgesetz also bei Krankheiten als eine im entgegengesetzten Sinne tätige Ursache günstig wirken können. In vielen Fällen dürfte man auf diese Weise tiefer in den ursächlichen Zusammenhang eingreifen können, als mit mancher schulmedizinischen Medikation.

Damit soll natürlich nicht bestritten werden, daß man das Prinzip auch zu Tode reiten oder schwere Fehler machen kann, wenn man sich rein äußerlich an die Symptome hält; beispielsweise wenn man bei einem Kranken, der über Kopfschmerzen und Augenbeschwerden bei längerer Naharbeit klagt, ein Mittel gäbe, das ähnliche Beschwerden macht, anstatt zu untersuchen, ob etwa Hypermetropie (Übersichtigkeit) vorliegt, was die Verordnung von Konvexgläsern bedingen würde. Die Richtigkeit des Prinzipes aber wird durch solche Fehler im einzelnen nicht berührt. Objektivität sowie die Fähigkeit und der Wille, die Sache aus sich selbst heraus zu verstehen, dürften auch in dem Punkte eine Annäherung und ein Verstehen beider Schulen ermöglichen.

Ich kann es mir nicht versagen, an dieser Stelle auf die Schulmedizin einzugehen und auf die vorhin gemachte Bemerkung, daß die Homöopathie den Vorwurf, Symptome zu behandeln, zurückgibt. *Ehrlich* hat vor nicht langer Zeit darauf aufmerksam gemacht, daß die Präparate der chemischen Industrie ja meist keine Heilmittel sind, sondern nur Palliative (d. h. Scheinmittel, Linderungsmittel, nicht wirklich heilende, sondern nur die Krankheit bemäntelnde Mittel), und hat damit eine sehr empfindliche Stelle der modernen Medizin berührt. Diese so viel geübte Verwendung des immer mehr anwachsenden Berges von Patentmedizinen macht sicherlich auf den objektiv Urteilenden nicht den Eindruck besonderer Zielsicherheit, und je mehr Arzneien auf den Markt geworfen werden, desto mehr ist wohl die Vermutung gerechtfertigt, daß man mit dem bisher Gebotenen nicht zufrieden war, oder – daß man der Suggestion einer verführerischen Reklame unterliegt.

Wenn ich eine Neuralgie mit Salizyltabletten oder Schlaflosigkeit mit irgendeinem der unzähligen auf „al" endigenden Mittel behandle, so geschieht für den kranken Organismus vielfach gar nichts, es wird nur ein lästiges Symptom für kurze Zeit unterdrückt und vielleicht im Laufe der Zeit sogar der Organismus geschädigt. Ähnlich steht es mit vielen palliativen Medikationen bei Fieber, Durchfall, Verstopfung usw. An dieser Stelle sei nachdrücklich auf einen Punkt hingewiesen, nämlich auf die oft erhobene Beschuldigung gegen die Homöopathie, sie treibe Scharlatanerie, ohne daß ich hier näher auf die Frage eingehen will, ob das, was der ,wissenschaftliche Mediziner' so zu nennen pflegt, auch wirklich diesen Namen verdient. Wie OTFRIED MÜLLER in seinem Werke „Die Naturwissenschaften" 1913 ausführte, ist er oftmals durch die viele Laboratoriumsarbeit für die Praxis verdorben und scheidet deshalb als kompetenter Beurteiler in dieser Frage aus. Nur darauf sei hingewiesen, daß es sicherlich sehr eindrucksvoll für den Patienten ist und ein erhebendes Bewußtsein für den Arzt, die ununterbrochenen Schmerzen eines Kranken durch eine Tablette oder Injektion für kurze Zeit zu beheben. Der Homöopath aber, der bekanntlich nur ungern und selten Morphium oder dergleichen anwendet, übt bewußt hier Verzicht auf eine Verordnung, die gewiß geeignet wäre, das Ansehen des Arztes zu erhöhen, ohne daß sonst etwas zur Heilung geschehen wäre. Es ist dies ein Verzicht auf blendende Wirkungen, den man hochschätzen sollte, und der bedenken lassen sollte, dort von Scharlatanerie und Kurpfuscherei zu sprechen, wo man Handlungen oder Anschauungen begegnet, die einem fremd anmuten.

DR. TISCHNER schließt seine Betrachtungen über das Symptomkurieren und die Homöopathie wie folgt: „Die Homöopathie berücksichtigt das Individuelle von jeher, achtet auf Nebenumstände und differenziert sehr fein. Ihr ist jeder Typhus, jeder Diabetes, jede Skrofulose und jede Verstopfung ein neues Problem, das ganz individuell gelöst werden will, und daher denn auch der Mißerfolg, falls einmal ein Heilmittel, das in der Homöopathie schon lange in Gebrauch ist, wie es ab und zu geschieht, in der Medizin versucht und ohne die genaue Indikation und Dosierung angewendet wird. Die Hauptvorbedingung, um sich ein Urteil über die Homöopathie bilden zu können, ist, daß man nicht aus theoretischen Gründen abspricht, sondern in der Art der Homöopathie Versuche macht und diese sprechen läßt."

Wie das Vorhergehende zeigt, ist es also in der Frage des Symptomkurierens nicht einfach so, daß die Homöopathie mit dem Makel behaftet ist, an Symptomen herumzukurieren, während dies in der Medizin nicht der Fall wäre. Im Gegenteil kommt die allopathische Medizin häufig nicht über diesen Standpunkt hinaus und ist in der üblichen Dosierung weniger harmlos als die Homöopathie, während diese, auch wenn sie an ein Symptom anknüpft, doch vielfach beabsichtigt, die ganze „Betriebsstörung" zu beheben.

Die Medizin ist noch zu sehr in mechanistisch-materialistischen Anschauungen befangen und glaubt, die Funktionen eines Organismus und seine Beeinflussung durch Pharmaka als rein chemisch-physikalisch werten zu können, etwa wie die Vorgänge an einer Maschine oder in einer Retorte. Sie beachtet dabei bisher zu wenig die höchst komplizierten Reaktionen. Korrelationen und Regulatoren im Organismus, wie sie in neuerer Zeit durch das Studium der inneren Sekretion aufgedeckt sind und die Schwierigkeiten des Verständnisses des organischen Betriebes ganz wesentlich vergrößern. Rein *chemisch* mag man denken, wenn es sich darum handelt, ein frisch aufgenommenes Gift zu paralysieren; als rein *physikalischer* Körper ist der Organismus zu betrachten, wenn man die unmittelbaren Folgen etwa eines Unfalles analysieren will. Bei den Krankheiten wird es sich aber vielfach darum handeln, die Reaktion anzuregen, die Regulation zu begünstigen, und da ist es denn wohl auch verständlich, daß man mit kleinen Dosen auskommt, denn man will ja den Prozeß, der im Gange ist, nicht unterdrücken, sondern in die rechten Wege leiten.* Wenn ich einen Wagen mit Pferden in der von mir

---

* Paracelsus sagt: Die äußeren Elemente haben in unserem Leibe zweierlei Wirkung, entweder zur Nahrung oder zur Führung. Dazu bemerkt E. Schlegel (in seiner Schrift: Paracelsus in seiner Bedeutung für unsere Zeit): „Pharmaka (Arz-

angestrebten Richtung vorwärts leiten will, brauche ich nur kleine Hilfen zu geben, große physische Kraft aber wäre vonnöten, wenn ich den Wagen plötzlich aufhalten und rückwärts fahren wollte.

Das sind nur Vergleiche und Bilder, die als solche genommen werden wollen, sie sollen nur das Verständnis etwas entlegener Gedanken anbahnen helfen. Daß Bilder und Vergleiche einer Meinung nicht schaden, sondern ihre Anerkennung sogar zu begünstigen scheinen, dafür ist die so allgemein verbreitete *Ehrlichsche Theorie* der Seitenketten ein Beweis, wobei mir sogar scheint, daß die Bilder nicht selten als Erklärung genommen werden.

Mit Absicht verliere ich mich nicht allzu weit in das Gestrüpp der Theorie, in dem die Tatsachen nur zu leicht zu Schaden kommen können. Jede Theorie ist bestreitbar und verführt gar zu leicht dazu, die Wirklichkeit außer acht zu lassen. Das ist eben das Eigentümliche an der Homöopathie und unterscheidet sie von vielen medizinischen Bestrebungen, daß die Theorie sehr unwesentlich ist, und daß sie – das biologische Grundgesetz als heuristisches Prinzip einmal zugegeben – nur mit Tatsachen zu tun hat, die von theoretischer Deutung unabhängig sind.

neien) sind Führungsmittel. Die im Sinne der Erhaltung und Wiederherstellung des Betriebs wirkenden Energien bedürfen einer solchen Führung (Richtkraft), wenn sie rasch vollkommen in das Geleise der Gesundheit hinüberkommen sollen. Dies geschieht durch Wegweisung an die verfügbaren Energieströme. Durch das Führungsmittel werden dieselben auf die kritische Bahn der Kraftlinie geleitet, wo sie die Reaktion des Organismus einfach weiter und tiefer ermöglichen, in kürzerer Zeit zu Ende zu führen, als wenn der Streitfall sich selbst überlassen geblieben wäre. Mit einer solchen Wirkung ist eine erneute Befreiung des Lebens und in vielen Fällen eine sichtbare Ausstoßung fremder Energien durch reinigende Vorgänge verbunden. Voraussetzung für die homöotherapeutische Heilung ist unbedingt, daß noch Erhaltungskräfte vorhanden sind oder entbunden werden können, und daß der Betrieb keine innerwesentlichen Schädigungen unausgleichbarer Art erlitten habe. Bei den allermeisten Krankheiten treffen glücklicherweise diese Bedingungen zu. Sie würde demgemäß zu einem gewissen Teile langsam von selbst heilen (genesen); andere würden im ungünstigsten Sinne die Grenze überschreiten und fürs Leben verloren gehen, soweit man im allgemeinen urteilen kann, wenn ihnen nicht die Kraft und zeitsparende Hilfe des Pharmakon im Ähnlichkeitssinne zuteil wurde."

76

Die Homöopathie stellt zwei Reihen von Tatsachen auf, einerseits die Symptome der natürlichen Krankheiten, anderseits die Symptome der Arzneikrankheiten; diese vergleicht sie und setzt sie basierend auf dem biologischen Grundgesetz miteinander in Verbindung.* Es ist im Prinzip darin weniger Theorie enthalten, als in vielen wissenschaftlichen Bestrebungen der Schulmedizin. Wenn man bedenkt, daß die Methodik der naturwissenschaftlichen Forschung vor hundert Jahren noch nicht so weit ausgebaut war, und sich vergegenwärtigt, daß die übrigen Systeme der damaligen Zeit mit der jeweilig zugrundeliegenden Theorie stehen und fallen, so bekommt man keine geringe Meinung von Hahnemanns Begabung, der eine theoretische Deutung nur nebenbei gab und den Hauptwert auf die Tatsache legte.

Wir kommen nun zu einem Punkte, welcher selbst unter Homöopathen des öfteren zu Unstimmigkeiten führt, und das ist die Gabenlehre (Dosierung) oder die Frage, in welcher Potenz und in welchem Zeitintervall man eine homöopathische Arznei verabreichen soll.

Dr. Tischner sagt: „Gehen wir zum zweiten Punkt über, zur Dosenlehre! Bis zu einem gewissen Grade hängt sie mit dem Similegesetz zusammen, denn wenn ich in einem Krankheitsfalle das ‚Simile‘ in massiver Gabe verordnen würde, dann würde wohl zweifellos die Krankheit gesteigert, man darf also selbstverständlich nicht massive Gaben geben, ohne daß sonst in diesem Punkte Einschränkungen bestehen. Eigentümlicherweise jedoch spielt vielfach die Gabenlehre in der Homöopathie eine viel größere Rolle als ihr zukommt, vom Standpunkte der leichteren Bekämpfung aus sicherlich mit Recht, kein Punkt ist leichter bei oberflächlicher Betrachtung der Lächerlichkeit preisgegeben als dieser. In Wahrheit war die Gabenlehre in der Homöopathie selbst

* Schlegel sagt: „Wo immer die Kraftlinie eines Krankheitsfalles genau mit denjenigen eines Pharmakons zusammenfällt, da kann letzteres zum Heilmittel werden." – Wozu wir noch zur Vervollständigung dieses Bildes hinzufügen wollen: Die Symptome eines Krankheitsfalles stellen die markanten Punkte dieser Kraftlinie dar. Je mehr solche Punkte zur Verfügung stehen, desto genauer läßt sich diese Kraftlinie zeichnen, desto sicherer gestaltet sich die Wahl des richtigen Ähnlichkeitsmittels.

immer ein Streitpunkt, und ist es zum Teil heute noch, aber der Angelpunkt des Systems war es nie, es stehen den Homöopathen alle Verdünnungen von der Urtinktur bis zur Hochpotenz zur Verfügung.

Hahnemann selbst hat als Homöopath anfangs durchaus keine sehr kleinen Dosen gegeben,* erst allmählich ging er, da er glaubte, die Erfahrung gemacht zu haben, daß er so am besten die Erstverschlimmerung vermied, zu immer stärkeren Verdünnungen über. In seinem Alter schließlich gab er außerordentlich hohe Verdünnungen (die 30. Potenz), fand aber in diesen und anderen Punkten bereits zu seinen Lebzeiten – Hahnemann starb 1843 – Gegnerschaft bei seinen eigenen Schülern. Im Jahre 1836 schlug sich diese auf der Magdeburger Versammlung in einer Reihe von Thesen nieder, die mit allen gegen eine Stimme angenommen wurde.

In diesen Thesen (zitiert aus Kiefers Homöopathie) finden wir bezüglich der Gabengröße oder Dosierung folgende charakteristische Sätze:

,,Punkt 7. Jedes Heilmittel ist homöopathisch, sobald es in der von dem Grundprinzip der Homöopathie ausgesprochenen Ähnlichkeitsbeziehung zu der Krankheit steht, gegen welche es als Heilmittel dienen soll." Wenn Hahnemann in seinen späteren Lebensjahren die 30. Arzneiverdünnung als absolute Krafterhöhung betrachtet wissen wollte und ihr ein unbedingtes Vermögen zutraute, den gesunden wie den kranken Organismus zu affizieren, so müssen wir uns um so bestimmter dagegen erklären, als man hieraus praktische Regeln abzuleiten sucht, die wir für ganz verwerflich halten.

,,Punkt 11. Die Frage nach der Gabengröße ist eine im Grunde ziemlich belanglose."

Wie sollen wir uns diesen Widersprüchen gegenüber verhalten? Wo liegt der Schlüssel zur rationellen Lösung der Gabenlehre?

---

* Wenn er trotzdem Heilungen erzielte, so müssen wir uns die Sache so erklären, daß der Körper durch Ausscheidung des Arzneimittels nach und nach eine entsprechende Verdünnung desselben im Organismus erzeugt und daß dann diese Verdünnung erst die eigentliche Heilung bewirkt.

Darauf antworten wir: Der Schlüssel liegt einzig und allein in der Erkenntnis der verborgenen Naturgesetze, die dabei in Betracht kommen. Diese Gesetze wurden hauptsächlich durch die praktische Erfahrung an Kranken gewonnen und sind daher wieder für die Praxis ungemein wichtig.

Solch eine Erkenntnis tut dringend not, denn auch heute noch stehen sich viele Homöopathen bezüglich der Gabengröße schroff gegenüber. Da gibt es Vertreter der niedrigen Potenzen, die mit wenigen Tropfen der Urtinktur beginnend, höchstens bis zur 6. Potenz gehen. Dann gibt es wieder Hochpotenzler, deren niedrigste Verdünnung die dreißigste ist, die aber auch zur hundertsten, zweihundertsten, ja tausendsten Potenz greifen und mit diesen Hochpotenzen gute, mitunter sogar staunenswerte Erfolge erzielen, oft sogar bei Kranken, die bisher vergeblich – manchmal sogar mit demselben Mittel, allerdings in niedriger Potenz – behandelt wurden. Dazwischen befinden sich jene Homöopathen, die sich der sogenannten mittleren Potenzen bedienen, etwa von der dritten bis zehnten Potenz.

Was ist nun das Richtige? Das heißt, welche Verdünnungen oder Potenzen soll man anwenden. Bevor wir also dieser Frage nähertreten, müssen wir noch auf einige Eigentümlichkeiten bei der Herstellung der Potenzen oder Verdünnungen Rücksicht nehmen. Es gibt nämlich Stoffe wie z. B. Kalk, Holzkohle, Kieselsäure, die im unverteilten Zustand gänzlich – als Arzneimittel – unwirksam sind. Erst durch höhere Verreibungen mittels Milchzucker werden die Heilkräfte dieser Stoffe entfesselt. Hahnemann machte von den in Wasser oder Weingeist unlöslichen Stoffen Verreibungen mit reinstem Milchzucker, indem er 1 Gran des Arzneistoffes mit 99 Gran des Milchzuckers verrieb. Diese Verreibung setzte er jedoch nur bis zur dritten Stufe fort, dann löste er einen Gran der dritten Verreibung in 50 Tropfen destillierten Wassers auf, setzte 50 Tropfen Weingeist zu und bereitete so auch aus in Wasser oder Weingeist unlöslichen Substanzen wie Gold und Silber eine vierte flüssige Potenz, die er dann im Verhältnis 1 : 9 oder 1 : 99 weiterpotenzierte, wobei jede Potenz 10 Schüttelschläge erhielt. Diese Auflösung von in Wasser oder Weingeist unlösbaren Stoffen erregte von jeher das Befremden der Chemiker. Hahnemann sprach jedoch, als er sie einführte, ,,von einer der Chemie unbekannten Erfahrung", wobei ihm jedenfalls die Suspendierbarkeit mancher solcher Stoffe in Wasser, wenn sie in ihre kleinsten Atome zerlegt sind, vor Augen schwebte.

Für uns ist es daher als praktische Erfahrungstatsache wichtig zu wissen, daß gewisse Stoffe erst in hohen Verdünnungen ihre Arzneikräfte entfalten können, daher wir diese Stoffe nur in eben diesen hohen Verdünnungen verwenden können.

Will man eine ganz allgemeine Regel bezüglich der Höhe der Verdünnung oder Verreibung, also der ,,Potenz", so müssen wir uns an DR. J. VOORHOEVE halten, der sagt: ,,Wie weit man gehen soll oder darf in der Verdünnung und Verreibung der einzelnen Arzneistoffe, kann lediglich durch die Erfahrung am Krankenbette entschieden werden, und darin sind sich die Homöopathen im allgemeinen einig, daß der ausschließliche Gebrauch der 30. Potenz, welche von Hahnemann in seinen letzten Lebensjahren eingeführt wurde, während er in jüngeren Jahren (bis 1810) die niedrigen Potenzen benutzte, nicht zu empfehlen ist. Die einzige Bedingung, welche gestellt werden darf und soll, ist diese: Daß diejenige Verdünnung oder Verreibung verwendet werde, welche, ohne zu schaden, noch eine deutlich wahrzunehmende Wirkung auf den kranken Körper auszuüben imstande ist."*

Nun kommen wir aber damit zum springenden Punkt: Wodurch unterscheidet sich – allgemein gesprochen – der kranke vom gesunden Körper? Dadurch, daß dessen Funktionen entweder abnorm erhöht (sogenannte positive Krankheiten) oder abnorm herabgesetzt (sogenannte negative Krankheiten) sind. Die positiven Krankheiten kennzeichnen sich also durch Exaltations-, die negativen durch Depressionserscheinungen.

Damit nun das Gleichgewicht der Lebenskräfte oder jene Har-

---

* Wenn Dr. Voorhoeve nun noch bemerkt, daß die überwiegende Mehrheit aller homöopathischen Ärzte der Welt sich in den meisten Krankheitsfällen der 3.–6. Dezimalpotenz bedient, so kann sich dies wohl nur auf akute Krankheiten beziehen.

monie der Funktionen wieder hergestellt werde, was wir mit dem Namen „Gesundheit" bezeichnen, müssen wir durch biologische Kräfte oder Arzneireize, die den Kräften der Krankheitsstörung entgegengesetzt sind, auf den Organismus einwirken.

Im Fall der abnorm erhöhten Funktionen des Organismus müssen wir diese herabzustimmen versuchen, im divergierenden Fall umgekehrt durch geeignete Arzneien die Vitalität des Organismus oder bestimmter erkrankter Teile zu erhöhen trachten.*

Stets verhalten sich also Krankheit oder richtiger gesagt, ein bestimmter Krankheitsreiz (er wirke nun erregend oder hemmend auf den Organismus) – die sogenannte „Noxe" und der Arzneireiz, das „Arkanum" – wie positive und negative Kräfte, das heißt sie können bei richtiger Wahl und richtiger Dosierung einander aufheben (paralysieren oder neutralisieren), wodurch – ähnlich wie bei einer Waage – der normale Gleichgewichtszustand, den wir als Gesundheit bezeichnen, hergestellt wird.

Auch für die Homöopathie gilt also der Satz:

„Einer bestimmten positiven Noxe muß ein entsprechend großer negativer Arzneireiz (Arkanum), einer bestimmten negativen Noxe ein entsprechend großer positiver Arzneireiz entgegengesetzt werden, erst dann tritt Kräftegleichheit ein."

Dieser Satz ist vielleicht, trotz seiner Allgemeingültigkeit, der klarste; er gilt für sämtliche homöopathischen Systeme, daher wolle besonders der Anfänger ihn beachten.

Ferner bedenke man stets, daß besonders in der Homöopathie die Wirkung einer Arznei (oder eines Giftes, aus dem die Arznei bereitet wird) keineswegs etwas Feststehendes, Starres oder absolut Unabänderliches ist, sondern im Gegenteil eine sehr variable Größe, abhängig von der Art der Potenz, oder wissenschaftlich ausgedrückt, die Arzneiwirkung ist eine Funktion des Konzentrations- oder Verdünnungsgrades der Arznei.

---

* Man müßte also, da es nur zwei Hauptgruppen von Krankheiten, nämlich positive und negative Krankheiten gibt, mit nur zwei polar abgestimmten Heilmitteln, die hauptsächlich auf die odischen Störungen des erkrankten Organismus wirken, die meisten Krankheiten günstig beeinflussen, unter Umständen sogar heilen können.

Wenn ich einen Stoff vor mir habe, der in konzentriertem Zustand giftig, beispielsweise lähmend auf das Nervensystem wirkt, so wird diese Giftwirkung bei fortschreitender Verdünnung dieses Stoffes immer schwächer und schwächer, bis sie endlich, beim Indifferenzpunkt angelangt, gar keine Wirkung mehr auf den normalen Körper ausübt. Setze ich nun das Verdünnen jenseits des Indifferenzpunktes fort, so zeigen sich, wie wir bereits wissen, physiologisch entgegengesetzte Wirkungen, das heißt, diese höheren Verdünnungen wirken nun als Gegengift oder Arznei belebend auf das Nervensystem, und es ist klar, daß bei fortschreitender Verdünnung diese belebende Wirkung auch immer stärker (bis zu einem gewissen Maximum) werden muß. Auf dieses verborgene Naturgesetz hat schon Paracelsus hingewiesen, indem er sagte: „Jede Arznei enthält einen heilsamen ‚Balsam‘ und ein zerstörendes ‚Gift‘, und es ist Sache des Arztes, den Balsam vom Gift zu scheiden.“ Mag auch ein Paracelsus andere Wege gekannt haben, um dies zu erreichen, so ist der Weg der homöopathischen Verdünnungen doch auch ein gangbarer Weg, um dieses Ziel zu erreichen. Tatsächlich erwiesen sich die furchtbarsten Gifte in entsprechender homöopathischer Verdünnung als die größten Heilmittel des homöopathischen Arzneischatzes. Die homöopathischen Verdünnungen erschließen uns also die Polarität eines jeden Arzneistoffes, mag derselbe auch ursprünglich ein Gift sein, er wird in der Hand des Homöopathen zum Arkanum. Dem Homöopathen stehen aber nicht nur beide Pole eines Arzneistoffes, sondern auch beliebig viele Zwischenstufen, sowohl links als auch rechts des Indifferenzpunktes zur Verfügung. Er ist also dem Allopathen, der nur mit konzentrierten Arzneien behandelt, weit überlegen. Schon aus diesem Grunde ist die Homöopathie die rationellere oder vollkommenere Heilmethode, wenngleich bei der Möglichkeit der verschiedenen Potenzen die Dosierung etwas schwieriger ist als in der Allopathie. Es ist klar, daß hier individualisiert werden muß, um in jedem einzelnen Fall die richtige Dosis oder Potenz herauszufinden. Immerhin gibt es eine Anzahl von erprobten Regeln, die man kennen muß, um ein erfolgreicher Homöopath zu sein. Diese Regeln stützen sich teils auf Naturgesetze, die wir durchschauen können, teils auf Wirkungen, deren Ursache wir noch nicht restlos ergründet haben, die wir aber immerhin als Erfahrungstatsachen praktisch verwenden können. Ich will nun versuchen, diesbezüglich einige Leitlinien festzulegen.

Ob wir nun den links des Indifferenzpunktes gelegenen Teil der konzentrierteren, stärkeren Lösungen oder den rechts davon gelegenen Teil der schwächeren Lösungen oder mit anderen Worten die niedrigen oder höheren homöopathischen Verdünnungen in einem speziellen Krankheitsfall anwenden sollen, hängt zuerst von der Natur der Krankheit, dann von jener der Arznei ab.

Wir unterscheiden zwei Hauptgruppen von Krankheiten, solche, die positiver Natur, und solche, die negativer Natur sind. Dementsprechend können wir folgende allgemeine Regel aufstellen:

Alle positiven Krankheitszustände* (d. h. solche mit Exaltationserscheinungen) erfordern negative oder schwache Lösungen,

---

* Theodor Krauss, der bekannte Elektrohomöopath, zählt zu den positiven Krankheitserscheinungen alle Formen aktiver Entzündungen, kongestive, aktive und fieberhafte Zustände, die auf nervösen Reiz-(Exaltations-)Erscheinungen beruhen, oder damit verbundene Krankheitszustände und die chronischen Krankheiten im allgemeinen. – Zu den negativen Krankheitserscheinungen zählt Krauss alle Zustände der Atrophie, Unterernährung einzelner Gewebe, auf nervösen Erschlaffungs-(Depressions-)Erscheinungen beruhenden oder damit verbundenen Krankheitszustände, Schwäche und Rekonvaleszenz. – Vielleicht wäre es bei dieser dynamischen Einteilung der Krankheiten sogar besser gewesen, man hätte auf deren nähere Bezeichnung verzichtet und nur ganz allgemein gesagt: positive Krankheiten sind jene, die negativen Arzneireizen, negative Krankheiten sind jene, die positiven Arzneireizen weichen. Positiv sind alle Arzneireize links des Indifferenzpunktes, negativ sind alle Arzneireize rechts desselben. Aber selbst diese scheinbar einfachste Einteilung der Krankheiten ist noch keine absolut feststehende, da man sehr wohl alle Krankheiten bloß mit Arzneireizen, die rechts des Indifferenzpunktes liegen, behandeln kann, z. B. mit der 30. Potenz, wie dies Hahnemann und Lutze taten. Der Schlüssel zu diesen Paradoxa liegt darin, daß Arzneistoffe im konzentrierten Zustand teils erregend, teils lähmend wirken, daher auch deren Hochpotenzen einmal positive, das andere Mal negative Arzneireize sind. Beispielsweise wirkt Opium in hoher Dosis verstopfend, in 30. Potenz ist es ein Gegenmittel gegen Verstopfung. Mercurium erzeugt in starker Dosis Durchfall, in 30. Potenz heilt es gewisse Formen des Durchfalls.

das sind aber die höheren homöopathischen Verdünnungen oder jene rechts des Indifferenzpunktes. Allein dies gilt natürlich nur unter der Voraussetzung, daß das in Frage kommende Arzneimittel, im konzentrierten Zustand verabreicht, eben dieselben positiven Krankheitszustände hervorruft, also das Simile ist.

Hingegen erfordern alle negativen Krankheitszustände (d. h. solche, die Depressionserscheinungen zeigen) positive oder konzentrierte stärkere Lösungen und das sind aber die niedrigeren homöopathischen Verdünnungen, also diejenigen, die links vom Indifferenzpunkt liegen. Natürlich gilt auch dieser Satz nur unter der Voraussetzung, daß die niedrigen Verdünnungen des betreffenden Mittels entsprechend anregend wirken, also die Depressionszustände zu beseitigen vermögen.

Es mag aber andere Mittel geben, die gerade umgekehrt nur in höheren Verdünnungen entsprechend anregend, also heilend wirken. Streng homöopathisch ist das Heilmittel nur dann, wenn der Gegensatz (d. h. die gegensätzliche, heilende Noxe) aus dem Simile durch entsprechende Verdünnung, die rechts vom Indifferenzpunkt liegt, gewonnen wird.

Daraus ist wohl schon ersichtlich, daß die Größe der Gabe oder die Wahl der richtigen Potenz durchaus keine willkürliche sein darf, noch daß dies wie schon 1836 auf dem Magdeburger Homöopathentag festgesetzt, eine „ziemlich belanglose Sache" ist, sondern es ist auch hier alles naturgesetzlich bedingt. Man könnte höchstens zur Entschuldigung der Homöopathen von 1836 anführen, daß ihnen damals nicht jenes Rüstzeug des positiven Wissens und die hundertjährigen homöopathischen Erfahrungen wie uns Heutigen zu Gebote standen.

Heute aber ist die Gabenlehre doch ganz anders zu begründen wie damals, und da zeigt es sich, daß man mit so allgemeinen Sätzen wie: „Akute Krankheiten erfordern meist mittlere und niedrige Potenzen, die 6., 3., bis 1., chronische Krankheiten mittlere und höhere Potenzen", nicht immer auskommt.* Vielmehr

---

* Daher auch der Zusatz: „Man kann bei chronischen Krankheiten mit einer höheren Potenz (30., 15., 12.) beginnen und allmählich zu niederen herabsteigen,

spielen da manche Faktoren mit, die man im Jahre 1836 noch nicht kannte und daher nicht beachten konnte.

Das Beste, was ich bisher über die nicht leichte Frage der Gabengröße in der Homöopathie zu Gesicht bekam, fand ich in THEODOR KRAUSS ,,Grundgesetze der Elektrohomöopathie". Er führt darin aus: ,,In der Heilkunde muß man sich mehr als irgendwo hüten, ein sogenanntes ‚Steckenpferd' zu reiten. Weg mit ‚Lieblingsmitteln und Lieblingsdosen' und vollends gar mit medizinischen Moden!

Wenn der Arzt oder Heilkundige eine Verfügung trifft, so muß er sich über Zweck und Ziel der Wirkung immer klar sein und Rechenschaft geben können. Demgemäß haben starke Dosen im Sinne des homöopathischen Grundgesetzes ebenso ihren Zweck, Wirkung und Berechtigung wie die schwachen, wie die mittleren und vollends die sogenannten Hochpotenzen. Aber – Alles zu seiner Zeit und Alles am rechten Ort."

Das sind goldene, aus einem reichen Erfahrungsschatz am Krankenbett geprägte Worte. So spricht nur jemand, der in einem Heilsystem die Meisterschaft erlangt hat, durchaus individualisiert, und zur Einsicht kommt, daß die Wahl der richtigen Potenz wirklich eine Kunst ist.

Weiter kann ich hier nicht auf die Feinheiten der Gabenlehre eingehen, wie sie Theodor Krauss meisterhaft in seinem obengenannten Werke entwickelt. Nach Krauss muß die Arzneigabe nicht nur im richtigen Verhältnis zu der Beschaffenheit des zu behandelnden Leidens, sondern auch zur Persönlichkeit des Kranken stehen. Das Alter und die Reizempfänglichkeit des Kranken spielen da eine große Rolle. Kinder und sensible Naturen erfordern im allgemeinen geringere Dosen, höhere Potenzen als Erwachsene. Eine Ausnahme tritt bei Kindern und sensiblen Naturen nur dann ein, wenn ein starkes akutes Leiden die Anwendung niedriger Potenzen nötig macht. Greise und torpide Naturen (das sind solche, deren Nervensystem einen geringen

während man bei Rückbleibseln akuter Krankheiten höhere Potenzen (6., 12., 15., 30.) folgen läßt." (Lehrbuch der Homöopathischen Therapie von Dr. Wilmar Schwabe, Leipzig).

Grad von Erregungsfähigkeit besitzt) vertragen stärkere Arzneigaben, d. h. niedrigere Potenzen.

Aber auch das Klima, geographische und Höhenlage geben gerade bei der Wahl der Dosis den Ausschlag. Nach den bisherigen Beobachtungen läßt sich sagen, daß mit zunehmender geographischer Breite die Notwendigkeit, zu höheren Potenzen zu greifen, ebenso wächst, wie mit der Höhenlage des Wohnortes über dem Meere. Daraus erklärt sich, daß in den nordischen Ländern fast durchaus hohe Verdünnungen bevorzugt werden, in den warmen subtropischen und tropischen Ländern die stärkeren Dosen. Krauss begründet dies damit: ,,Daß es sein mag, daß die gegen die Pole hin zunehmende, magnetische Ausstrahlung des Erdkörpers das Nervensystem sensibler macht, wogegen die vermehrte Wärme, der beschleunigte Stoffwechsel und die erhöhte Hauttätigkeit eine schnellere Ausstoßung und Ausstrahlung der aufgenommenen Arzneien herbeiführt und solchergestalt auch ein Bedürfnis nach stärkeren Dosen (niedrigeren Potenzen) in den Tropen.

Bei der zunehmenden Seehöhe, im Gebirge, bringt die dünnere Luft eine lebhaftere Bluttätigkeit und einen vermehrten Blutdruck, damit auch einen rascheren Umsatz und Wirkung der Arznei, so daß diese in höheren Verdünnungen gegeben werden muß.''

Aber nicht nur bezüglich der Gabengröße oder Wahl der richtigen Potenz ist es zu Unstimmigkeiten im homöopathischen Lager gekommen, sondern auch bezüglich des Zeitintervalles, d. h. bezüglich der Pausen, die zwischen Verabreichung eines oder mehrerer Mittel eingeschaltet werden müssen.

Einstimmigkeit herrscht zwischen den Vertretern verschiedener homöopathischer Systeme nur bezüglich der Behandlung der akuten Krankheiten. Bei diesen werden das oder die gewählten Mittel in ½- bis 1stündigen Pausen (bei sehr heftigen Schmerzen oder besonders gefährlichen Krankheitsformen, wie z. B. Cholera, auch in kürzeren Zwischenräumen) gegeben. Der alte Dr. Arthur Lutze gab bei häutiger Bräune alle 15–30 Minuten, bei Cholera alle 5 Minuten einen Teelöffel voll.

Tritt Besserung ein und hält diese an, so spricht dies für die Richtigkeit der Wahl des Mittels und der Potenz, so gibt man die Arzneigaben immer seltener und seltener, d. h. die Intervalle werden immer größer und größer gewählt.

Anders steht die Sache bei den chronischen Krankheiten. HAHNEMANN legte bei diesen, sofern Besserung eintrat, das Hauptgewicht auf das Nachwirkenlassen der Arzneimittel; das heißt, er verabreichte vom Augenblick der einsetzenden Besserung keine Arzneigabe mehr.

Sein hervorragendster Schüler in dieser Hinsicht war DR. AR-THUR LUTZE, der auch ein vortreffliches Lehrbuch der Homöopathie schrieb. Daraus entnehme ich bezüglich des „Nachwirkenlassens" folgendes:

„Bei chronischen Krankheiten, d. h. bei langwierigen, veralteten, tief im Organismus eingewurzelten, z. B. Taubheit, Blindheit, Gicht, Lähmung, alten Ausschlägen, offenen Schäden und veralteten Geschwüren, Fisteln, Rückgrat- und Knochenverkrümmungen, Knochenfraß usw. Bei solchen chronischen Leiden darf die Arznei nicht oft, und nicht wiederholt dasselbe Mittel gegeben werden. Jede Gabe muß gehörige Zeit zur Auswirkung haben, weil fast stets erst die Nachwirkung Heilung mit sich bringt."

Ich gab früher ein Korn des angezeigten Mittels und erst nach 2 bis 5 Monaten 1 Korn des anderen Mittels; doch scheint es mir, als wirke auch in chronischen Fällen die Arznei in Wasserauflösung eindringlicher, was sich dadurch erklären läßt, daß durch das arzneiliche Wasser den Schleimhäuten eine größere Berührungsfläche zum Aufsaugen der Arznei geboten wird und durch das mehrtägige Einnehmen die Nerven, selbst die erschlafften (torpiden) öfter und daher nachhaltiger berührt werden.

Deshalb lasse ich seit längerer Zeit 3 bis 5 Körner der dreißigsten Potenz in einem Trinkglase mit etwa einem Tassenkopf voll frischen Wassers auflösen und davon drei Tage lang, abends und morgens einen Schluck einnehmen, warte dann jedoch die Nachwirkung mindestens drei bis vier Monate, oft aber fünf, sechs

Monate und länger ab, so lange die Besserung fortschreitet, nur wenn diese stillsteht und bereits drei Monate verflossen sind, gebe ich ein zweites Mittel.

Daß ich (akute Zwischenfälle ausgenommen) nie vor drei Monaten eine zweite Arzneigabe verabreiche, kommt daher, weil ich beobachtet habe, daß bei manchen chronischen Kranken die Einwirkung erst in 2 bis 3 Monaten eingetreten ist. Darauf folgte dann die Heilung, die also nicht eingetreten, sondern zerstört worden wäre, hätte ich der Arznei nicht Zeit gelassen, gehörig zu wirken, sondern hätte sie durch neue Arzneigaben unwirksam gemacht.

Der Heilprozeß ist nicht so materiell aufzufassen, wie es in der Regel geschieht. Die richtig gewählte Arznei gibt nur den Anstoß, die Naturheilkraft aber vollendet die Heilung. – Wenn man, um ein Beispiel anzuführen, den Pendel einer Uhr nur einmal berührt, so bleibt er in Bewegung, solange das Werk aufgezogen ist; bei wiederholtem Anstoßen würde der Pendel bald mit seinen Schwingungen in Unordnung geraten und stillstehen. – Wenn ich einen Apfelkern in die Erde lege, so wird er zur gehörigen Zeit keimen, sprießen, durch die Erdkruste brechen und nach naturbedingtem Wachstum gewiß zu einem Stamme werden. Dauerte es aber einem ungeduldigen Menschen zu lang, bis der Kern aufginge, und er legte alle 4 oder 6 Tage einen neuen Kern auf den früheren, so würde einer den andern ersticken, das Keimgeschäft zerstört werden und statt des erwarteten Apfelbaumes der Erde nichts entsprießen, weil die Natur in ihrer geheimen Werkstatt von kurzsichtigen Menschen gestört wurde.

Ebenso ist es mit chronischen Krankheiten, die größtenteils auf einem Schärfestoff, auf einer vererbten, eingeimpften oder von außen her empfangenen Dyskrasie (Dyskrasie = krankhafte Säftemischung, mitunter auch verunreinigtes Blut) beruhen. Diese auszustoßen, bedarf die Naturheilkraft nur des Anstoßes, dann vollendet sie nach und nach so sicher das Heilgeschäft, wie Erde und Sonne das Keimen und Wachsen des Bäumchens aus dem Kern. Stört man aber in seiner Ungeduld und Unkenntnis dieses geheime Walten der Natur, so wird ebensowenig eine Heilung vollendet werden, wie jener Kern zum Baume zu gedeihen imstande ist.

Wenngleich schon Hahnemann diese Mahnung ausgesprochen hatte, so gewinnt die Befolgung derselben doch erst dann ausschlaggebende Bedeutung, wenn man selbst die Wahrheit derselben tatsächlich erfahren hat. So ging es auch mir. Vor acht bis zehn Jahren war ich schon dahin gekommen, bei chronischen Leiden selten vor zwei bis drei Monaten eine zweite Gabe zu verschreiben, doch folgende Tatsachenerfahrung belehrte mich eines Besseren.

Luise B. aus H., 16½ Jahre alt, von Kind auf skrofulös, war nach einem Sturz in ihrem 7. Jahre so verwachsen, daß die Halswirbel fast horizontal nach außen standen, und im gleichen Maße das Brustbein vorn herausgetreten war, der Kopf hintenübergebogen, daher fast immer Schmerzen im Rückgrat, Brustbein und in beiden Schenkeln. Letztere waren vom 8. Jahre an immer schwächer geworden, daß sie zuletzt nur schlurren, vom 13. Jahre an gar nicht mehr gehen konnte, sondern wie ein Kind getragen werden mußte. In diesem Zustande wurde sie in meine Klinik gebracht, und ich gab ihr zunächst ein Pulver mit einem Korn Sulphur 30. Potenz. Nach 2½ Monaten kam die Mutter wieder, berichtete, daß die Schmerzen sich bedeutend verschlimmert hätten, und ich gab ein Korn Silicea 30. Potenz. Hierauf bekam ich erst nach 3½ Monaten Nachricht. Es war noch keine Besserung eingetreten, sondern die Patientin hatte noch mehr zu leiden gehabt. Ich gab ein Korn Calcaria carbonica 30. Potenz, dies war am 30. Dezember 1847. Und als ich nach 3 Monaten dieselbe Nachricht erhielt, kam mir, in Betracht mancher früheren Erfahrungen, der Gedanke: „Sollte ich nicht zu früh neue Mittel gegeben und die Entwicklung eines jeden gestört haben?" Ich gab also diesmal unarzneiliche Zuckerpulver und erhielt nun von Monat zu Monat erfreulichere Nachricht. Die Schmerzen ließen immer mehr nach, das Rückgrad wurde gerade, die Beine kräftiger, so daß sie 6 Monate nach dem Einnehmen von Calcaria schon einige Schritte geführt werden oder aufgestützt gehen konnte. Am 31. Juli 1848, also nach 8 Monaten, schrieb mir der

Vater: ,,Ich benachrichtige Sie, daß meine Tochter Luise am Freitag, den 28. Juli, zum ersten Male einige Schritte ganz allein gegangen ist, ohne sich anzuhalten." Einige Monate darauf bildete sich eine Geschwulst unterm rechten Schulterblatt, die sich zu einem Geschwür zusammenzog, welches sich nach Hepar sulp. 30. Potenz öffnete. Wegen dünnflüssigem, sehr übelriechendem Eiter gab ich im Januar 1849 Asa foetida 30. Potenz, wodurch derselbe bald gelb und dick wurde. Durch die Eiterung war die Patientin wieder so geschwächt, daß sie seit dem Herbst das Gehen abermals verlernt hatte, doch war sie wesentlich durch Entfernung der Psora (des Schärfestoffes) gefördert, daß sie bereits im März desselben Jahres mit den Eltern zum Abendmahl gehen konnte und auch kleine Spaziergänge machte. Ende Mai erhielt sie noch ein Korn Lycopodium 30. Potenz, wonach die Besserung so schnell zunahm, daß sie schon im Sommer meilenweite Gänge machen, die Hausarbeit verrichten konnte und sich als geheilt ansah. Wahrscheinlich wäre dies schneller vor sich gegangen, wenn ich gleich die ersten Mittel hätte gehörig auswirken lassen; doch hatte dieser Fall mich belehrt, und ich hoffe, mancher meiner Kollegen wird ihn sich auch als Beispiel gesagt sein lassen. Jeder aber der gewohnt ist, nur tiefe Potenzen zu geben, frage sich, ob ihm mit diesen je solche Heilung gelungen ist.*

Damit sind wir in das geheimnisvolle Gebiet der Hochpotenzen gekommen, ein Gebiet, das auch heute noch von vielen Homöopathen gemieden wird, weil eben seine Grundlagen auch für unsere hochentwickelte Wissenschaft in vieler Beziehung ,,okkult" sind. Aber die oftmals ans Wunderbare grenzende Wirkung der Hochpotenzen sollte doch jeden ehrlichen Forscher zwingen, die Sache einmal praktisch zu erproben, wenn auch, wie gesagt, die theoretische Erklärung der Hochpotenzwirkungen zu wünschen übrig läßt. Hören wir, was darüber ein moderner Arzt, Sanitätsrat Dr. med. et phil. M. F. KRANZ-BUSCH (Wiesbaden), in seinem ausgezeichneten Vortrag: ,,Beiträge zur Hochpotenzwir-

---

* Ein homöopathischer Arzt in Halle a. S. arbeitete zuerst immer mit der 30. Dezimalpotenz, ging aber dann zur 50. oder 100. Potenz über und hatte nun noch bessere Erfolge wie ehedem!

kung", Vortrag, gehalten im Verein homöopathischer Ärzte in den Niederlanden zu Utrecht am 28. August 1920 (Allgemeine Homöopathische Zeitung, Januar, Februar 1921), ausführte:

„Das Studium der Wirkungen der Hochpotenzen ist ein Gebiet, dessen Pflege für den homöopathischen Arzt eine unabweisbare Pflicht ist, gleichviel ob er selbst Tief- oder Hochpotenzler ist, denn die vielen auffallenden Heilergebnisse, die gerade von hervorragenden homöopathischen Kollegen seit den ersten Tagen der Begründung unserer Doktrin beobachtet und in unserer Literatur niedergelegt sind, zwingen doch jeden zum Nachdenken und sollten ihn zu ernster Prüfung des Gegenstandes veranlassen. Auch der engagierteste Tiefpotenzler kommt an ihr nicht vorbei, wenn er es ernst mit seiner Wissenschaft nimmt und die strengste Objektivität, deren sich ein wahrhaft wissenschaftlich denkender Mensch stets befleißigen soll, zur Richtschnur seines medizinischen Urteilens macht.

Es besteht ja bei vielen homöopathischen Ärzten eine tief eingewurzelte Scheu davor, sich mit den Hochpotenzen theoretisch oder gar praktisch zu beschäftigen, und das ist ganz verständlich; denn ihr angestammtes naturwissenschaftliches Denken bäumt sich gegen die Vorstellung, daß den Hochpotenzen eine arzneiliche Wirkung innewohne. Auch mir erging es lange genau so, ehe mich die Erfahrung eines anderen belehrte. Grau ist auch hier die Theorie, und ihre Übertragung ins praktische Leben erschien wie der Sprung ins Dunkle, aber der goldene Baum des Lebens ergrünte, als ich den Versuch wagte.

Aus der Reihe von Erfahrungen, die ich gemacht habe, sei mir gestattet, über zwei Fälle zu referieren, die mir als besonders schlagende Beispiele für die tatsächliche Wirkung hochpotenzierter homöopathischer Arzneien geeignet erscheinen. Exempla trahunt! –

Mit den allopathischen Kollegen darüber zu rechten, hat meist keinen Zweck; denn die bei weitem größere Mehrzahl von ihnen steht auf dem eines wahrhaft wissenschaftlichen Geistes vollkommen baren Standpunkt: ,Ich kenne zwar die Homöopathie nicht, aber ich verwerfe sie.' Und was uns selbst betrifft, so muß ich zwar aufrichtig bekennen, wir können die Wirkung der Hochpotenzen nicht erklären – was zu ihrer Erklärung angeführt wird, ultramolekulare oder gar ultraelektronische Schwingungen* usw., ist bislang alles nur Hypothese – aber wir beugen uns vor der Macht der Tatsachen und dem geheimnisvollen Walten der Natur. Darum wollen wir uns nicht mit spekulativen Erörterungen aufhalten, sondern uns in medias res der Empirie begeben.

Zuerst möchte ich Ihnen über einen Fall berichten, bei dem es sich um die kurative Wirkung der 30. Dezimalpotenz von Lycopodium handelt. Lycopodium (Sporae Lycopodii) gehört in der allopathischen Schule zu den längst obsolet gewordenen Drogen. Die seit der Mitte des 16. Jahrhunderts übliche Verwendung derselben zum Bestreuen von Wunden wird kaum noch irgendwo geübt, und die hier und da noch in modernen Arzneimittellehren erwähnte Indikation für die interne Applikation, entzündliche und katarrhalische Zustände der Harnwege, findet wohl auch keine Beachtung mehr.

Wenn wir heute einem allopathischen Kollegen zumuten wollten, an eine arzneiliche Wirkung und noch dazu an eine so ausgedehnte arzneiliche Wirkung von Lycopodium zu glauben, das für ihn lediglich den Wert eines Konspersionsmittels für Pillen usw. besitzt und sonst höchstens noch als Blitzpulver zu pyrotechnischen Effekten dienen kann, so würden wir zweifellos auf ein Achselzucken seinerseits stoßen und gegebenenfalls von ihm zu hören bekommen, die therapeutische Verwendung dieser Droge in der Homöopathie könne ihn nur in der Auffassung bestärken, daß unsere Richtung jeder wissenschaftlichen Begründung ent-

---

* Wenn es eine Erklärung der Wirkung der Hochpotenzen gibt, so dürfte sie, wie wir bereits darlegten, nicht nur in der Entfesslung der Kräfte die bei Zersprengung des Atoms frei werden, sondern in der okkulten Konstitution des Atoms zu suchen sein. Verschwindet ein Atom von der physischen Ebene, so existiert es, nach okkulten Lehren, noch in seiner astralen und mentalen Form usw. Diese höheren Formen des Atoms sind aber ihrerseits wieder Kraftzentren seelischer und geistiger Kräfte, die auch entfesselt werden können. Es ist sehr wohl möglich, daß die Hochpotenzen zuerst auf den Astral- oder Mentalkörper des Menschen einwirken und von diesem dann erst heilend auf den physischen Leib. Auch Jakob Lorber, der steiermärkische Seher, ist der Ansicht, daß die homöopathischen Arzneien zuerst auf die Seele des Menschen einwirken.

behre und vor dem Forum der gesunden Vernunft nicht bestehen könne. Und wenn er gar erfährt, daß wir gerade solche Mittel häufig in so unendlicher Verdünnung anwenden, wie sie die 30. Dezimalpotenz darstellt, so wird sein Urteil über die Homöopathie zur absoluten, restlosen Verurteilung unserer homöopathischen Doktrin. Er wird erklären, daß die Anhänger einer solchen Lehre für ihn jenseits jeder Diskussion stehen. Er wird wenn er sich überhaupt je die Mühe genommen hat, die chemischen Bestandteile dieser für ihn ganz indifferenten Pflanze zu studieren, darauf hinweisen, daß nur folgende, nach seiner Überzeugung absolut wirkungslose Substanzen darin enthalten seien: zirka 50 Prozent fettes Öl, aus flüchtigen und festen Säuren (Oleinsäure, Palmitinsäure, Stearinsäure, Arachinsäure, Lycopodiumsäure), Physosterin und Glyzerin bestehend, ferner 5–6 Prozent Proteinstoffe, 2–3 Prozent Rohrzucker, 1,15 Prozent Asche (zum großen Teil Alaunerde und Weinsteinsäure) und schließlich Spuren eines auch in den übrigen Teilen der Pflanze vorkommenden Alkaloids, Pollanin, voilà tout! Dem in so verschwindend kleiner Menge allerdings noch wenig bekannten Alkaloid könne keine spezifische Wirksamkeit zugesprochen werden, so daß dessen Studium sich vom pharmakologischen Gesichtspunkte aus gar nicht erst verlohne. Diesen Substanzen könne also ein wissenschaftlich denkender Mediziner keinerlei arzneiliche Wirkung zuschreiben, natürlich auch den sämtlichen Komponenten zusammengenommen, und erst recht in höherer Verdünnung nicht. Und wenn wir entgegnen, daß durch die pharmazeutische Verarbeitung dieser anscheinend indifferenten Droge Arzneikräfte frei werden, die – besonders in den höheren Verdünnungen – eine ungeahnte kurative Wirkung ausüben, so wird das Endresultat einer solchen Diskussion auf seiner Seite lauten: Barer Unsinn! Aber erstens ist es doch sehr die Frage, ob sich ein Studium der pharmakologischen Eigenschaften der Lycopodiaceen auch für den allopathischen Forscher nicht verlohne; denn das in den Sporen von Lycopodium elavatum enthaltene Alkaloid dürfte doch wohl, wenn seine Isolierung in genügender Menge gelingt, das Interesse der Toxikologen und Pharmakologen verdienen, und in dem Lycopodium Selago, welches ja gleichfalls in der Homöopathie Verwendung findet, ist ein geradezu toxisch wirkender Körper enthalten, der auch noch der wissenschaftlichen Erforschung harrt. Und zweitens liegen pharmakodynamische Untersuchungen seitens der homöopathischen Autoritäten in großer Zahl vor, die beweisen, daß wir es auch in diesem von der Schulmedizin längst verlassenen Mittel mit einer durchaus charakteristischen Arzneisubstanz zu tun haben, die nicht ‚absolut wirkungslos' ist. Ist der allopathische Kollege nach diesen Hinweisen vielleicht geneigt, zuzugestehen, daß seine Auffassung bezüglich dieser in der homöopathischen Schule sehr wichtigen, ja zu den Polychresten* gehörenden Droge doch einer gewissen Korrektur bedürfe, so wird er doch das Ansinnen, nur die Möglichkeit einer therapeutischen Wirksamkeit des Lycopodiums in höherer Verdünnung, in der wir ja gerade das Mittel seine höchsten arzneilichen Kräfte entfalten sehen, einzuräumen, mit Entrüstung zurückweisen. Nach seiner Anschauungsweise kann bei einem Mittel, das bis zu einer Grenze verdünnt ist, wo jede Vorstellung von einer substanziellen Eigenheit aufhört, von solcher Wirkung keine Rede sein. Aber die Erfahrung von Tausenden homöopathischer Ärzte seit vielen Dezennien widerlegt eine solche Auffassung auf das schlagendste. Bei einer mit solcher Promptheit und Regelmäßigkeit immer wieder auftretenden Erscheinung, wie wir sie in der Praxis tagtäglich bestätigt finden, gewinnt die beobachtete Wirkung der Hochpotenz den Wert eines exakten Experiments. Den zahlreichen Berichten über solche unwiderlegliche Hochpotenzwirkungen möchte ich hiermit den folgenden, sehr instruktiven Fall anreihen:

Im vergangenen Winter konsultierte mich Herr Major von Gl., ein 60jähriger, noch sehr rüstiger und kräftiger Mann, der seit vielen Jahren an überaus hartnäckiger Obstipation (Verstopfung) infolge von hochgradiger Trägheit der Darmmuskulatur litt. Die Fäzes waren bröcklig, klein geballt, dann und wann mit etwas

---

* Polychreste sind Heilmittel von sehr ausgebreitetem Wirkungskreis; z. B. Sulfur, Arsen, Silicea, Nux vomica, Akonit usw.

Schleimabgang verbunden. Ferner bestand eine gewisse Aufgetriebenheit des Abdomens, Vollheitsgefühl besonders in den Hy-
pochondrien, Kollern im Darm, viel Aufstoßen und reichlich Fla-
tus. Außerdem hämorrhoidale Anlage, die sich dann und wann
sehr unangenehm bemerkbar machte. Dazu die übrigen charakteristischen Leidsymptome, kurz ein Symptomenkomplex, der
auf Lycopodium als Similimum hinwies, ein dem Homöopathen
ja geläufiges Krankheits- und Arzneibild, auf dessen Einzelhei-
ten ich hier darum nicht näher einzugehen brauche. Patient hatte
bis dahin alle möglichen allopathischen und homöopathischen
Mittel gegen sein Leiden angewendet, salinische und vegetabile
Abführmittel, Nux vomica und Sulfur (die übliche Kombination
bei Hämorrhoidalbeschwerden), Carbo vegetabilis usw., ohne ir-
gendwelchen Erfolg, abgesehen von vorübergehender Linderung
der peinigenden Hämorrhoidalbeschwerden durch Anwendung
von lokalen Bädern. Ich ordinierte Lycopodium D. 30 (dreißigste
Dezimalpotenz) zweimal wöchentlich, und in kürzester Zeit änderte sich das ganze Krankheitsbild – ad melius vergens. Patient
fühlte sich sehr bald auffallend besser, die Stuhlträgheit war behoben, die Fäzes verloren ihren harten, bröckeligen Charakter
und wurden von normaler Beschaffenheit, dann und wann sogar
etwas weicher als normal, es trat keine Schleimabsonderung
mehr auf, das Aufstoßen hörte auf, das Kollern und das tympani-
tische Gefühl im Abdomen verschwand vollständig – wer kennt
nicht die ‚ärgerliche Reizbarkeit und melancholisch-gramvolle
Stimmung‘ sowohl im pathogenetischen Symptomenindex von
Lycopodium als im Krankheitsbild der an chronischer Obstipation und Hämorrhoidalbeschwerden Leidenden? – also Gesamt-
befinden und Stimmung waren dementsprechend sehr erfreulich
geworden. Wenn man erwägt, daß bis dahin alle seit Jahren angewendeten Mittel die diversen Beschwerden des Patienten nicht
zu beheben vermocht hatten, und daß nun mit einem Schlage
nach dem Einnehmen einiger Gaben von Lycopodium D. 30
(NB! mit Ausschaltung aller anderen Drogen, insbesondere von
Abführmitteln und unter Beibehaltung der seitherigen Lebensweise) ein völlig normales Funktionieren der Intestinalorgane

und damit ein totaler Umschwung ad melius im allgemeinen Befinden eintrat, so muß doch jedem Vorurteilslosen einleuchten, daß es sich hier um eine dem hergebrachten, landläufigen, naturwissenschaftlichen Denken allerdings rätselhafte, offenkundige Heilwirkung handelt, und es gehört schon ein durch die Parteibrille getrübter Blick dazu, in solchen Fällen lediglich einen Zufallserfolg, beziehungsweise einen nur scheinbaren Zusammenhang zwischen Heilmittel und Heilergebnis sehen zu wollen.

Ich gebe mich nicht der Illusion hin, daß es im Bereich auch nur des Wahrscheinlichen liegt, mit solchen für uns unanfechtbaren Tatsachen einen einzigen Kollegen der alten Schule zu überzeugen. Gehören wir Homöopathen, auch die Tiefpotenzler, doch an und für sich schon, mitsamt dem verdienstvollen Greifswalder Pharmakologen PROFESSOR HUGO SCHULZ (wie mir kürzlich ein allopathischer Kollege erklärte), zu den ‚Outsiders‘, deren therapeutische Anschauungen für die Vertreter der Schulmedizin undiskutabel sind, wie viel mehr erst in Fragen der Hochpotenzen, wo es sich um Realitäten handelt, die jenseits der Grenzen unserer besten Mikroskope und unserer empfindlichsten Galvanometer liegen. Überlassen wir die exakte naturwissenschaftliche Begründung einer mit feineren Mitteln arbeitenden Forschung zukünftiger Tage. Uns genügt einstweilen die für uns unumstößliche Erfahrung, die uns den Glauben an die Wirksamkeit unserer homöopathischen Heilmittel, auch in Hochpotenzen, durch nichts erschüttern läßt.

Und nun noch einige Etagen höher im luftigen und doch wohl fundierten Gebäude der homöopathischen Therapie. Ich möchte Ihnen jetzt über einen Fall berichten, bei dem eine deutliche Beeinflussung eines leidenden Organs durch die zweihundertste Dezimalpotenz zu konstatieren war.

Im Spätherbst 1918 kam Herr U. S., ein 37jähriger Gärtnereibesitzer aus dem Rheingau, in meine Sprechstunde mit der Frage, ob ich ihm nicht etwas gegen sein Gehörleiden verordnen könne. Patient litt seit seiner frühesten Kindheit, d. h. seit seinem vierten Lebensjahre, an hochgradiger Schwerhörigkeit, die von dem Zeitpunkt, als er sein Handwerk erlernte, sich bedeutend verschlimmert hatte, wohl infolge der Witterungseinflüsse, denen er bei seinem Beruf besonders ausgesetzt war, vor allem der Temperaturschwankungen, die durch das wechselweise Arbeiten im heißen Treibhaus und im freien Land zur rauhen Herbstzeit bedingt waren. Die Taubheit nahm mit den Jahren immer mehr zu, dazu stellte sich oft ein starkes Druckgefühl ein, zuweilen auch die Empfindung, als wenn sich im Ohr etwas zusammenzöge. An Geräuschen bestand ein häufig auftretendes Klingen im Ohr, manchmal wie von einer Stimmgabel. Die Witterung hatte, wie dies ja fast stets der Fall ist, einen merklichen Einfluß auf den Zustand; das Gehör war schlechter bei trübem Wetter, aber auffallenderweise beim Umschlag der Witterung vom Trüben zum Sonnigen schlimmer als umgekehrt. In der letzten Zeit ist öfters die Empfindung von Wasserwogen oder Plätschern im Ohr zu bemerken gewesen. Ausfluß bestand aber nicht, Patient erinnert sich auch nicht, jemals daran gelitten zu haben. Vor einigen Jahren war Herr S. eine Zeitlang in der Ohrenklinik einer süddeutschen Universität zur Behandlung, wo eine Sklerose des Mittelohrs festgestellt und unter anderem auch Pneumomassage angewendet wurde, aber ohne jeden Erfolg. Patient hat die leise Hoffnung, daß ihm, nachdem er von verschiedenen Ohrenspezialisten ergebnislos behandelt worden ist, vielleicht homöopathisch geholfen werden könnte. Bei der Untersuchung zeigte es sich, daß das Gehör rechts so gut wie geschwunden ist, auf dem linken Ohre ist es bis auf ein Minimum herabgesetzt. Patient sagt, das Klingen sei auf beiden Ohren vorhanden, das Plätschergeräusch nur auf dem linken. Sonst ergibt die Untersuchung des im übrigen gesunden Patienten nichts von Belang, und ein ätiologisches Moment ist nicht zu eruieren. Die einzige Aussage des Patienten, daß seine Wärterin in jener ersten Periode des Lebens, ehe die Taubheit auftrat, ihn stark ‚vernachlässigt habe‘, ist klinisch nicht verwertbar, da nicht mehr festzustellen ist, nach welcher Richtung und mit welchem Ergebnis diese Vernachlässigung stattgefunden hat. Also weder anamnestisch noch ätiologisch irgendein greifbares Moment. In solcher Lage ist es ein Trost, von den hervorragendsten amerikanischen Ohrenspezialisten der homöopathischen Schule, den PROFESSOREN VILAS und HOUGTON, zu hören, daß Silicea, welches ja eines unserer wichtigsten, vielleicht das allerwichtigste Mittel bei chronischen Affektionen des Mittelohres und des inneren Ohres ist, sich oft von unschätzbarem Wert erwiesen hat, auch in solchen Fällen, deren Ätiologie und Natur dunkel ist (‚obscure cartroubles‘). Ich gab also dem Patienten Silicea in der 200. Dezimalpotenz mit der Anweisung, zweimal wöchentlich ein Pulver (später einmal wöchentlich) zu nehmen, und der Erfolg überstieg meine kühnsten Erwartungen; denn in überraschend kurzer Zeit trat eine auffallende Besserung des Gehörs ein. Herr S. erklärte selbst, daß der Zustand nicht mehr zu vergleichen sei mit dem früheren. Die Hörfähigkeit besserte sich zusehends und die Geräusche traten nur noch selten auf, während sie bisher fast ständig mit geringen Intervallen vorhanden waren. Eine durchaus nicht laut tickende Uhr, die früher nicht gehört worden war, wurde jetzt deutlich vernommen, sowohl bei Knochen- wie bei Luftleitung. Die Frau des Patienten ist ebenso erfreut und staunt über die auffallende Veränderung, die sich darin dokumentiert, daß die Konversation mit ihrem Gatten nicht mehr so schwierig und anstrengend ist, und er selbst empfindet eine große Freude darüber, daß er die heimatliche Schwarzwälder Uhr im Wohnzimmer schlagen hört – bis dahin hatte sie ihm die Stunden nur stumm angezeigt. Herr S. wohnt in der allernächsten Nähe des Bahnhofes, er hatte aber noch nie den Pfiff einer Lokomotive gehört, eines schönen Morgens, wenige Wochen nach Beginn der Kur, sagte er zu seiner Frau: ‚Anna, eben habe ich die Eisenbahn gehört.‘ Und in einer Nacht gegen Ende Januar, wurde er plötzlich durch ein deutlich wahrgenommenes Geräusch aus dem tiefsten Schlafe geweckt, das war ihm in seinem ganzen Leben noch nicht passiert; er glaubte, es klopfe jemand an die Haustüre, und weckte deshalb seine Frau. Wie es sich dann herausstellte, handelte es sich um die einzelnen Stöße einer ihren Dampf auspuffenden, sich eben in Gang setzenden Lokomotive. Die Freude über diese nächtliche Störung war in Anbetracht der Seltenheit des Ereignisses bei unserem Patienten eine sehr große; er hatte sich nur in der Ursache dieses ungewöhnlichen Geräusches geirrt. Etwa vier Wochen später besuchte Herr S. ein Konzert im Wiesbadener Kurhaus – und glaubte ein Wunder zu erleben. Während er früher nur bei großer Regimentsmusik aus nächster Nähe, und zwar nur bei den fortissimo gespielten Partien, die Musik als leises Geräusch empfunden, aus dem er auch gelegentlich einmal so etwas wie eine Melodie gehört hatte, so hatte er jetzt die große Freude, so ziemlich das ganze Konzert zu hören, sogar das piano gespielte Solo des Harfenisten.

Frau S. sagte: ‚Mein Mann hört mit jedem Tage schärfer, man meint förmlich, nach jedem Pulver sei eine weitere Besserung zu bemerken‘, und der Patient meinte selbst, daß er bei dem raschen Fortschritt der Besserung wenigstens auf dem linken Ohr noch zu einem einigermaßen normalen Gehör kommen werde. Inwieweit sich diese Hoffnung erfüllt hat, weiß ich nicht; denn seit dem Frühsommer 1919 habe ich Herrn S. nicht mehr gesehen. Entweder hat er gemeint, daß die Grenze der Leistungsfähigkeit meiner Silicea D. 200 schon erreicht sei oder er ist mit dem Erreichten schon zufrieden gewesen – ich war es noch nicht.“

Bei diesen objektiv wahrnehmbaren Beweisen eines durch alle früher angewendeten Mittel nicht erzielten Heilerfolges kann doch wahrlich von einem Suggestionserfolg hier nicht die Rede sein. Dennoch wird der Allopath, der davon hört, sein Haupt schütteln und eher an alles mögliche glauben, als an den kausalen Zusammenhang zwischen dem therapeutischen Resultat und dem angewendeten Agens, denn daß ein Mann, der seit über dreißig Jahren an einem solch hartnäckigen und in therapeutischer Hinsicht so aussichtslosen Übel gelitten hat und bis dahin in den besten spezialärztlichen Händen gewesen ist, nun plötzlich durch wenige Gaben von Silicea (Si 0 2), respektive Metakieselsäure (H 2 Si 0 3), in einer Verdünnung, für die wir wohl alle keinen mathematischen Ausdruck* mehr haben, in verhältnismäßig sehr kurzer Zeit und in so überraschender Weise gebessert

* Soll wohl richtig heißen: in einer Verdünnung, für die wir wohl einen mathematischen Ausdruck, aber keine klare Vorstellung mehr haben. (G. W. Surya).

sein sollte, das geht doch über den Horizont eines Schulmedizi-
ners – über meinen auch, aber nicht mit derselben Schlußfolge-
rung! Denn ich bin nach langer Erfahrung von der Wirksamkeit
der Hochpotenzen überzeugt und „verehre das göttliche Walten". Die Skepsis des in den gewohnten Geleisen naturwissenschaftlichen Denkens sich bewegenden Mediziners und Naturforschers ist ja gegenüber solchen Erscheinungen nur zu begreiflich;
denn es handelt sich hier um Verdünnungen von einer solchen
Höhe, daß sie jedes menschliche Vorstellungsvermögen weit hinter sich lassen. Und diese Unvorstellbarkeit wird nicht behoben,
sondern höchstens noch verstärkt, wenn man bemüht ist, sich
mathematisch einen Begriff von einer 200. Dezimalpotenz zu
machen, d. h. daß ein Gramm eines solchen homöopathischen
Präparates an Arzneiteilen den $\frac{1}{1 \text{ mit } 200 \text{ Nullen}}$ ten Teil eines Gramms
der Muttersubstanz enthält – nein, es enthält längst nichts mehr
von der Muttersubstanz; denn in der 24. Dezimalpotenz befindet
sich ja bekanntlich das „letzte einsame Molekül"! Was ist aber
das wirksame Agens in der Hochpotenz? Es muß doch etwas
jenseits der Elektronen geben. Aber was ist es? Wer lüftet uns
diesen „Schleier von Sais?"* Wie sehnsüchtig schaut man da aus
nach einer Möglichkeit, die Wesenheit, Erscheinungsform und
Wirkung einer solchen Hochpotenz im physiologischen und physikalisch-chemischen Versuch ad oculos demonstrieren zu können. Aber bislang gilt uns hier noch das Goethesche Wort: „Was
sie deinem Geiste nicht offenbaren mag, das zwingst du ihr nicht
ab mit Hebeln und mit Schrauben." Nun, vielleicht wird eine
verfeinerte Zukunftsmethode, mikrochemische und mikrophy-
siologische Technik es doch noch einmal ermöglichen, daß wir
imstande sind, zu beweisen, daß es sich hier nicht um Phantasma-
gorien, sondern um Realitäten handelt, daß sich die Natur auch
hier des Schleiers berauben läßt. In unserer Zeit der Entdeckung
höchst wunderbarer Erscheinungen, wie der Radiumemanation

---

* Antwort: Allein der vielgeschmähte Okkultismus kann dies. – Ich habe bereits auf den vorhergehenden Blättern versucht, auf die okkulte Konstitution des
Atoms und seiner höheren, astralen und mentalen Kräfte hinzuweisen, in welchen der Schlüssel zum Verständnis der Hochpotenz liegt. (G. W. Surya).

100

und der photographischen Fixierung ihrer Strahlenemissionen, der Oligodynamik, der Transmutation der Elemente usw., sollte man doch wahrhaftig vorsichtiger sein im Urteil über Dinge, für die man vorläufig noch keine Erklärung hat. Das Elektron, welches bekanntlich sich in seinem Größenverhältnis zu einem Bazillus verhält wie dieser zur Erdkugel, ist sicher noch nicht die letzte Einheit, sondern es sind vielleicht noch Elementarteilchen vorhanden, die sich in ihrer Größe zum Elektron verhalten wie diese zu Körpern von wer weiß welchen Dimensionen. So in der Erkenntnis fortschreitend, wird uns das heute noch Ungreifbare zur greifbaren Wahrheit werden, und wir kommen dann schließlich zu dem wirklichen Grenzgebiete der Materie, zu einem Begriff, der uns etwa in den ultraelektronischen Schwingungen einer zukünftigen physikalischen Forschung die Vorstellung von Hochpotenzwirkungen immer verständlicher macht, in ein Gebiet, wo schließlich die von der Materie fast befreite Energie* ihre freie, ungehemmte Wirksamkeit entfaltet.

Was hindert uns, wenn wir die unzweideutige Wirkung so hochpotenzierter Arzneimittel erkannt und studiert haben, noch höher hinaufzusteigen; denn, wenn wir bei solchen Verdünnungen eine so ausgesprochene Aktivität beobachten, wer will sagen, wo die Grenzen der Wirksamkeit liegen? Wer will sagen, bei der 500. oder bei der 1000. oder bei der 10000. Potenz hört die Wirkung auf? Denn, so unglaublich es klingt, es wurden auch mit diesen Hochpotenzen – besonders in Amerika – Heilerfolge erzielt. Dieselben lediglich als Suggestionswirkung zu erklären, geht wohl nicht an. Es müßten in dieser Richtung einmal entsprechende Versuchsreihen zur Klärung dieser Frage angestellt werden.

Wir wollen gewiß nicht unsere Tiefpotenzen vernachlässigen,

---

* Man kann heute getrost sagen, daß das Atom nur aus Kraftwirbeln besteht und diese bei Atomzerfall oder Atomabbau als freie Kräfte wirken. Offenbar wird durch die fortgesetzte homöopathische Verdünnung schließlich bei Hochpotenzen das Atom irgendwie abgebaut oder gesprengt, wodurch dann nicht nur die physikalischen, sondern auch die seelischen und mentalen Atomkräfte frei werden.

deren wesentliche Domäne zweifellos die akuten Krankheitszustände sind, aber das noch so sehr umstrittene Gebiet der Hochpotenzen ist doch von einem ganz besonderen Interesse, weil es ein so reiches Feld theoretischer und praktischer Probleme für den forschenden Praktiker stellt.

Damit glaube ich an Hand schlagender Beispiele aus der Praxis bewiesen zu haben, daß auch die Hochpotenzen ihre Daseinsberechtigung haben. Alles ist eben gut an seinem Platz. Der Laie oder Anfänger wird aber am besten tun, sich an die mittleren Potenzen (etwa 6. bis 10. Potenz) zu halten und vermeide die namentlich bei Kindern nicht ungefährlichen Tiefpotenzen.

Die Ermittlung der richtigen Potenz eines Heilmittels – namentlich bei chronischen Krankheiten – ist nicht immer eine leichte Sache. Es kommt zum Beispiel vor, daß eine an sich richtig gewählte Potenz nach einiger Zeit keine weitere Besserung mehr hervorbringt; man muß dann zur nächst höheren oder tieferen schreiten. Theodor Krauss erwähnt zum Beispiel den Fall eines Mannes, der dreißig Jahre lang an Epilepsie gelitten. Die Kur begann mit der 3. Potenz eines elektrohomöopathischen Mittels. Es stellte sich eine leise Besserung ein, der ein Stillstand folgte. Es wurde nun die 4. Potenz gegeben. Derselbe Vorgang wiederholte sich. Und so kam Krauss bei diesem Patienten bis auf die 22. Potenz. Damit war der Höhepunkt erreicht. Der Patient war frei von Krämpfen. Es traten nur leichte Anwandlungen von Schwindel – ohne Bewußtseinsverlust ein. Um auch diese Reste sowie gewisse neurasthenische Beschwerden zu beheben, gab Krauss stufenweise immer niedrigere Potenzen, bis er wieder bei der 3. Potenz angelangt war, damit war die Heilung vollendet.

Wir sehen also, daß man in den meisten Fällen individualisieren muß. Es lassen sich wohl allgemein gültige Regeln aufstellen, aber deren Anwendung auf den einzelnen Fall ist Sache des Heilkundigen, so auch bei chronischen Krankheiten, denn: Je älter ein Leiden, desto höhere Potenzen wird man nehmen, je höher die Potenz, desto größer die Pausen zwischen den einzelnen Arzneigaben. Aber auch in letzterem Punkt herrscht noch nicht volle Einigkeit unter den Homöopathen. Wir sahen beispielsweise, daß

DR. M. F. KRANZ-BUSCH die 200. Potenz Silicea in Intervallen von nur 8 Tagen gab, und zwar mit gutem Erfolg. Ein Dr. Lutze würde dies als total verfehlt verdammt haben.

Aber wie kommt es, daß sowohl ein DR. LUTZE als auch ein DR. KRANZ-BUSCH Erfolge hatten? Ich sprach einmal über diese Verschiedenheiten der Zeitintervalle (bei Verabreichung höherer Potenzen) in chronischen Krankheitsfällen mit einem Doktor der Medizin, selbst ein alter Elektrohomöopath, und er sagte mir: ‚Gewiß kann man mit beiden Methoden, nämlich mit einer einzigen oder mit öfterer Gabenverabreichung in der Praxis Erfolge erzielen. Gelingt die Heilung mit einer einzigen Arzneigabe, so können wir zur Erklärung annehmen, daß durch diese gleichsam nur irgend eine Hemmung im Uhrwerk des Organismus beseitigt wurde, oder daß die Arznei als Katalysator wirkte. Sind aber wiederholte Arzneigaben verabreicht worden, so müssen wir annehmen, daß nicht eine bloße Hemmung des Uhrwerkes vorlag, sondern daß die treibende Kraft desselben irgendwie in Unordnung gelangt, also zu schwach oder zu stark war. In diesem Falle entspricht das wiederholte Verabreichen von Arzneigaben einer positiven oder negativen Kraftzufuhr, die entweder auf die Lebenskraft des Gesamtorganismus oder auf deren spezielle Funktionen in den einzelnen Organen regulierend wirkt.‘

Wenn nun nicht alle Zeichen trügen, so wird gerade der Okkultismus berufen sein, in der Frage der Wahl der richtigen Potenz (ebenso wie des richtigen Mittels und des besten Intervalles) bahnbrechend zu wirken. Und zwar vermittels des siderischen Pendels. So schrieb mir der Magnetopath O. NORDMANN in Itzehoe, daß er schon seit Jahren vermittels des siderischen Pendels nicht nur Diagnosen stelle, sondern auch das richtige homöopathische Mittel und die passende Potenz bestimme. Ist der Kranke nicht anwesend, so genügt ein Lichtbild, Brief oder dergleichen von ihm. Derselben Heiltechnik bedient sich auch Frl. A. J. in St., wie ich mich persönlich überzeugte, über welche Dame ich in ‚Okkulte Diagnostik und Prognostik‘ ziemlich ausführlich berichtet habe. Für den großen Wert der Benützung des siderischen Pendels zur Diagnose, Mittelwahl und Bestimmung der richtigen

Potenz treten immer mehr Ärzte ein. Ich nenne hier bloß Medizinalrat Clasen und Dr. Karl Erhardt Weiss. Desgleichen
bedienten sich mit großem Erfolge des siderischen Pendels sowohl zur Wahl des richtigen homöopathischen Mittels als auch
zur Bestimmung der richtigen Potenz Medizinalrat Dr. Mann-
licher in Salzburg sowie Dr. med. Willmann in Planegg bei
München. Näheres darüber, sowie Literaturangabe in der bereits
erwähnten ,Okkulten Diagnostik und Prognostik.‘

Daß derlei Bestimmungen der jeweilig richtigen Potenz von
großem Wert sind, ist unzweifelhaft. Denn nur das richtige Mittel
in richtiger Potenz wirkt am raschesten und sichersten. Dann
allerdings sieht man auch in der einfachen Homöopathie oft Wirkungen, die der Sache Fernstehende für ,nicht möglich‘ halten,
die aber jeder tüchtige Praktiker aus eigener Erfahrung kennt.

So hat also auch die einfache Homöopathie ihre ,okkulten‘
Seiten oder läßt sich mit Hilfe des Okkultismus zu einer immer
mehr und mehr okkulten Heilweise ausbauen. Man kann z. B.
die Homöopathie mit der Astrologie kombinieren, oder richtiger
gesagt, die Homöopathie nach astrologischen Prinzipien betreiben, gerade so, wie man dies auch mit der Pflanzenheilkunde
machen kann, worüber mein Buch: ,Pflanzenheilkunde auf okkulter Grundlage und deren Beziehungen zur Volksmedizin‘ eingehend informiert. Näheres bezüglich der kombinierten astrolo-
gisch-homöopathischen Heilweise findet sich in Feerhows ,Medi-
zinischer Astrologie‘ und in Eugen Wenz’ ,Die konstitutionelle
biologische Heilweise‘, technisch genannt ,Astrobiologie‘, und
,Der große astrologisch-biologische Arzneimittelkreis in seiner
Harmonie mit der Augendiagnose zur Behandlung von Krankheiten nach den Grundsätzen der Astrologie, Homöopathie und
Biochemie‘. Beides sehr empfehlenswert. Desgleichen auch
,Astrologie und Medizin‘ von G. W. Surya und Sindbad, welches
Buch bereits in fünfter verbesserter Auflage 1980 im Rohm-
Verlag in Bietigheim-Württemberg erschien.

Es wird mir aber von manchen Kritikern als Anmaßung ausge-
legt, daß ich auch die ganz einfache Homöopathie in den Bereich
der okkulten Medizin einbezogen habe. Zu meiner Rechtferti-

gung will ich hier nur darauf hinweisen, daß schon der alte Dr. Lutze dahinter kam, daß zur Erklärung der Wirksamkeit homöopathisch zubereiteter Arzneistoffe auch okkulte Kräfte in Betracht gezogen werden müssen. Dr. Lutze schreibt in seinem Lehrbuch der Homöopathie diesbezüglich wie folgt:

Niemand hat bisher gewußt, wodurch homöopathische Arzneipotenzen so kräftig wirken, und die verschiedensten Vermutungen sind darüber aufgestellt worden. – Erst vor wenigen Jahren ist mir es klar geworden und hat sich durch sorgfältige Beobachtung von Tag zu Tag bestätigt, daß der Lebens-Magnetismus die belebende, wirkende Kraft der genannten Arznei ist. Jeder, der meine Klinik besucht, hat gesehen, daß oft die heftigsten Schmerzen einem Striche meiner Hand, einem Hauche oder meinem bloßen Worte, also der Kraft des Willens weichen, ja, daß jahrelange Leiden dadurch plötzlich und mitunter sogar für immer verschwinden. – Das ist eine Gottesgabe, die man nicht durch Studien erlernen kann, die aber, wie Tatsachen lehren, vorhanden ist und auf Glauben und Willen beruht. Glauben muß ich, daß der Mensch überhaupt einer solchen Kraft fähig ist, und daß sie mir von Gottes Allmacht verliehen wird. Wenn ich bei diesem Glauben den festen Willen habe, meinem leidenden Bruder zu helfen, so mag ich in Gottes Namen tun, was ich will, d. h. die Hand auflegen oder mit derselben einen Strich machen oder sie nur ausstrecken, oder hauchen oder nur ein Wort sprechen – und der Schmerz wird schweigen und das Leiden ein Ende nehmen.

Wo ich nicht helfe, bin ich schwach im Glauben oder im Willen gewesen, oder ich habe empfunden, daß ich in diesem Falle nicht helfen durfte, was kräftig magnetische Menschen* deutlich wahrnehmen, als würde es ihnen auf unsichtbarem Wege zugeflüstert. (Eine der merkwürdigsten Tatsachen der okkulten Medizin).

Zu den Erscheinungen der lebens-magnetischen Kraft gehört auch, daß dieselbe sich auf Naturgegenstände übertragen läßt,

---

* Heute würden wir richtiger sagen: Hochsensitive empfinden, daß sie aus karmischen Gründen gewissen Menschen nicht helfen dürfen. (G. W. Surya).

z. B. auf reines Wasser, auf Zuckerpulver, Holz usw. (vgl. auch ‚Mesmerismus‘). Bei mir sind Protokolle einzusehen, aus denen tatsächlich hervorgeht, daß die auffallendsten Wirkungen durch ein von mir behauchtes Zuckerpulver oder durch ein mit meiner Hand in der Absicht berührtes Glas mit Wasser hervorgebracht sind.[*]

Das auffallendste Beispiel ist Herr MOSES PHILIPPES in Dessau. Derselbe ist 72 Jahre alt, hat seit einem halben Jahre alles Genossene erbrochen, zuerst nach 24 Stunden, dann nach 12, endlich nach 6 Stunden, und nun schon seit 8 Tagen unmittelbar nach dem Verschlucken, so daß er vor Entkräftigung nicht mehr allein gehen konnte und von den erfahrensten Ärzten aufgegeben war. In diesem Zustande ließ er sich zu mir bringen und sagte unverhohlen, daß es mit ihm zu Ende gehe, wenn ich ihm nicht hülfe, er setzte aber mit entschiedenem Tone hinzu: ‚Ich weiß, Sie werden mir helfen!‘

Ich nahm sogleich ein Glas Wasser, magnetisierte es, d. h. legte meine rechte Hand darauf, während ich es in der linken hielt, und ließ es ihn trinken. Zu seinem Erstaunen behielt er es bei sich, da er bisher auch jede Flüssigkeit gleich wieder erbrochen hatte; bald empfand er Hunger, ich ließ ihn einen Teller Suppe mit etwas Semmel essen, auch dieses brauchte er nicht wieder von sich zu geben, und so aß er von Stunde zu Stunde mehr und kräftigere Speisen und hat nicht wieder erbrochen. Auch war der heftige Magenkrampf, an dem er fortwährend gelitten hatte, verschwunden, und in 14 Tagen reiste er völlig gesund wieder nach Dessau. Nach Jahr und Tag schrieb er mir von dort, daß er sich noch im besten Wohlsein befände, die schwersten Speisen vertragen könne und so stark geworden wäre, daß ich ihn kaum wieder erkennen würde.

Durch diese Kur veranlaßt, im Rückblick auf viele andere ähnliche, machte ich folgenden Schluß: Wenn reines Wasser durch bloßes Berühren meiner Hand so arzneikräftig wird, daß es ein

---

[*] Es ist also von diesem Standpunkt aus betrachtet nicht gleichgültig, wer die homöopathischen Verdünnungen oder Verreibungen herstellt. Heute werden diese allerdings meistens mit Maschinen gemacht.

jahrelanges, schweres Leiden mit einem Male heilt, wie viel mehr muß diese Kraft einen gehörig verdünnten Arzneistoff, dessen eigentümliche Wirkung wir aus Erfahrung oder durch Prüfung kennen, durch fortgesetztes Schütteln in der Hand zu einer ungeheuren Wirksamkeit steigern!

Einfach genug ist dieser Schluß, aber auch er würde eine der vielen Vermutungen bleiben, wenn wir ihn nicht durch die tägliche Erfahrung bei rein homöopathischen Heilungen bestätigt fänden. Die Sache ist also die:

Das Schädliche der Arzneistoffe, z. B. der Gifte, wird durch Verdünnung entfernt, die Eigentümlichkeit aber, gewissermaßen die Seele derselben bleibt, und wird durch Lebens-Magnetismus beim Reiben und Schütteln* auf wunderbare Weise belebt und erkräftigt und dadurch fähig gemacht, auf verstimmte Nerven, die durch die groben Stoffe zerstört würden, heilend zu wirken."

Soweit die Erfahrungen des Dr. Lutze. Es ist also durchaus nicht gleichgültig, wer die homöopathischen Verreibungen oder Verdünnungen anfertigt. Bewußt oder unbewußt überträgt er dabei auf die Arzneien sowohl seinen Lebens-Magnetismus, sein „Od", um mit Reichenbach zu reden, als auch seine sonstigen psychischen Ausstrahlungen. Die berufensten Hersteller von homöopathischen Potenzen wären also gute Heilmagnetiseure oder Menschen mit gesunder und reiner Ausstrahlung. Schon Lutze erwähnt, daß Homöopathen, die seine und von anderen bereitete, homöopathische Arzneien verwendeten, behaupteten, daß die seinen eine bei weitem stärkere und schnellere Wirkung hervorbrächten.

Doch kehren wir wieder zu Lutze zurück. Er war also der Ansicht, daß in homöopathischen Arzneien gewissermaßen die Seele der Arznei das wirksame Prinzip sei. Seele kann aber auf Seele einwirken, und so darf es uns nicht mehr wundern, daß Lutze mit seinen dreißigsten Potenzen auch auf Gemüt und Geist mächtig eingewirkt hat. Er kurierte mit seinen homöopathischen

---

* Dr. Lutze bereitete sich jede Potenz bis zur dreißigsten selbst, und zwar jede durch mindestens 100 Schüttelschläge. Wie BARON REICHENBACH nachgewiesen, wird durch Schütteln von Flüssigkeiten auch Od erzeugt.

Mitteln nicht nur Angst und Furcht, sondern auch Boshaftigkeit, Dreistigkeit, Habsucht, Hoffart, Hoffnungslosigkeit, Traurigkeit, Mißtrauen, Verliebtheit, Geistesverwirrung, Unzüchtigkeit und Wahnsinn in allen Formen, z. B. auch religiösen Wahnsinn, Zorn, Todesahnungen, Hysterie, Hypochondrie, Neigung zu Selbstmord, krankhaften Somnambulismus, unglückliche Liebe, Gram und Kummer, sowie Eifersucht und Heimweh.

Hört ein Materialist dies, so wird er eben daraus den Schluß ziehen, diese seelischen und geistigen Defekte seien nur eingebildete gewesen, sonst hätte auch ein Lutze sie nicht kurieren können. Bei einigen mag dies ja zutreffen, aber sicherlich nicht bei allen. Und zudem: weiß der hyperkluge Materialist, was durch chronische Einbildung tatsächlich realisiert werden kann? Ich glaube kaum, denn erst der Okkultismus warf ein Licht auf die schöpferische Kraft der Imagination. Daß durch diese schließlich sogar sicht- und greifbare Veränderungen, aufbauender und zerstörender Natur, am physischen Körper hervorgerufen werden können, gibt nunmehr auch die Schulweisheit zu, daß aber dadurch auch belebte Gedankenformen, also unsichtbare Lebewesen, sogenannte Elementale geschaffen werden, davon weiß die Wissenschaft auch heute noch nichts. Und diese Elementale heften sich an ihre Erzeuger, und verstärken deren üble Gemütsstimmungen; schließlich kann solch ein Mensch von seinen selbstgeschaffenen geistigen Kreaturen besessen werden, die ihn dann zu allen möglichen, unheilvollen Taten drängen. Wir werden in späteren Bänden noch des näheren auf diese metaphysischen Krankheitsursachen eingehen. Hier sei nur soviel gesagt, daß es ganz gut denkbar ist, daß durch entsprechende homöopathische Mittel derlei Elementale entweder vernichtet oder vertrieben werden können, worauf dann Heilung eintritt. Ich führe dies alles nur deshalb hier an, um zu zeigen, daß gewisse Teile der homöopathischen Praxis ins Okkulte herüberspielen, beziehungsweise ohne Okkultismus schwer zu erklären sind.

Es war mir gegönnt, diesbezüglich mit einigen Ärzten zu sprechen, die praktische Homöopathen und auch Okkultisten waren, und sie alle erklärten übereinstimmend, daß man die Wirkung der homöopathischen Mittel – insbesonders der höheren Potenzen – nicht grob materiell auffassen dürfe. Die homöopathischen Mittel wirken vielmehr zuerst auf die Lebenskraft und deren Störungen. Die Lebenskraft zirkuliert aber im Ätherleib, und damit betreten wir bereits das okkulte Gebiet, denn weder der Ätherleib noch die Lebenskraft können mit den normalen fünf Sinnen wahrgenommen werden. Schon aus diesem Grunde ist die Homöopathie als eine okkulte Heilmethode anzusprechen, welcher Ansicht auch der bekannte homöopathische Arzt, Mystiker und Okkultist Dr. FRANZ HARTMANN (1796–1853) war, den ich hochschätze und der in punkto Ehrlichkeit und tieferen Wissens turmhoch über Anderen steht. Dr. Franz Hartmann meinte sogar, daß die höheren Potenzen der Homöopathie bereits auf den Astral- und auch auf den Mentalkörper wirken, sonst könnten damit nicht gewisse Störungen des Seelen- und Geisteslebens behoben werden. So drückte sich also ein Mann aus, der Arzt und Okkultist war und überdies die erstaunlichsten Wirkungen der Homöopathie, Elektrohomöopathie usw. sowohl in Amerika als auch in Europa genügend kennengelernt hat. Aber gewisse Epigonen wollen nun viel klüger als Dr. Franz Hartmann sein und sie gebärden sich als Kritiker empört darüber, daß ich die Homöopathie – die doch nach ihrer Ansicht eine rein naturwissenschaftliche Heilmethode sei – nun auch zu den okkulten Heilmethoden rechne. Ich glaube aber bereits hier den Beweis erbracht zu haben, daß wir die Homöopathie mit größerer Berechtigung, als die Naturwissenschaftler materialistischer Richtung sie für sich reklamieren, auch zu den okkulten Heilmethoden zählen dürfen; ja ich wage heute sogar die Behauptung: „Die Homöopathie ist vermöge der Hochpotenzen als die Brücke zu betrachten, die uns auf dem Weg der feinstofflichen Kräfte zu den übersinnlichen Heilmethoden führt." Und ich weiß, daß ich mit dieser Anschauung in okkulten Kreisen nicht allein dastehe.

Ein weiterer Dorn im Auge dieser Epigonen und Kritiker ist die „Komplexerei", das heißt, die heute bereits tausendfach erprobte Tatsache, daß zusammengesetzte homöopathische Mittel wirksamer sind, als die einfachen.

Jedoch muß ich bezüglich der Komplexmittel und Komplexhomöopathie etwas ausführlicher über diese Dinge sprechen, wenn ich auch dadurch das Mißbehagen einiger Kritiker errege, die es nicht versäumten, mich wegen des IX. Bandes meiner okkulten Medizin, betitelt: „OTTINGERS verbesserte Komplexhomöopathie" heftig anzugreifen. Es war dies, nebenbei bemerkt, eine ganz vortreffliche Reklame, und insofern muß man diesen Kritikern sogar dankbar sein. Aber die „verdammte Komplexerei" ist nicht nur auf Ottinger beschränkt, sondern es gibt eine ganze Anzahl von Systemen der Komplexhomöopathie, auch solche, die von Ärzten geschaffen wurden; mithin ist die Klärung dieser Frage für jeden praktischen Homöopathen eine sehr wichtige Sache.

Bevor ich aber auf dieses Thema eingehe, muß ich eine Nebenfrage an die Gegner der „Komplexerei" stellen, und diese Frage lautet: „Wie viele Mittel des Arzneischatzes der sogenannten einfachen Homöopathie sind in Wirklichkeit als einfache Mittel anzusprechen?"

Antwort: Höchstens solche, die aus einem chemischen Element wie Aurum (Gold) oder Sulphur (Schwefel) bestehen!

Alle übrigen, insbesonders die aus dem Pflanzenreich gewonnenen Mittel, sind bereits Komplexmittel, und zwar hochkomplizierte Komplexmittel! Der Beweis dafür ist überaus einfach zu erbringen, man sehe sich nur die chemische Zusammensetzung irgendeines pflanzlichen homöopathischen Mittels, z. B. jene von Lycopodium an.

Und des weiteren: Was sind die natürlichen Mineralwässer anderes als homöopathische Komplexmittel? Kein vernünftiger Arzt wird die große Wirksamkeit dieser Komplexmittel leugnen wollen, denn auch allopathische Ärzte verordnen sie vielfach und mit Erfolg!

So tritt uns also die „verdammte Komplexerei" in der Natur und in natürlichen Heilmitteln oft entgegen. Der einzige vernünftige Einwand – den man auch in Homöopathenkreisen gegen die Komplexmittel hören kann – ist der nachstehende: Wohl gibt man zu, daß eine Pflanze aus verschiedenen Substanzen besteht,

110

aber diese verbinden sich durch das Leben der Pflanze zu einer höheren harmonischen Einheit. Und diese Einheit ist bezüglich ihrer Wirksamkeit genau geprüft und am Krankenbette erprobt. Nicht so steht es aber mit den Mitteln der Komplexhomöopathie, wo oft einander entgegengesetzte Substanzen wahllos gemischt würden und niemand die medizinische Wirkung solch eines „Mischmasches" vorausbestimmen könne. Das Resultat solch einer Mischung kann unter Umständen Null sein, sicherlich ist es viel kleiner als jede einzelne Komponente.

Die Erfahrung zeigt uns nun, daß sowohl die Gegner als auch die Anhänger der Komplexhomöopathie im Rechte sein können und zwar die ersteren, wenn wir uns dazu verleiten lassen, wirklich „wahllos" Arzneien zu mischen. Es kann dann sicherlich vorkommen, daß die verschiedenen Arzneisubstanzen in ihrer Wirkung sich aufheben, daß also das Resultat gleich Null ist oder zumindest weniger als eine einzelne Komponente wirkt. Vom medizinischen Standpunkt aus gewertet würde solch ein verpfuschtes Komplexmittel wertlos oder höchstens von geringerer Wirksamkeit sein als ein richtig gewähltes einfaches homöopathisches Mittel. Dies alles geben wir zu.

Aber das sind doch nur die ungünstigen Möglichkeiten der Mischung von Arzneisubstanzen oder der Zusammensetzung von Arzneikräften! Nur diese allenfalls ungünstigen Möglichkeiten als existent behaupten zu wollen, ist eine durch nichts begründete Willkür. Es gibt doch auch eine Reihe von günstigen Möglichkeiten der Kräftezusammensetzung. Die günstigste wäre die, daß die zusammenzusetzenden Kräfte alle in einer Richtung wirken, dann ist die Resultante natürlich gleich der Summe dieser Kräfte. Das heißt, ein solches Mittel – und wäre es auch nur ein Doppelmittel – müßte bereits erheblich stärker und rascher wirken als ein Einzelmittel.

Ließe sich dies am Krankenbette, auch nur mit Doppelmitteln, nachweisen, dann wäre der Sieg der Komplexmittel erwiesen, da bereits ein Doppelmittel ein Komplex- oder zusammengesetztes Mittel ist. Gelingt es, zwei Mittel harmonisch zusammenzusetzen, weshalb nicht auch deren drei oder mehrere! Lassen wir DR. LUTZE in dieser Sache wieder zu Worte kommen. Er sagt:

„Ein höchst wichtiges Kapitel ist das der Doppelmittel. Wie bei akuten Krankheiten oftmals zwei Mittel im Wechsel gegeben werden müssen, wenn beide angezeigt sind, so kann man auch bei einem chronischen Leiden, bei welchem durch ein Mittel nicht alle Symptome gedeckt werden, sondern zwei Arzneien auf der Waage liegen, deren jede ziemlich gleiche Berechtigung hat, zuerst gegeben zu werden, so kann man, sage ich, diese beiden Arzneien zusammen geben, d. h. von jeder vier oder fünf Körner in ein und demselben Glase mit Wasser auflösen und davon, wie früher bei chronischen Krankheiten gelehrt wurde, drei Tage einnehmen lassen, worauf die mehrmonatliche Pause folgen muß*, zum Beispiel bei Ausschlag oder Flechten und zugleich vorhandener großer Schwäche durch Blutentziehung oder Säfteverlust gebe ich Sulphur und China in 30. Potenz zusammen. Sulphur gegen die Psora (Blutentmischung) und China gegen die Schwäche, beide angezeigt, beide gleichberechtigt – und die Erfahrung lehrt, daß der Erfolg ein überraschender ist, und man bedeutend schneller dadurch heilen kann, als wenn eines der Mittel allein gegeben wird.

Bei Magenkrampf, dessen Symptome Nux vom. deckt, bei zugleich vorhandenem oder früher dagewesenem Hautausschlag gebe ich Nux vom. und Sulphur zusammen. – Bei einer Flechte, die nach verschmierter Krätze und vertriebener Syphilis entstanden ist, gebe ich Sulphur und Mercur zusammen usw. usw.

Gewarnt muß hierbei nur vor dem willkürlichen Zusammengeben zweier Mittel werden, von denen nicht jedes für den einzelnen Fall homöopathisch passend, d. h. mit den Symptomen übereinstimmend ist, doch versteht sich das ja eigentlich von selbst, da überhaupt von einer nicht homöopathisch gewählten Gabe keine Wirkung zu erwarten ist.

---

* Wir sahen aber, daß man sogar bei Hochpotenzen, wie Dr. Kranz-Busch mitteilte, auch von 8 zu 8 Tagen mit Erfolg bei chronischen Krankheiten Mittel geben kann. Ich erwähne dies, um meine Leser vor Einseitigkeit zu bewahren. (G. W. Surya).

Ausnahmen von Mitteln, die man in hoher und höchster Potenz nicht zusammen geben könnte, gibt es nicht. Ich denke hierbei an die Antidote (Gegenmittel, Gegengifte), da ich bisweilen gefragt wurde: Darf man denn auch Antidote zusammen geben?

Die Erfahrung lehrt, daß, wo zwei Antidote bei einem Krankheitsfalle angezeigt sind und zusammen gegeben werden, die Wirkung eine schlagende ist".*

Diese höchst wichtige, für den praktischen Arzt durch nichts zu ersetzende Lehre von der hohen Wirksamkeit der Doppelmittel wurde bereits vor 24 Jahren durch DR. JULIUS AEGIDI, damaligen Leibarzt der Prinzessin Friedrich von Preußen in Düsseldorf, und späterem Geh. Medizinalrat in Freienwalde a. d. Oder, entdeckt und aufgestellt, unserem Meister Hahnemann im Jahre 1833 mit 233 Fällen von Heilungen durch Doppelmittel übersandt, von diesem mit Freuden aufgenommen, aber durch unangebrachte Besserwisserei anderer der Welt gestohlen; während der Entdekker dem Spott sog. Fachgelehrter preisgegeben wurde.

Hören wir jetzt das Antwortschreiben Hahnemanns an Dr. Aegidi in Düsseldorf vom 15. Mai 1833 auf dessen Bericht über den Erfolg von Doppelmitteln bei 233 Heilungen:

,,Lieber Freund und Kollege!

Glauben Sie ja nicht, daß ich etwas Gutes verschmähe aus Vorurteil, oder weil es Änderungen in meiner Lehre zuwege bringen könnte. Mir ist es bloß um Wahrheit zu tun, und ich glaube auch Ihnen. Ich freue mich daher, daß Sie auf einen so glücklichen Gedanken gekommen sind, ihn aber in der notwendigen Einschränkung gehalten haben: ,Daß nur in dem Falle zwei Arzneisubstanzen in feinster Gabe oder zum Riechen zugleich eingegeben werden sollen, wenn beide gleich homöopathisch dem Fall angemessen scheinen, nur jede von einer anderen Seite.' Dann ist das Verfahren so vollkommen unserer Kunst gemäß,

---

* Die Lösung dieses Widerspruches liegt darin, daß wir die Hochpotenzen (von der 30. angefangen) nicht mehr als chemische Kräfte auffassen dürfen, sondern als Arzneikräfte, und solche können, obwohl untereinander im Gegensatz stehend, doch in bezug auf die Heilwirkung dasselbe Ziel verfolgen.

daß nichts dagegen einzuwenden ist, vielmehr, daß man der Ho-
möopathik zu Ihrem Funde Glück wünschen müsse. Ich selbst
werde die erste Gelegenheit benutzen, ihn anzuwenden, und
zweifle am guten Erfolg keinen Augenblick. Auch freut es mich,
daß unser v. BÖNNIGHAUSEN einstimmig mit uns hierin denkt und
handelt. Ich glaube auch, daß beide Mittel zu gleicher Zeit gegeben werden sollten – so wie ich zu gleicher Zeit Sulphur und
Calcaria gebe, wenn ich Hepar sulph. eingebe oder riechen lasse.*
Erlauben Sie also, daß ich Ihren Fund in der nächsten erschei-
nenden fünften Ausgabe des *Organons* der Welt gehörig mitteile.
Bis dahin aber bitte ich, alles bei sich zu behalten und auch Herrn
Jahr, auf den ich viel halte, dazu zu vermögen. Zugleich werde
ich dabei gegen allen Mißbrauch, nach leichtsinniger Wahl zweier
zu verbindender Arzneien daselbst protestieren und davor ernst-
lich warnen.

Bleiben Sie gewogen
Ihrem
Samuel Hahnemann.‘‘

In einem anderen Briefe HAHNEMANNS an DR. AEGIDI vom 19.
Juni 1833 heißt es:

,,Ihrem Funde vom Geben einer Doppelarznei habe ich einen
eigenen Paragraphen in der fünften Ausgabe des *Organons* ge-
widmet, wovon ich gestern abend das Manuskript an ARNOLD
abgesendet und dabei bedungen habe, daß er es bald drucken
und meinem Stahlstich vorsetzen lasse. – Die Weltjagd um Priorität ist eine ängstliche Jagd. Vor 30 Jahren war ich noch so
schwach, darum zu buhlen. Aber schon lange ist mir’s nur darum
zu tun, daß die Welt die beste, nutzbarste Wahrheit erlange, sei’s
durch mich oder einen anderen. – –‘‘

So spricht der Meister, und wir fragen nun: Wo ist jener Para-

---

* Hahnemann sah in den letzten Jahren seines Lebens gute Erfolge bei gewissen Krankheiten bloß durch *Riechenlassen* der 30. Potenz des entsprechenden
Heilmittels! Das ist im Grunde genommen eine wunderbare Tatsache! Denn wie
ungeheuer gering mögen die Arzneimengen sein, die schon durch bloßes Riechenlassen auf den Körper einwirken.

graph geblieben? – Wir durchblättern das Organon von der ersten bis zur letzten Seite – und finden ihn nicht!

Ich will erklären, wie das geschehen konnte: Samuel Hahnemann trug die neue Entdeckung, die er bis dahin geheim gehalten hatte, der freilich noch kleinen Versammlung der homöopathischen Ärzte am 10. August 1833 vor; statt aber offene Herzen zu finden, fand er starre, im Alten verdummte und verdumpfte Geister, die nicht das Heil, welches in der neuen Entdeckung verborgen lag, sondern nur einen Anlaß zu neuen Angriffen und Anfeindungen von seiten der Gegner darin erblickten, es mit der Vielmischerei der Allopathen verglichen, und Hahnemann beredeten, die Veröffentlichung aufzugeben, ja es wirklich dahin brachten, daß einer die Erlaubnis erhielt, bei seiner Durchreise durch Dresden den schon gedruckten Paragraphen der Druckerei wieder abzunehmen!

So wurden wir, so wurde die Welt 21 Jahre lang betrogen, bestohlen um die wichtigste Entdeckung in der Homöopathie, denn die Veröffentlichung der Sache durch Dr. Aegidi im 14. Bande des Archives für die homöopathische Heilkunst (1834) fand so viele unvernünftige, schamlose Angriffe, daß sie, weil die Mehrzahl nur auf das Geschrei der Menge hört, bald vergessen wurde und der würdige Entdecker lieber schwieg, ehe er sich der Mißhandlung der Dummheit, der Borniertheit und des Neides weiter aussetzte.

Jetzt ist die Zeit der Vergeltung gekommen; die unterdrückte Entdeckung geht neubeschwingt wie ein Phönix aus der Asche hervor und soll nun wahrlich nicht wieder begraben und vergessen werden!

Wenn die Gegner der Doppelarzneien die Vielmischerei der Allopathen damit in Verbindung brachten, so zeigten sie deutlich, daß sie weder das Wesen der Homöopathie, noch das der Potenzierung im Geiste erfaßt hatten. Wenn eine Arznei homöopathisch, d. h. nach dem Gesetze der Ähnlichkeit gewählt ist, so kann dies mit einer auf Gesetzen beruhenden Verbindung von Arzneien verglichen werden. Es kann aber von Mischung nur bei gröberen Stoffen die Rede sein, nicht jedoch bei hohen Dynamisationen, das heißt so verfeinerten Kraftentwicklungen, daß sie alles Stoffartigen entäußert sind und nur mit dem Namen das Geistige des Urstoffes* an sich tragen, vermittelst dessen sie einer so mächtigen Wirkung fähig sind, daß z. B. durch das bloße Riechen an einer solchen Potenz wochenlanger, ja jahrelanger Schmerz in einem Augenblicke weicht, wenn das Mittel richtig gewählt ist, wie Tausende von Beispielen zeigen. Geistige Kräfte mischen sich ebensowenig, wie mit dem Geiste aufgenommene Geistesprodukte; ein Beweis dafür ist unser Gedächtnis, in welchem tausenderlei Dinge, Erlerntes und Erfundenes, nebeneinanderstehen, ohne sich zu vermischen, denn wenn dies geschieht, so ist es ein Zeichen von Geisteskrankheit, Verwirrung und Wahnsinn."

Wenn nun Dr. Lutze so begeistert für die Anwendung der Doppelmittel eintrat, so muß er damit außerordentliche Erfolge gehabt haben. So war es auch! Und da diese Schrift auch in die Hände angehender Ärzte fallen wird, so muß ich als Exempel doch wenigstens eine auffallende Heilung mittels Doppelmittel bringen, denn diese bilden den Übergang zur vielangegriffenen Komplexhomöopathie, deren Ehrenrettung ich mir zur besonderen Aufgabe gemacht habe. Dr. A. Lutze schreibt:

„Der merkwürdigste Fall einer Heilung durch Anwendung eines Doppelmittels ist der des Strumpfwirkermeisters Johann Friedrich Harnisch aus Hoheneck bei Stollberg in Sachsen; so merkwürdig, daß der hiesige Premierminister von Gossler den Geheilten selbst in Augenschein nahm, und der Fall nicht bloß durch die in meiner Klinik anwesenden Doktoren der Medizin MOLDENHAVER und LÖWENSTEIN, sondern auch auf Befehl des Ministers amtlich festgestellt wurde. Patient wandte sich schriftlich an mich und berichtete mir folgendes: Alter 44 Jahre, seit 13½ Jahren Knochenfraß am linken Bein, welches sechs eiternde Wunden hatte. Das Bein war ungefähr seit jener Zeit 1½ Zoll

---

* Hier ist offenbar die *Urtinktur* gemeint, von welcher die betreffende Hochpotenz gemacht wurde. Im übrigen ist es staunenswert, welch *vergeistigte* oder *okkulte* Auffassung hier Dr. Lutze bezüglich der homöopathischen Potenzen bereits entwickelt! (G. W. Surya.)

kürzer als das andere, so daß er seit etwa 14 Jahren stark hinkte. Er hatte viele Ärzte dabei gebraucht, doch hatten sie nie die Wunden, welche 4 Knochenstücke ausgestoßen hatten, zur Heilung bringen können. Durch die viele Anstrengung beim Gehen war auch der rechte Oberschenkel angegriffen, und namentlich im Hüftgelenk empfand er oft starkes Reißen und Steifheit. Alljährlich hatte er wegen Blutandrang nach dem Kopfe 2 oder 3 mal zur Ader gelassen, 25 Jahre lang, was ihn auch sehr geschwächt hatte. Ich sandte ihm Sulphur und China zusammen (beides in 30. Potenz). Sulphur gegen die Psora, China wegen des Blut- und Säfteverlustes, und nach sechs Wochen gab er bei seinem ersten Besuch in Cöthen folgendes zu Protokoll: ,Gleich nach dem ersten Einnehmen bekam ich Ruhe im Bein, daß ich drei Nächte hindurch schlafen konnte, was ich seit vier Wochen vor Reißen und Angst nicht imstande gewesen war. Darauf bekam ich erneutes Reißen, besonders in der rechten Hüfte, und Leibschmerzen, mit Aufgetriebenheit des Unterleibes. Am zwölften Tage fühlte ich ein Ziehen und Recken in den Beinen, wie ich es noch nie gehabt, wodurch ich mich aber so gestärkt fühlte, daß ich mich nur immer recken und strecken mußte. Dieses Bedürfnis verstärkte sich noch in der Nacht vom 13. zum 14. Tage, so daß ich fast gar nicht schlafen konnte, und als ich aufstand, bemerkte ich zu meinem und aller größtem Erstaunen, daß beide Beine gleich lang geworden waren. Wer mich nicht sah, wollte es nicht glauben, auch die Ärzte konnten es nicht begreifen, da mich jedermann seit 14 Jahren hatte am Stocke hinken sehen und ich jetzt ohne Stock wie ein Soldat gehe. Auch hat sich die Schwäche in der rechten Hüfte verloren, denn während ich früher kaum eine Stunde des Tages gehen konnte, habe ich gestern einen Marsch von 10 Stunden (von Hoheneck nach Altenburg) gemacht, um nach Cöthen zu kommen, und bin nicht im mindesten angegriffen, sondern werde morgen denselben Weg zu Fuß zurücklegen.'

Welches Aufsehen dieser Fall in Sachsen erregte, brauche ich nicht erst zu sagen; doch das Volk will sehen, und da es hier ein Beispiel vor Augen hatte, so glaubte jeder Einzelne, auch so schnell geheilt zu werden, und oft waren an einem Tage 50 bis 60 Personen aus Sachsen in meiner Klinik; Harnisch, der mich nun alle 6 bis 8 Wochen besuchte, brachte jedesmal 30 bis 40 schriftliche Krankenberichte mit, und dieser Fall hat viele Menschen zur Homöopathie bekehrt, die früher nicht daran glaubten. – Interessant ist es für jeden Kenner der Homöopathie, daß eine Gabe eines Doppelmittels diese Heilung in 14 Tagen vollendete. Jeder Arzt wird aber noch fragen, wie ich es damals tat, ‚wie ist dies zugegangen, und was lag eigentlich vor, daß das eine 1½ Zoll kürzere Bein dem anderen gleich werden konnte?'

Nach genauer Untersuchung und Befragung fand ich folgendes: Das linke Bein mit dem Knochenfraß war zwar kürzer als das andere, doch konnte in diesem Beine die Verkürzung nicht liegen, da nur Knochensplitter herausgeschworen, die Schenkelknochen aber ihrer Länge nach normal waren, der Eiter der Wunden hatte sich verbessert, und der Schmerz war verschwunden. Also mußte die Ungleichheit in einer Verlängerung des rechten Schenkels ihren Grund gehabt haben, und richtig erinnerte sich der Patient, daß er vor 14 Jahren vor Aufbruch des linken Beines heftige Schmerzen in der rechten Hüfte gehabt. Daraus schließe ich, daß er damals an Hüftgelenk-Entzündung (Coxitis oder Coxarthrocace) gelitten, welche jedoch im ersten Stadium (der Verlängerung des Schenkels) stehen geblieben, sobald das andere Bein aufgebrochen, und der Krankheitsprozeß sich in veränderter Form auf dasselbe geworfen hatte. Durch mein tief in den Organismus eingreifendes Doppelmittel war das ältere Übel von neuem in Bewegung gesetzt und zur Heilung gebracht worden. Ich kann übrigens mehrere Fälle aufweisen, in welchen langjährig veraltete Hüftgelenk-Entzündung auf ähnliche Art geheilt und ein Bein dem anderen gleich geworden ist. Der Unterschied liegt nur darin, daß zu ähnlichen Fällen oft eine jahrelange Kur nötig war, während bei diesem das Doppelmittel in 14 Tagen die Heilung vollendete."

Dr. Lutze führt in seinem „Lehrbuch der Homöopathie" noch weitere 13 markante Fälle gelungener Heilungen mit Hilfe von Doppelmitteln an und beschließt diese Krankengeschichten mit den Worten: „Beispiele genug, um das Verfahren genau kennen zu lernen, für den, der es will. Wer's nicht will, dem würden auch noch tausend andere Beispiele nicht nützen."

Es ist nun wohl für jeden Einsichtigen klar, daß man mit eben derselben Berechtigung, als man zwei homöopathische Heilmittel zu einem Doppelmittel vereinigen kann, auch drei oder mehrere Mittel zu Komplexmitteln zusammensetzen kann, sofern eben diese verschiedenen Mittel einander ergänzen oder demselben Ziele zustreben. Das Kennzeichen der richtigen Zusammensetzung ist, daß solch ein Komplexmittel eine stärkere oder raschere Heilwirkung entfaltet, als die einzelnen Bestandteile für sich genommen sie leisten würden. Aus dieser erhöhten Leistung können wir also mit Sicherheit schließen, daß wir nach richtigen Grundsätzen – und nicht wahllos – ein Komplexmittel zusammengemischt haben.

Derartige brauchbare, ja höchst wertvolle Zusammensetzungen von Komplexmitteln von drei bis zehn Arzneisubstanzen sind heute eine tausendfach erprobte Tatsache. So zeigt es sich z. B., daß die komplexen Fiebermittel von ZIMPEL, MATTHEI, FELKE oder OTTINGER – um nur etliche Systeme zu nennen – dem einfachen homöopathischen Fiebermittel Akonit weit überlegen sind, so daß ehemalige Anhänger der einfachen Homöopathie, sobald sie die Wirkung solcher Fiebermittel einmal mit eigenen Augen gesehen haben, nicht mehr mit Akonit arbeiten wollen.

Zudem, wie schwer fällt es dem Laien, sich in der einfachen Homöopathie zurecht zu finden, wenn er sieht, daß z. B. Dr. Lutze gegen Wechselfieber einundvierzig Fiebermittel anführt! Da ist es doch leichter, ein komplexes Fiebermittel mit eventuell noch ein bis zwei Spezialmitteln zu beherrschen, als diese einundvierzig Fiebermittel der einfachen Homöopathie. Auf diesen Punkt werden wir bei Besprechung der Heilsysteme von Zimpel und Matthei noch des näheren eingehen.

Hier sei nur soviel gesagt, daß die Komplexmittel gegenüber den einfachen Mitteln ebenso berechtigt sind, wie in der Musik der Akkord dem einzelnen Ton gegenüber.

Und nun wollen meine Leser sicherlich noch Aufschluß darüber, welches System der Komplexhomöopathie das beste ist. Diese Frage läßt sich nicht einfach beantworten. Jedes System hat – wie der Heilkundige Grafé in Naumburg a. d. S. in einem Artikel über das Komplexsystem Madaus (Juniheft 1922 ,,Der Heilkundige") richtig bemerkt, seine Vorzüge. Ist dem so, so hat auch jedes System seine Schwächen. Deshalb ruft Grafé als ehrlicher Mann seinen Kollegen zu: ,,Prüfet alles und behaltet das Beste". Er hat nun folgende vier Systeme der Komplexhomöopathie geprüft und für ebenbürtig gefunden:

Zimpels spagyrische Heilweise,
Elektrohomöopathie,
Hense T. R. V. W. (Thorraduran),
Madaus.

Dieses Urteil wird jeder Einsichtige für gerecht halten. Er wird sich auch nicht irre leiten lassen, daß, wenn z. B. ein chronisch Kranker durch die Systeme A, B und C nicht geheilt wurde und nun durch das System D Heilung fand, dieses System D als das absolut überlegene in allen Fällen zu bezeichnen wäre. Schon beim nächsten Fall kann die Sache so liegen, daß D versagte und vielleicht A oder B als wirksam sich erwiesen! Die Ursache liegt darin, daß eben für eine bestimmte Krankheit und bestimmte Individualität ein bestimmtes Komplexmittel das richtigste ist, und dieses wird natürlich dann Sieger über all die anderen Komplexmittel sein.

Es ist also im Interesse der Kranken gut, daß wir mehrere Systeme der Komplexhomöopathie haben, und der Praktiker halte sich nur an Grafés wohlgemeinten Rat, allen Systemen das Beste zu entnehmen oder kurz gesagt, nur mit den Vorzügen der einzelnen Systeme zu arbeiten, dann wird er bestmögliche Erfolge haben. Aber natürlich, Grafé fügt auch hinzu, daß man jedes System vollständig beherrschen muß, um darin Großes zu leisten!

Ich möchte noch auf eine neuere Richtung in der Homöopathie, die sogenannten Akkordpotenzen, aufmerksam machen, die sicher vielverheißend sind. Entdecker dieser ,,Akkordpotenzen" ist Dr. med. M. Cahis (Barcelona). Das Wesen derselben besteht darin, daß Dr. Cahis von ein und demselben Mittel niedrige, mittlere und hohe Potenzen mischt und damit ausgezeichnete Erfolge, namentlich bei allen Arten des Krebses erzielt.*

Dr. Cahis schreibt: „Ich habe Krebs des Magens, der Brust, der Blase, der Unterlippe, der Nase usw. mit meinen Akkordpotenzen geheilt und bin überzeugt, daß diese das Mittel gegen Krebs sind." – Nun, wer die homöopathische Literatur kennt, weiß, daß auch andere Homöopathen, wie Dr. med. Compton-Burnett, der deutsche Arzt Dr. Emil Schlegel in Tübingen, mit einfachen homöopathischen Mitteln oft überraschende Erfolge bei Krebs hatten. Aber ebensolche Erfolge haben auch die praktischen Vertreter der Heilsysteme von Zimpel und Matthei zu verzeichnen, worauf wir später noch eingehen werden.

Wenn sich aber die Akkordpotenzen des Dr. Cahis gegen Krebs so gut bewährten, so ist mit Sicherheit zu schließen, daß sie sich auch gegen andere schwere chronische Leiden, wie Tuberkulose und Syphilis, ebenso behaupten werden, woraus zu ersehen ist, daß auch die sogenannte einfache Homöopathie noch ausbaufähig ist.

Damit glaube ich, die Entwicklung des homöopathischen Grundgedankens und Heilsystems von Hahnemann bis auf unsere Zeit sowie die wissenschaftliche und okkulte Begründung der Homöopathie ziemlich eingehend gegeben zu haben. Einige Worte über die positiven und volkswirtschaftlichen Vorteile der Homöopathie seien noch hinzugesetzt:

1. Große Ersparnisse an Arzneikosten. Man kann wohl ruhig behaupten, daß die Kosten von homöopathischen Kuren in den meisten Fällen kaum ein Zehntel der allopathischen Kuren betragen. Oft kann man – besonders wenn man, wie Dr. Lutze, mit Hochpotenzen arbeitet – mit wenigen Streukügelchen, deren Ko-

---

* Wer sich für Krebsheilungen interessiert, den verweise ich auf die Werke von Dr. med. Emil Schlegel: „Innere Heilkunst" und „Die Krebskrankheit". Darin wird die homöopathische Krebsbehandlung ausführlich dargelegt. Ferner: G. W. Surya: „Rationelle Krebs- und Lupuskuren". Siebente verbesserte Auflage, Rohm-Verlag in Bietigheim/Württemberg, in Vorbereitung.

sten auch heute noch minimal sind – ein altes chronisches Leiden
heilen.

2. Die homöopathischen Heilungen sind rascher, sicherer und
gründlicher als die allopathischen.

3. Desgleichen beobachtet man bei guten homöopathischen
Kuren keine Folgekrankheiten und eine raschere und leichtere
Rekonvaleszenz.

4. Ist jede Arzneimittelvergiftung so gut wie ausgeschlossen.

5. Die Zahl der Todesfälle ist bei homöopathischer Behandlung erwiesenermaßen geringer als bei allopathischer.

6. Ferner sinkt auch die Kindersterblichkeit bei ausschließlich
homöopathischer Behandlung, was nach den beiden Weltkriegen
besonders wichtig ist.

7. Die Möglichkeit der Vermeidung vieler Operationen ist tatsächlich durch die Homöopathie erreichbar, und zwar von der
Warze bis zum Krebs, wie dies der geniale Arzt Dr. Emil Schlegel
in seiner ,,Inneren Heilkunst'' an zahlreichen Beispielen nachgewiesen hat.

*Studiert die Homöopathie zu euerem eigenen Heil sowie zum
Heile der Menschheit. Mit einem Wort:*
Werdet praktische Homöopathen!

Literaturangabe.

Um es gleich hier vorauszusagen: die homöopathische Literatur (pro und contra) ist sehr zahlreich. Es können daher nur die
besten Werke angeführt werden.

A. Einführende und allgemeine Werke.

DR. MED. WILHELM AMEKE, *Die Entstehung und Bekämpfung
der Homöopathie.* Mit einem Anhang: Die heutige Universitäts-
medizin. Berlin 1884.

DR. MED. EMIL SCHLEGEL *(Tübingen), Die Stellung der Homöopathie zu den Grundfragen der Heilkunst.* Eine allgemeine Einführung in die Lehren Hahnemanns, besonders für Ärzte und Studierende der Medizin. Kiel 1883.

PROF. DR. MED. GUSTAV JÄGER, *Die homöopathische Verdünnung* im Lichte der täglichen Erfahrung und des gesunden Menschenverstandes. Stuttgart 1889.

PROF. DR. MED. GUSTAV JÄGER, *Die Homöopathie.* Urteil eines Physiologen und Naturforschers. Stuttgart 1888.

PROF. HUGO SCHULZ *(Greifswald), Similia similibus curantur.* München 1920.

DR. MED. RUDOLF TISCHNER *(München), Das biologische Grundgesetz in der Medizin.* München 1914.

HAHNEMANN, DR. SAMUEL, *Organon der Heilkunst,* nach der Ausgabe von 1838 neu und unverändert herausgegeben von Hähl. Das klassische Hauptwerk Hahnemanns!

B. Homöopathische Arneimittellehre.

Wenn man sich über die allgemeinen Grundsätze der Homöopathie einmal klar geworden ist, dann ist es die nächste Aufgabe des angehenden Homöopathen, den Wirkungskreis der einzelnen homöopathischen Arzneien (auf Grund der angestellten Arzneiprüfungen an Gesunden und Erfahrungen an Kranken) kennen zu lernen. Zwar enthalten die meisten homöopathischen Hand- und Lehrbücher auch eine kurze Charakteristik der wichtigsten homöopathischen Mittel, und man kann damit bereits ganz gut praktisch arbeiten; wer sich jedoch gründlich zum Homöopathen ausbilden will, der muß zwecks Ergänzung der Hand- und Lehrbücher sich auch noch die eine oder andere Arzneimittellehre anschaffen, da er aus solchen Büchern noch sehr viel erlernen kann.

BÖNNIGHAUSEN, *Therapeutisches Taschenbuch* für homöopathische Ärzte zum Gebrauch am Krankenbette und beim Studium der reinen Arzneimittellehre. Herausgegeben von Dr. E. S. Fries, homöopathischer Arzt in Zürich.

DEWEY, DR. W. A., *Katechismus der reinen Arzneiwirkungslehre* (Essential of Homöopathie Materia medica), unter Berücksichtigung der Homöopathie, der Pharmakologie und der homöopathischen Pharmazie als Einführung in die homöopathische Praxis für Ärzte, Studierende, wie für Gebildete überhaupt. Zweite, verbesserte und vermehrte Auflage. Deutsch von Dr. med. Voorhoeve, Dillenburg. Mit 57 Abbildungen von Arzneipflanzen, Drogen usw.

Darüber schreibt *Dr. Voorhoeve* im Vorwort zur ersten Auflage: Was den Zweck der Herausgabe dieses Buches in deutscher Sprache anbelangt, so sei hierüber bemerkt: Es ist eine Tatsache, daß die Zahl der homöopathischen Ärzte in Nordamerika im Jahre 1875 nur 5000 betrug, und daß sie sich im Jahre 1893 auf 12 000 erhöht hatte. Dieser großartige Fortschritt, welchen die Homöopathie in keinem anderen Lande der Welt gemacht hat, konnte nur an der Art und Weise liegen, in der die Professoren der Materia medica an den Universitäten in den Vereinigten Staaten die Studierenden mit der Homöopathie bekannt und ihnen den etwas schwierigen und sehr umfangreichen Stoff sozusagen mundgerecht machten, um denselben dann leichter beherrschen zu lernen. Der Lehrplan, nach welchem dies geschah, ist aber doch erst seit einigen Jahren durch den ehemaligen Professor der Arzneimittellehre am „Hahnemann Medical College" in San Franzisko, Dr. med. W. A. Dewey, durch die Herausgabe seiner „Essential of Materia medica" bekannt geworden. Dieses Buch erregte großes Aufsehen und wurde schnell beliebt, auch für viele amerikanische Homöopathen dürfte dieses jetzt ein unentbehrlicher Ratgeber sein. In Form eines Frage- und Antwortspieles und in telegrammartiger Kürze werden darin die wichtigsten, außerdem aber auch die an Kranken in bezug auf ihre Heilwirkung erprobten Mittel den Studierenden vor die Seele geführt. Dies geschieht aber nicht alphabetisch dem Anfangsbuchstaben der Arzneimittel nach, sondern in Arzneimittel-Gruppen, indem an das ausführlich geschilderte Arzneimittel einer Gruppe sich die in dieselbe gehörigen Mittel anschließen, aber in kurzen und knappen Zügen, durch die sie sich vom Hauptmittel unterscheiden. Man besitzt also in diesem Buche einen zuverlässigen und brauchbaren Pfadfinder auf dem weitschichtigen, sonst kaum zu beherrschenden Gebiet der homöopathischen Arzneiwirkungslehre, der in jedem Falle zeigt, worauf es hauptsächlich bei der Mittelwahl ankommt, und zu welchem Mittel man greifen muß, wenn Abweichungen von dem Symptombilde des anscheinend passenden Hauptmittels bestehen.

124

FARRINGTON, E. A. M. D., *Klinische Arzneimittellehre*. Eine Reihe von Vorlesungen, gehalten am HAHNEMANN MEDICAL COLLEGE in Philadelphia von dem verstorbenen DR. MED. E. A. FARRINGTON. Phonographiert und herausgegeben mit Hilfe von des Vortragenden Manuskript von DR. MED. CLARENCE BARLETT und durchgesehen von DR. MED. S. LILIENTHAL. Mit einer Lebensskizze des Verfassers von DR. MED. AUG. KORNDÖRFER. Aus dem Englischen übersetzt von DR. HERMANN FISCHER, homöopathischer Arzt in Westend-Charlottenburg. *Zweite Auflage* nach der vierten, vermehrten amerikanischen Auflage, ergänzt und verbessert von DR. PAUL KLIEN, Leipzig 1913, (803 Seiten Lexikonformat!)

Dr. Hermann Fischer sagt darüber im Vorwort: Indem ich *Farringtons* klinische Arzneimittellehre den deutschen Homöopathen zugänglich mache, bin ich in der angenehmen Lage, keine empfehlenden Worte vorausschicken zu brauchen. Das Buch ist so vortrefflich und in so echt homöopathischem Geiste geschrieben, daß es sich selbst am besten empfiehlt. So möge denn das Buch unserer guten Sache neue Freunde gewinnen und den alten Anhängern siegreiche Waffen in die Hand geben gegen Unduldsamkeit und Hochmut, damit endlich auch der *Heil*wissenschaft und namentlich der leidenden Menschheit ein Auferstehungsfest bereitet werde.

FELLENBERG-ZIEGLER, A. v., *Kleine homöopathische Arzneimittellehre* oder kurzgefaßte Beschreibung der gebräuchlichsten homöopathischen Arzneimittel zum Gebrauche für Nichtärzte. Hilfsbuch zu den homöopathischen Hand- und Lehrbüchern zur Behandlung der Krankheiten der Menschen und Tiere. Eines der gangbarsten und populärsten Werke über die homöopathische Arzneimittellehre.

HEINIGKE, DR. CARL, *Handbuch der homöopathischen Arzneimittellehre*. Neue Auflage bearbeitet von DR. HENGSTEBECK.

KEIL, DR. W., *Einleitung in das Studium der reinen Arzneimittellehre*.

DR. E. KRÖNER und DR. F. GISEVIUS, *Handbuch der homöopathischen Heillehre*. 3 Bände.

MÜLLER, DR., *Charakteristik von 50 der wichtigsten homöopathischen Heilmittel* behufs ihrer Anwendung in den gewöhnlichsten Krankheitsfällen.

125

Die Charakteristik der einzelnen Mittel ist von dem bekannten Autor so überaus ausführlich und verständlich dargestellt, daß auch der Laie eine genaue Kenntnis des Wirkungskreises derselben sich aneignen kann. Die Gabe des Medikamentes und die zu beobachtende Diät ist in jedem Falle vorgeschrieben. Es eignet sich daher dieses Buch ebenso als Ratgeber in den gewöhnlichen Erkrankungsfällen für das Haus als auch besonders für die Reise, und soll bei Zusammenstellung der Hausapotheken ganz besonders darauf Rücksicht genommen werden.

DR. MED. K. STAUFFER, *Klinische homöopathische Arzneimittellehre.*

Dr. Stauffer war einer der besten homöopathischen Ärzte Deutschlands und hat seine großen praktischen Erfahrungen in einigen großen Werken niedergelegt. Da das eben angeführte Werk vielen zu teuer sein dürfte, so verweisen wir auf ein zweites Buch desselben Autors, Homöopathisches Taschenbuch, kurzgefaßte Arzneimittellehre zum Gebrauche für angehende homöopathische Ärzte; und auf: ,,Symptomen-Verzeichnis nebst vergleichenden Zusätzen zur homöopathischen Arzneimittellehre``.

VOORHOEVE, DR. MED., *Arzneiwirkungslehre* neuerer homöopathischer Arzneimittel, Ergänzungsband zu Heineckes Handbuch der homöopathischen Arzneiwirkungslehre, 1910.

Einiges aus der Schatzkammer der homöopathischen Arzneimittellehre. Von dem *alten Praktikus* AUGUST ZÖPPRITZ *in Stuttgart.* Kurze Charakteristik der wichtigsten homöopathischen Arzneimittel.

DR. MED. DAHLKE, *Gesichtete Arzneimittellehre.* Ausgezeichnetes Buch des homöopathischen Arztes. Derselbe weilte 17 Jahre in Indien und wurde dort Buddhist, gründete dann in Berlin-Frohenau eine buddhistische Gemeinde und übte dort eine große homöopathische Praxis aus.

C. Populäre Hand- und Lehrbücher.

BRAND, JOH. O. FR., *Homöopathischer Haus- und Selbstarzt.* Eine praktische Anweisung, sich vermittelst der Homöopathie leicht, schnell und sicher in vorkommenden Krankheiten selbst zu helfen. Achte verbesserte und vermehrte Auflage.

BRANDT, C., *Homöopathisches Gesundheitsbuch.* Eine voll-

126

ständige und gründliche Anweisung, um alle in der Familie vorkommenden Krankheiten schnell, billig und gefahrlos zu beseitigen.

BRUCKNER, DR. TH., *Homöopathischer Hausarzt*. Anleitung zur Selbstbehandlung nach den Grundsätzen der Lehre Hahnemanns mit besonderer Berücksichtigung der neueren homöopathischen Literatur Nordamerikas. Zehnte verbesserte Auflage.

GERHARDT, DR. A. V., *Handbuch der Homöopathie für Ärzte und das gebildete Publikum im allgemeinen*. Mit Benutzung fremder und eigener Erfahrungen nach dem neuesten Standpunkt der Wissenschaft bearbeitet. 9. Auflage.

GÜNTHER, DR. F. A. *Der homöopathische Hausfreund.*

I. Teil: ,,Die Krankheiten der Erwachsenen''. Ein Hilfsbuch für alle Hausväter, welche die am häufigsten vorkommenden Krankheiten in Abwesenheit oder in Ermangelung des Arztes schnell und sicher heilen wollen.

II. Teil: ,,Die Kinderkrankheiten und deren homöopathische Behandlung''. Nebst einer ausführlichen Abhandlung über die körperliche Erziehung des Kindes.

III. Teil: ,,Die Frauenkrankheiten''. Ein Hilfsbuch für alle Hausväter, welche die am häufigsten vorkommenden Krankheiten der Frauen in Ermangelung oder in Abwesenheit des Arztes schnell und sicher selbst heilen wollen.

HÄHL, DR. RICHARD, *Herings homöopathischer Hausarzt*. Dreiundzwanzigste Auflage, vollständig umgearbeitet von RICHARD HÄHL, Doktor der Homöopathie (in Amerika promoviert), früherer Sekretär der Hahnemannia und Redakteur der homöopathischen Monatsblätter. 432 Seiten Großoktav.

Aus dem Vorwort zur 22. Auflage: Wenn sich bei einem Buche, das vor 70 Jahren zum erstenmal die Presse verlassen hat, nach einem so langen Zeitraume die Herausgabe einer neuen Auflage als notwendig erweist, so ist das wohl der beste Beweis für dessen Brauchbarkeit. Die vorliegende Auflage von Herings homöopathischem Hausarzt unterscheidet sich in mehrfacher Beziehung von den früheren. Wie sich schon aus dem Umfange ergibt, hat das Buch eine bedeutende Erweiterung erfahren. Weiter hielt es der Bearbeiter für seine Aufgabe, Fremdwörter oder fremdartige Ausdrücke und sprachliche Unebenheiten möglichst zu beseitigen, und zwar hauptsächlich auf Stellen, an denen dieselben zu Mißverständnissen zu führen geeignet waren.

I. Teil: Die häufigsten Krankheitsursachen. 1. Gemütsbewegungen. 2. Folgen von Erkältungen. 3. Folgen von Erhitzungen, übermäßigen Anstrengungen und Erschöpfungen. 4. Beschwerden von Überladen und Verderben des Magens. 5. Folgen alkoholischer und heißer Getränke, des Tabakes, der Gewürze und der

Säuren. 6. Die Folgen häufig angewandter, schädlicher Arzneien und ihre Gegenmittel. 7. Nahrungsmittelverfälschungen und Gifte. 8. Die erste Hilfe bei Vergiftungen. 9. Vergiftungen durch Wunden. 10. Äußere Verletzungen. 11. Verletzungen durch Fremdkörper.

II. Teil: Behandlung der gewöhnlichen Krankheiten. 1. Krankheiten und Beschwerden des Kopfes. 2. Krankheiten der Augen. 3. Krankheiten der Ohren. 4. Krankheiten der Nase. 5. Krankheiten in der Brusthöhle. 6. Halskrankheiten. 7. Zahnschmerzen. 8. Krankheiten der Mundhöhle. 9. Magenkrankheiten. 10. Krankheiten des Unterleibes. 11. Krankheiten der Harnorgane und der männlichen Geschlechtsorgane. 12. Krankheiten des weiblichen Geschlechts. 13. Krankheiten der Kinder. 14. Hautkrankheiten mit Fieber. 15. Langwierige Hautkrankheiten. 16. Einige allgemeine Krankheiten.

HIRSCHEL, SANITÄTSRAT DR. B. *Der homöopathische Arzneischatz in seiner Anwendung am Krankenbett für Familie und Haus.* Nach des Verfassers Tode neu bearbeitet von DR. MED. H. GOULLON, Weimar.

Lehrbuch der homöopathischen Therapie. Nach dem gegenwärtigen Standpunkt der Medizin, unter Benutzung der neueren homöopathischen Literatur des In- und Auslandes, nebst dem Abriß der Anatomie und Physiologie des Menschen und einer Anleitung zur klinischen Krankenuntersuchung und Diagnostik sowie zur Krankenpflege und Diätetik, bearbeitet für angehende Ärzte und gebildete Nichtärzte, von DR. MED. WILLMAR SCHWABE, Leipzig. Mit 266 anatomischen und pathologischen Abbildungen. 2 Bände.

LUTZE, DR. ARTHUR, *Lehrbuch der Homöopathie.* Herausgegeben und neu bearbeitet von Sanitätsrat DR. MED. PAUL LUTZE, homöopathischer Arzt. Vierzehnte Auflage.

Eines der besten und verbreitetsten Lehrbücher der Homöopathie, welches wir wiederholt zitiert haben. Besonders wertvoll ist darin das am Schlusse beigefügte Repertorium.

MÜLLER, DR. CLOTAR, *Der homöopathische Haus- und Familienarzt.* Eine Darstellung der Grundsätze und Lehren der Homöopathie zur Heilung der Krankheiten. Dreizehnte, vermehrte und verbesserte Auflage von Dr. med. VOORHOEVE. 1906.

PUHLMANN, DR. G., *Handbuch der homöopathischen Praxis.* Anleitung zur klinischen Untersuchung Kranker und deren Behandlung nach homöopathischen und diätetischen Grundsätzen,

128

mit besonderer Berücksichtigung der in den Tropen vorkommenden Krankheitsformen. Mit 142 in den Text gedruckten, zum Teil kolorierten Abbildungen und 47 chromolithographischen Tafeln, sowie mit einer Charakteristik des Wirkungskreises sämtlicher in dem Werke empfohlener Arzneimittel. Zweite, wesentlich vermehrte und umgearbeitete Auflage von DR. MED. HENGSTEBECK.

Ein sehr gründliches Werk, das sich gleichfalls großer Wertschätzung in Homöopathenkreisen erfreut. Es gilt als standard work.

SCHLEGEL, DR. EMIL, *Innere Heilkunst* bei sogenannten chirurgischen Krankheiten, mit Heilmittellehre für Krebsbehandlung. Ein homöopathisches Hilfsbuch. Vierte Auflage. 1921. – Überflüssig, dieses vorzügliche Werk zu empfehlen, jeder Homöopath sollte es besitzen.

VOGEL, DR. G., *Homöopathischer Hausarzt*. Ein leichtfaßlicher und praktischer Ratgeber für alle, welche die am häufigsten vorkommenden Krankheiten sicher, schnell und auf angenehme Weise selbst heilen wollen. Dreiundzwanzigste, neu bearbeitete und wesentlich vermehrte Auflage von DR. MED. I. VOORHOEVE. 1910.

VOORHOEVE, DR. MED. I., *Die Homöopathie in der Praxis*.

Verfasser, der in 15jähriger, ausgedehnter ärztlicher Praxis die Vorteile der homöopathischen Heilweise schätzen gelernt hat, gibt in diesem Werke in klarer und deutlicher, für jedermann verständlicher Sprache eine Darstellung des Wesens der Homöopathie und ihrer Anwendung am Krankenbett, wobei er besonders darauf bedacht war, auf den Anfang ernster Krankheiten aufmerksam zu machen und auf die Maßregeln hinzuweisen, welche bis zur Ankunft eines Arztes getroffen werden müssen. Durch die wiederholten Hinweise auf Wasser-, Luft-, Licht-, Massage-, Elektrizitätskuren beweist Verfasser, daß er frei von Einseitigkeit, das Gute auch in anderen Heilmethoden zu schätzen weiß. Die Gesundheitsregeln endlich, welche in mehreren Abschnitten ausführlich besprochen werden, tragen dazu bei, daß das Werk für Gesunde und Kranke von gleich großem Werte ist.

DR. KARL LUDWIG SCHOCK, Die Heilung der Krankheiten durch homöopathische Arzneimittel. Rohm-Verlag in Bietigheim/Württ. Ein sehr wertvolles Buch für jeden Praktiker, welches man bestens empfehlen kann.

DR. MED. K. STAUFFER war zweifellos einer der tüchtigsten homöopathischen Ärzte Deutschlands und hat die vielseitigen Erfahrungen seiner 40jährigen Praxis in seinem großangelegten Werk: ,,*Homöotherapie*" niedergelegt.

ZOPFI, DR. MED. SAMUEL, *Heilkunde, Ergebnisse einer sechzig-jährigen Erfahrung.*

Das Werk enthält eine Fülle praktischer Erfahrungen in durchaus originellem Gewande und verdient daher ganz besonders Praktikern angelegentlichst empfohlen zu werden.

D. Arzneibereitungslehre.

DEVENTER, DR. MED. LUDWIG. Homöopathische Pharmakopoe, dritte Auflage mit einem Anhang: ,,Über Wirkung und Anwendung einiger wichtiger Arzneimittel".

Deutsches homöopathisches Arzneibuch von DR. WILLMAR SCHWABE. Aufzählung und Beschreibung der homöopathischen Arzneimittel nebst Vorschrift für ihre Bereitung, Prüfung und Wertbestimmung. Das Werk umfaßt 664 Seiten und behandelt mehr als 1000 Arzneimittel. 4. Ausgabe.

Deutsches homöopathisches Arzneibuch auf Veranlassung des deutschen Apothekervereines bearbeitet von einer Kommission von Hochschullehrern, Ärzten und Apothekern.

GRUNER, *Homöopathische Pharmakopoe*, bearbeitet zum Gebrauche von Pharmazeuten.

E. Homöopathische Werke
zur Behandlung kranker Haustiere.

BÖHM, CARL, *Die homöopathischen Tierarzneimittel*, deren Bereitung, physiologische Wirkung und klinische Anwendung für Tierärzte und gebildete Landwirte.

BÖHM, CARL, Kurze Anleitung für alle Tierbesitzer, welche ihren Haustieren in den am häufigsten vorkommenden Erkrankungsfällen mit den dagegen erprobten homöopathischen Heilmitteln auf die einfachste, naturgemäße und wenigst kostspielige Weise Hilfe leisten wollen.

130

DEICKE, HEINRICH, Landwirt in Wackersleben, Bezirk Magdeburg. *Homöopathisch-biochemisch-spagyrisches Vademecum für Tierbesitzer.*

Ergebnisse und Heilerfolge einer 20jährigen Praxis bei kranken Haustieren nach Dr. Samuel Hahnemanns Homöopathie, Dr. med. Schüsslers Biochemie und Dr. Zimpels Elektrospagyrischer Heilmethode.

GEORGES, H., Kleiner homöopathischer Tierarzt oder Anweisung für Viehbesitzer, Kutscher, Stallbedienstete und Hirten, welche die am häufigsten vorkommenden Krankheiten ihrer Pferde, Rinder, Schafe, Schweine, Ziegen und Hunde mit homöopathischen Mitteln sicher und billig selbst heilen wollen. Nach langjährigen eigenen Erfahrungen unter Anwendung der besten Hilfsquellen bearbeitet. Zweite, verbesserte und vermehrte Auflage.

Großer illustrierter Haustierarzt. Die Verhütung und homöopathische Behandlung der Krankheiten der Pferde, Rinder, Schafe, Schweine, Hunde und des Geflügels. Von einem wissenschaftlich gebildeten homöopathischen Tierarzt vollständig neu bearbeitet und vermehrt. Mit 76 Abbildungen. Neue Auflage.

Haustierarzt, Kleiner illustrierter. Die innerlichen und äußerlichen Krankheiten der Pferde, Rinder, Schafe, Ziegen, Schweine, Hunde, Katzen und des Federviehes, die Verhütung und Behandlung derselben nach den Grundsätzen der homöopathischen Heilmethode bearbeitet von anerkannt tüchtigen homöopathischen Tierärzten im Vereine mit erfahrenen Landwirten. 8. Auflage. Mit 50 Abbildungen.

GÜNTHER, DR. F. A. *Der homöopathische Tierarzt. I. Teil.* Die Krankheiten des Pferdes und ihre homöopathische Heilung. Ein Hilfsbuch für Kavallerie-Offiziere, Landwirte und Pferdebesitzer. 19. Auflage.

II. Teil. Die Krankheiten der Rinder, Schafe, Schweine, Ziegen und Hunde und ihre homöopathische Heilung. Ein Hilfsbuch für Landgeistliche, Landwirte und alle Besitzer von Haus- und Nutztieren.

III. Teil. Anleitung zur Ausübung der populären homöopathischen Tierheilkunde. Eine Schrift für jedermann, der sich eingehender mit der homöopathischen Tierheilkunde befassen will.

Jeder Band ist einzeln zu haben oder I und II sowie I, II und III in einen Band gebunden.

SCHÄFER, J. C., *Homöopathische Tierheilkunst.* Ein Hilfsbuch für jeden Viehbesitzer, zumeist aber für den bei vorkommenden Viehkrankheiten meist ohne Rat und Hilfe dastehenden Landmann, wonach er seine erkrankten Pferde, Rinder, Schafe, Schweine und Hunde auf die einfachste, schnellste und wohlfeilste Art auf homöopathischem Wege selbst heilen und worin er viel Wissenswertes in bezug auf diese Tiere erfahren kann.

SCHRÖTER, B., Der homöopathische Federvieharzt.

ZIPPERLEIN, W., Der illustrierte Haustierarzt.

Komplexhomöopathie.

Hier noch ein größeres Literaturverzeichnis der Komplexhomöopathie anzugeben, ist uns wegen Raummangels unmöglich. Eine populäre und klare Übersicht über die Zusammenstellung der Komplexmittel, zugleich mit Anleitung zur praktischen Anwendung am Krankenbett sowie Angaben über Diät usw. bei einzelnen Erkrankungen ist in Band IX der „Okkulten Medizin" – unter dem Titel „OTTINGERS verbesserte Komplexhomöopathie" in knapper und verständlicher Weise gegeben. Das Werk ist die Frucht einer sehr großen Heilpraxis. Außerdem ist der Verlag dieses Buches gern bereit, über alle in diesem Bande berührten Systeme und die betr. Mittel Auskunft zu geben.

Eines der ältesten Systeme der Komplexhomöopathie ist jenes von CLERK, dann ist von Bedeutung das Komplexsystem von PASTOR FELKE. Es ist dies die Komplexhomöopathie Heilsystem „Kattwiga", auf Grund langjähriger praktischer Erfahrungen nach PASTOR FELKES Grundsätzen zusammengestellt und nach den Ergebnissen der Augendiagnose geprüft.

Ferner DR. MADAUS-Komplex-Homöopathie.

Remedia complexa fortia DR. H. BENNER.

Isopathie

Ich habe, wie aus dem Vorangegangenen ersichtlich, die Homöopathie ziemlich eingehend behandelt, dieselbe tunlichst von allen Seiten beleuchtet und womöglich immer Ärzte, Fachleute und Praktiker zu Worte kommen lassen, so daß meine Darlegungen auch einer schärferen Kritik – soferne diese es ehrlich meint – standhalten. Durch diese gründliche Behandlung des Wesens und der Erfolge der Homöopathie habe ich noch ein Zweites angestrebt, dessen der Leser aber erst inne wird, wenn er diesen ganzen Band durchstudiert hat. Ich habe nämlich dadurch die Mentalität des Lesers empfänglich gemacht für die übrigen feinstofflichen oder richtiger gesagt dynamischen Heilmethoden, so daß er sich desto leichter darin zurechtfinden wird. Ja, noch mehr, er muß soweit gebracht werden, daß er die Richtigkeit und Überlegenheit all dieser Heilmethoden wie Isopathie, Jatrochemie, Biochemie und Elektrohomöopathie der Schulmedizin oder Allopathie gegenüber klar erkennt, daß er geistig sozusagen auf eigenen Füßen fest stehen lernt und sich durch nichts beirren läßt, mag auch die Schulmedizin alle genannten Heilmethoden, einschließlich der Homöopathie, noch immer auf dem Index stehen haben.

PROFESSOR DR. MED. GUSTAV JÄGER schrieb im Vorwort seiner bereits erwähnten Abhandlung *„Gleich und ähnlich“ – Notschrei eines mißhandelten Naturgesetzes* (Stuttgart 1891):

„Als alle Welt verblüfft und ratlos vor der Kochschen Entdekkung (des Tuberkulins) dastand, gab ich behufs Orientierung das Losungswort aus: *Isopathie!* Die Antwort war: dumme Gesichter und der Gegenruf: ‚Mund halten.‘

Nun begann ein Drama, bei dessen Betrachtung man sich fragen mußte: soll man lachen oder weinen? Lachen? Auf den Ruf eines Mannes: ‚Ich hab’ ein unfehlbares Geheimmittel gegen Tuberkulose!‘ beginnt ein Wettrennen der Kranken, die ihren Ärzten davonlaufen, die Ärzte stürzen an ihren Rockschößen hinterher und reißen auch die großen Kliniker, die ärztlichen Behörden, ja die Minister mit! Welches Armutszeugnis für unsere heutige Heilkunst, wenn alles den wohlbestallten Arzt verläßt und einem „Geheimmittel" nachstürzt! Weinen? Über die armen Kranken, die mit Verachtung aller Gefahr der Winterreise, des Sprunges in fremde, ungewisse Verhältnisse, wie bei einem Theaterbrand alle auf einen Punkt hinstürzen, so daß notwendig eine Anzahl davon zertreten werden muß! Vollends weinen, wenn man das voraussieht, was sich jetzt als einzig sicherer Erfolg herausgestellt hat, der Tod zahlreicher Opfer eines Heilverfahrens nach Doktor Eisenbart. Aber Lachen oder Weinen lasse man die Weiber besorgen, für den Mann ist das Stichwort: Retten! Ich rief so laut ich konnte in den Strom des Verderbens hinein: Halt! bleibt zu Haus, nehmt euer eigenes Sputum und benützt es in gehöriger Weise bereitet. Was war der Erfolg? Ob mein Rettungsschrei doch eine Anzahl erreicht und errettet hat, weiß ich nicht; eine kleine Schar tapferer Männer sandte mir Dank und Zustimmung, der Haufe antwortete mit Hohn, Spott und Schimpf, aus den Reihen der Freunde scholl es: ‚Laß die Hand davon!' – Ich überlegte: ‚Soll ich zurück oder nicht?'

Ich greife zu dem Heft einer Zeitschrift, das seit einigen Tagen auf meinem Schreibtisch unberührt liegt, und finde: Im Jahre 1638, also vor 252 Jahren, schreibt der berühmte englische Anatom ROBERT FLUDD* in seiner *Philosophia Moysaica: sputum rejectum a pulmonico post debitam praeparationem curat phthisin* (das Sputum, ausgeworfen von einem Lungensüchtigen, gehörig zubereitet, heilt die Schwindsucht), und zwar wird das wie eine ganz bekannte Sache ausgesprochen. Beschluß: nicht ablassen, sondern prüfen und studieren.

Das erste Ergebnis der Prüfung war bald da: es liegt hier ein von der Scholastik aller Zeiten mißhandeltes und geknebeltes

---

* Der Rosenkreuzer Robert Fludd, Ritter de Fluctibus, war – wie auch Prof. G. Jäger bestätigt – ein Polyhistor in der wahren Bedeutung des Wortes, d. h. ein in allem unterrichteter Mann, wie Paracelsus, ein Ziel, dem damals alle besseren Köpfe zustrebten. – Vergleiche auch „Paracelsus und Fludd, die beiden großen Okkultisten und Ärzte des 15. und 16. Jahrhunderts", von Dr. med. F. Freudenberg.

Naturgesetz vor, aus dessen richtiger Anwendung großer Segen für die leidende Menschheit entspringen könnte, aber es ist hoffnungslos. Wer will den Kampf aufnehmen gegen die Allmacht der neuzeitlichen Scholastik, die noch viel ungeheuerlicher ist, als die des Mittelalters, da dieser Hydra noch ein neuer gefährlicher Kopf, die Journalistik, zugewachsen ist, die auch nach Beendigung der Schulzeit auf allen Gebieten, wo der Mensch jetzt handeln soll, zwischen den Menschen und das, was man eine Sache nennt, ein ‚Blatt Papier' schiebt, welches das Zugreifen verhindert? Was ist da die Stimme eines Mannes wie ich?

Den Zweifel beendete der Blitzstrahl, der vom Kaiserthrone aus in das Gebäude der Scholastik fuhr. Wo ein solcher Bundesgenosse einem wird, kann man es wagen, an einem ganz bestimmten Beispiel, wie es das Naturgesetz gleich und ähnlich ist, zu zeigen, was aus einer so edlen und nützlichen Kunst, wie es die Heilkunst ist, wird, wenn man sie in Fesseln der Scholastik schlägt, und daraus die Forderung ziehen, die *Heilkunst* muß wieder eine *freie* Kunst werden, wie es die *bildende Kunst* stets war und ist, dann erst werden wir eine ‚Renaissance' derselben erleben."

Aus diesem klassischen Beispiel der Isopathie, der Anwendung des gehörig zubereiteten Sputums eines Lungenkranken zu dessen Heilung, ersehen wir, daß der Isopath nicht ein ähnliches, sondern das gleiche Mittel, das die Krankheit verursacht, als Heilmittel verwendet.

Darin liegt der wesentliche, prinzipielle Unterschied zwischen Isopathie und Homöopathie, und dieser Unterschied ist auch bereits in der Bezeichnung dieser Heilmethoden ausgedrückt. Denn das Wort *Isopathie* stammt vom griechischen *ison*, während *Homöopathie* vom griechischen *homoion* herrührt.

Der Grundsatz der Isopathen lautet: *Gleiches wird durch Gleiches geheilt oder vertrieben*, jener des Homöopathen: *Ähnliches wird durch Ähnliches geheilt*.

Wir wollen nun an einer Reihe von Beispielen zeigen, daß im alltäglichen Leben und in der Volksmedizin dieser Grundsatz „Gleiches wird durch Gleiches geheilt oder vertrieben", des öfteren Anwendung findet, ohne daß man sich des wirkenden Naturgesetzes recht klar geworden ist.

Prof. Jäger wählt als drastisches Beispiel die Vertreibung des „Katers" und wir lassen ihn hier selbst zu Worte kommen, weil seine Ausführungen ebenso wissenschaftlich wie humorvoll sind:

„Wenn ein Student mit 10 Krügen Bier sich einen Affen gekauft und dieser über Nacht sich in einen Kater verwandelt hat, worin besteht das Unglück? Zum Teufel ist der Spiritus, der Fusel ist geblieben.

‚Bitte, da ist doch nicht notwendig Fusel im Spiele.' O ja! Wenn das Bier gut war, dann findet *keine* Verwandlung des Affen in einen Kater statt, der Alkohol ist der Affe, die Rolle des Katers spielt der Fusel oder irgendeine andere nicht genügend flüchtige oder nicht genügend zersetzbare Beimengung. Bezeichnen wir diese schädlichen Beimengungen der Bequemlichkeit halber als Fusel und sehen wir uns die Sache an.

Gesetzt den Fall, ein Krug Bier enthalte 3 Teile Alkohol und ein hundertstel Teil Fusel. Mit 10 Krügen hat dann unser Student 30 Teile Alkohol und zehn Hundertstel Fusel aufgenommen. Über Nacht empfehlen sich vom Alkohol 25 Teile, vom Fusel bloß 5; so steht der Mann unter dem Einfluß einer Substanz, in welcher Alkohol und Fusel nicht mehr im Verhältnis von 1 zu einem Hundertstel, sondern von 3 zu einem Hundertstel stehen, die also 3 mal so viel Fusel enthält wie das Bier. Das ist der Kater.

Das Losungswort: ‚practica est multiplex' gilt natürlich auch bei Behandlung des Katers; der eine greift zum Salzhering, der andere ‚legt Hundshaare auf', d. h. er trinkt vom gleichen Bier, dem er seinen Affen verdankt.

Als ich vor kurzem in einer Gesellschaft hiervon sprach, entgegnete mir ein junger Arzt, das habe er nie können, er habe sich jedesmal erbrechen müssen.

Das stimmt ja: Die Heilung des Katers besteht doch darin, daß man den Kerl herauszieht oder austreibt. Jeder, der einen Kater gehabt hat, weiß, daß das Erbrechen ihn erleichtert; er weiß, daß der Katerbesessene oft genug seufzt: O wenn ich nur brechen könnte, dann würde mir's leichter! Nun, wenn das *Ison* als Brechmittel wirkt, ist das nicht der Hieb aufs Gleiche?

Fassen wir die Sache anders! Der Kater ist doch nichts anderes als eine Art Vergiftung. Bei einer solchen ist die erste Aufgabe des Arztes, das Gift aus den ersten Wegen zu beseitigen; ist es im Magen, durch ein Brechmittel (moderner durch Ausspülung), ist es in den Darm gerückt, durch ein Abführmittel, und was bereits aus den ersten Wegen in die Säfte gelangt ist, durch Schweiß oder Harn.

Nun, wenn bei einem Katerbesessenen die Wirkung des ‚Hundshaarauflegens' ein Brechakt, Stuhl- oder Windabgang oder Schweißausbruch ist, so hat ja das Hundshaar wie eine regelrechte Arznei, d. h. wie ein Gegengift gewirkt. Endlich: hat sich hier nicht die überlegene Macht des verdünnten Stoffes über sein konzentriertes Ison gezeigt? Rechnen wir einmal!

Wenn im obigen Fall der Kater von einem Rückstand von fünf Hundertstel gleich ein zwanzigstel Teil Fusel herrührt, und der Katerbesitzer trinkt bloß einen Schluck – etwa ein zwanzigstel Krug – Bier mit dem Gehalt von ein hundertstel Fusel, so hat er den zwanzigsten Teil von einem Hundertstel oder ein zweitausendstel Fusel zu sich genommen. Dieser verteilt sich nun im gleichen Raum wie ein zwanzigstel Rückstand, die den Kater verursachten. Ein Zwanzigstel verhält sich zu einem Zweitausendstel wie 1:100! Also die als Arznei, als Gegengift verwendete Fuselmenge ist ein Hundertstel von der giftigen Fuselmenge, welche den Katerzustand unterhält, und dies ist nach der Sprache der Homöopathen die zweite Potenz. Das ist echte Isopathie nach dem Prinzipe, das verdünnte Ison als Hammer gegen das konzentrierte zu schwingen: Hieb aufs Ison!

Das ‚Hundshaarauflegen' besteht also nicht darin, daß man den Kater wieder in einen Affen zurückverwandelt – diese ovidische Metamorphose kann man ja natürlicherweise nicht fertigbringen – sondern darin, daß man ein klein wenig vom gleichen Bier zu sich nimmt, je weniger, desto besser. Man fühlt auch, wenn man fort trinkt, daß die Erleichterung schon während des ersten Glases eintritt.

Endlich: die beste Art des ‚Hundshaarauflegens‘ ist, gar nicht zu trinken, sondern bloß an dem Bier zu riechen.

Ja, bitte, da wirkt eben der Ekel!

Gut, dann machen Sie es wie die chinesischen Ärzte, schreiben das Wort ‚Ekel‘ auf ein Blatt Papier und lassen das den Katerkranken verschlingen. Glauben Sie, daß das hilft? Der Ekel ist in dem Falle eine Erscheinung, die von etwas erzeugt wird, das man eine Sache nennt, und diese Sache heißt: Bierduft!"

Also hier die verdünnte Substanz gegen die konzentrierte ausgespielt, und damit sind wir mitten in der so verspotteten – sagen wir homöopathischen Heilweise, welche eine verdünnte Substanz gegen die konzentrierte verwendet, entweder nach dem Prinzip similia similibus oder nach dem anderen aequalia aequalibus.

Hier berühren sich Isopathie und Homöopathie auf das innigste! Und doch gibt es wieder Wege, wo sie sich trennen, wo ihr Unterschied schärfer zutage tritt. Ich kenne keinen modernen Autor, der die Beziehungen der Isopathie zur Homöopathie besser und wissenschaftlicher beleuchtet hätte als der eben bereits zitierte Professor Jäger, und deshalb lasse ich ihn zu dieser Sache nochmals zu Worte kommen. Er unterscheidet bei den Krankheiten einfach zwei Gruppen:

a) die reinen Vergiftungen (gleichgültig, ob von Selbst- oder Fremdgiften herrührend);

b) die Ansteckungen, bei denen zu der Vergiftung ein lebender Schmarotzer kommt, der das Gift erzeugt.

Und nun erklärt er die Heilwirkung der Isopathie und Homöopathie in diesen Fällen wie folgt:

,,ad a) Die Vergiftungen kann man einmal isotrop (Hieb aufs Gleiche) behandeln, sofern man das Ison hat, z. B. die Entzündung als Folge eines Bienenstiches kann mit verdünntem Bienengift, Schlangenbiß mit verdünntem Schlangengift, Skorpionstich mit Skorpiongift, Quecksilbervergiftung mit Quecksilber, Bleivergiftung mit Blei und eine Selbstvergiftung mit einer Potenz des Selbstgiftes behandelt werden. Hat man das Ison nicht, so kann man sich an das *simile* halten, also eine Krankheit kann man durch die verdünnte Dosis eines Stoffes heilen, der in giftiger

Menge ein der Krankheit ähnliches Vergiftungsbild liefert, welches das sogenannte ‚simile‘ oder ‚homoion‘ zur Krankheit ist, je ähnlicher, desto besser (simillimum).

ad b) Bei den Ansteckungen ist die Sache verwickelt und scheidet sich in zwei getrennte Wege, die wir gesondert besprechen müssen.

Erster Weg. Das ist einmal der Weg, welcher auf den Schmarotzer direkt zielt und sich um die Tatsache, daß der Kranke außerdem ein Gift im Leibe hat, nicht kümmert. Er knüpft an die Flucht vor dem Ison (Isophobie) an, er spielt gegen den Schmarotzer sein eigenes Exkrement aus, und zwar dadurch, daß die Konzentration des Exkrementes in Säften und Geweben durch Zuführung einer genügenden Menge des Ison bis zu derjenigen Stärke gebracht, welche den Schmarotzer zum Einstellen seiner Tätigkeit zwingt, also so, wie man die Wirkung der Alkoholhefe durch Zufuhr von Alkohol lähmt. Hierdurch ist eine erste Bedingung seiner Beseitigung erfüllt, – aber – es hängt jetzt einmal davon ab, ob der Körper des Kranken die Kraft hat, den zum untätigen Fremdkörper gewordenen Schmarotzer zu vertreiben oder zu verzehren und auch noch die zweite Aufgabe zu lösen, sich von dem Giftstoff, mit dem ihn von der einen Seite der Parasit, von der anderen der Arzt geladen hat, zu befreien; *ohne Nachkrankheit geht das sicher in den wenigsten Fällen ab.*

Kritik dieses Weges. Derselbe hat eine Reihe von Nachteilen und Gefahren:

1. Ekelhaftigkeit desselben.

2. Wenn man aus diesem (oder einem anderen Grunde) das Exkrement durch eine Hinterpforte einschmuggelt, d. h. durch die Einspritzmethode in den Körper bringt, so hat man eine Sünde gegen die Natur begangen, die nie ungestraft bleibt: Was Mund und Nase mit Protest zurückweisen, schadet immer, sei das Geschöpf gesund oder krank.

3. Die Methode erfordert Giftwirkung; wenn auch die Menge, welche man einspritzt, an sich nicht giftig ist, so addiert sich zu ihr die schon vorher im Körper befindliche Menge des Giftes kraft des Zuges zum Ison, und beide Mengen zusammen bilden die

giftige Dosis. Wenn die Schmarotzer nesterweise beisammensitzen, so ist das umgebende Gewebe mit dem Exkrement des Schmarotzers besonders stark getränkt, dahin zieht sich das eingespritzte Ison, und es entsteht eine örtliche Giftwirkung, die bis zum Absterben des Gewebes führt, das ist Giftwirkung im höchsten Maß. Hier gesellt sich also zur allgemeinen Vergiftungsgefahr, die bei der verschiedenen Empfänglichkeit der Individuen gegen Gifte in vielen Fällen zum sofortigen Verlust des Lebens führen muß, die zweite Gefahr, die der Gewebstod mit sich bringt. Liegt z. B. ein Tuberkelknoten in einer Gefäßwand, so zerreißt diese, und liegt er irgendwo im Innern, im Gehirn, in Lunge, Leber usf., so entsteht eine Eiterbeule, deren Schicksale vom Arzt auch nicht beherrscht werden können.

4. Sind wirklich die Bazillen und die toten Gewebe glücklich beseitigt, so besteht die Gefahr einer Nachkrankheit.

Zweiter Weg. Dieser verfährt umgekehrt: fürs erste ignoriert er den Schmarotzer vollständig und mit Recht, wie wir nachher sehen werden, er geht auf das giftige Exkret des Schmarotzers los, und zweitens operiert er nicht mit giftigen oder durch Hinzutritt zum vorhandenen Gift giftigwerdenden Mengen des Ison oder Homoion, sondern mit hochpotenzierten, ungiftigen (isotroper Weg, Hieb aufs Gleiche oder Ähnliche).

Unterscheiden wir zuerst gleich und ähnlich: Ich bin, und zwar nicht bloß theoretisch, sondern auch infolge eigener und von Anderen gemachten Erfahrungen lebhaft davon überzeugt, daß man bei Ansteckungen Erfolge mit dem Homoion gehabt hat und haben wird, aber ebenso überzeugt bin ich, daß, wenn irgendwo das Ison am Platze ist, das hier der Fall ist.

Mit dem weit genug verdünnten Ison wird das Schmarotzergift mitten auf den Kopf getroffen und aus den Geweben und Säften ausgetrieben und wenn wir uns an den Sonderfall der *Tuberkulose* halten: es wird gerade aus dem die Nester umgebenden Gewebe ausgetrieben, und diese werden jetzt, anstatt getötet zu werden, wieder Leben und Kraft bekommen, direkt gegen die Schmarotzer ausstoßend und zerstörend vorzugehen. Allerdings werden von der Verminderung des auch die Schmarotzer träg machenden Selbstgiftes diese zunächst auch einen Vorteil haben, der aber sicher in den meisten Fällen durch den Gewinn der Gewebe ausgeglichen wird, und sobald dies der Fall ist, gehört der Sieg dem Stärkeren.

Kritik des zweiten Weges: Dieser vermeidet alle Gefahren des ersten Weges, alle Giftwirkungen werden vermieden und bei Nestparasiten, wie der Tuberkulose, auch die großen Gefahren des Gewebstodes. Die Gewebe bleiben bei dieser Methode erhalten, und da der erste Akt die Austreibung des Giftes und erst der zweite die der Schmarotzer ist, so fällt die Gefahr der Nachkrankheit und die durch diese veranlaßte bedeutende Verzögerung des Heilungsvorgangs weg.

‚Aber die Ekelhaftigkeit?‘ Von dieser bleibt nur der ‚Gedanke‘ daran übrig, denn:

1. Wenn das Schmarotzerexkrement auch nur bis zu der 30. Potenz verdünnt ist, so ist doch der sachliche Grund der Ekelhaftigkeit beseitigt.

2. Wenn man auf meinen Vorschlag (siehe mein Monatsblatt Dez. 1890) eingeht und die Arznei durch Verdünnung des wässrigen Auszuges aus dem eigenen Sputum des Kranken bereitet, so ist dies doch viel weniger ekelhaft, als wenn ein Kranker seine Zähne täglich mit der gleichen Zahnbürste reinigt, denn wenn er diese auch noch so oft reinigt, mehr als eine 30. Potenz seiner Mundstoffe bleibt unter allen Umstünden in der Bürste zurück.

Daß dieses Verfahren, das ich *Selbstisopathie* (Autoisopathie) nenne, auch den großen Vorteil hat, die mit jeder Heilmethode mit Arzneien und zu jeder Zeit gestellte Forderung des Individualisierens in der vollkommensten Weise zu erfüllen, sei hier nur kurz angeführt.

Endlich: An was ist die Isopathie des Tierarztes Lux und Genossen (Lux, Isopathik der Kontagien 1833) gescheitert? 1. Daran, daß sie mit dem fremden Ison arbeiteten, 2. daß sie viel zu geringe Verdünnungen anwandten.

Wer nicht den Mut hat, mit Potenzen von der 30. bis 200. zu arbeiten, der lasse die Finger von dieser Form der Isopathie, sonst gilt von seinen Patienten, was CONSTANTIN HERING von denen der Luxianer sagte: ,*Wehe aber den armen Vergifteten unter den Händen des Isopathikers, wenn er diesen fürchterlichen Angriff vergeblich machte.*'

Diese hochentwickelte Form der Isopathie, wie PROF. JÄGER sie dargelegt hat, ist selbst heute noch wenig verbreitet. Aber in der Volksmedizin aller Völker der Erde finden wir verschiedene Praktiken, die doch nichts anderes sind als Isopathie in ihren verschiedensten Formen.

So führt der ,North China Herald' (1890) folgendes an: ,Die Chinesen machen sich sehr wenig aus tollen Hunden. Wird jemand von einem solchen gebissen, so ist ein häufig angewendetes Mittel dies: man bindet einige Haare des betreffenden Hundes in die Wunde, – ein merkwürdiges Seitenstück zu dem Brauch, welchem das englische Sprichwort ,das Haar des gleichen Hundes heilt's' seinen Ursprung verdankt.'

Und die ,Jahrbücher der Verbreitung des Glaubens' (1890, II, S. 51 und 52) bringen nachstehenden Bericht des Jesuiten-Paters HAGHENBECK, Missionar bei den Uraons:

,,Vor einigen Monaten war ich auf meiner Reise im Norden von Dighia in Barambai angekommen und wohnte unter dem Vorhause eines reichen Bunyari, den ich im Januar dieses Jahres getauft habe. Nun geschah es, daß eine wütende Hündin 6 oder 7 Männer, unter denen zwei meiner Träger waren, biß und ihnen tiefe Wunden beibrachte. Ich verordnete sofort, daß man Eisenstücke glühend machen solle, um die Wunden zu ätzen; die Leute schauten mich aber lachend an und sagten:

,Ei, Sahib, das ist gar nichts; wir haben ein vortreffliches Mittel gegen die Wut . . . Du sollst sehen.'

Die Hündin kam wiederum gerannt; da ergreift einer einen Stock und schlägt sie auf der Stelle tot; ein anderer öffnet ihr den Bauch, reißt die zuckende Leber des Tieres heraus, schneidet Stücke daraus, gibt jedem der Verwundeten eines, und diese essen sie ganz roh und blutend. ,Es ist gar keine Gefahr mehr für sie', sagte man zu mir.

Da ich es nicht glauben wollte und noch auf das Ätzen drang, so führten sie mir einen Mann vor, der große Narben am Beine trug. Dieser, der 5 Jahre vorher von einem großen Hunde gebissen worden war, hatte ein blutendes Stück von der Leber des Tieres gegessen und gar keine Folgen von seinen Wunden verspürt.

Die erzählte Tatsache trug sich gegen Ende März zu, und wir haben nun den 3. Oktober, die Wunden sind geheilt, und alle Männer befanden sich fortwährend wohl. Was soll man von diesem eigentümlichen Heilmittel halten, und was würde Herr PASTEUR davon sagen? . . . Unsere Eingeborenen gehen sogar so weit, zu behaupten, wenn man das Heilmittel einem Menschen, der schon von der Wut befallen sei, gebe, so werde es ihn unfehlbar heilen . . ."*

Daß aber die Isopathie nicht bloß bei Ansteckungskrankheiten, sondern auch bei anderen Erkrankungen mit Erfolg angewendet werden kann, ergibt sich aus folgender Betrachtung des PROF. G. JÄGER:

,,Alle Ärzte, die mit Arzneien arbeiten, sind darin einig, daß man einen Stoff als Arznei verwenden kann, wenn er im Besitze spezifischer Beziehungen zu einem *bestimmten Organ* steht, daran hat zu keiner Zeit irgendein Arzt gezweifelt. Nun ist aber ebenso klar: Kein Stoff steht in innigerer, unbestrittenerer spezifischer Beziehung zu einem Organ, als 1. das spezifische Produkt desselben, also der Harn zur Niere, der Speichel zur Speicheldrüse, die Träne zur Tränendrüse, die Galle zur Leber; 2. der spezifische Geschmackstoff, der für das Organ charakteristisch ist, das Organspezifikum, der Leberstoff zur Leber, der Hirnstoff zum Gehirn usf. Also darüber, daß das Ison eine spezifische Beziehung zum Organ hat, kann nicht der geringste Zweifel bestehen,

---

* Dadurch wäre dieses Volksheilmittel dem Pasteur'schen Tollwutserum weitaus überlegen, denn wie die heutigen Ärzte selbst zugeben müssen, gelang es niemals, vermittelst des Pasteur'schen Tollwutserums einen Menschen, bei dem bereits die Tollwut ausgebrochen war, zu retten. Es gibt aber auch noch einfache, pflanzliche und andere Mittel, um bereits ausgebrochene Tollwut, sowohl bei Menschen, als auch bei Tieren, mit fast hundertprozentiger Sicherheit zu heilen. Eine ganze Reihe davon findet man in meinem Buche ,,Schlangenbiß und Tollwut", Rohm-Verlag, Bietigheim/Württemberg, lesenswert für jeden Arzt, Tierarzt und Hundebesitzer.

und es handelt sich nur darum: wie greift man es an, um mit dem Ison auf das Organ wirken zu können?

Die Antwort läßt sich aus einem groben Beispiel ableiten. Frage: Wie macht man es, um auf Eisen mit Eisen wirken zu können? Das läßt sich auf zweifache Weise ausführen: a) man vermehrt die mechanische Kraft des einen Eisenstückes, d. h. man schwingt es als Hammer gegen das andere; b) man schwächt die Widerstandskraft des einen Stückes dadurch, daß man es im Feuer weich macht, und natürlich, wenn man beides tut, geht es noch besser. Nun gehen wir zu unserem Falle zurück.

Hier handelt es sich nicht wie im vorigen um Massenbewegung, sondern um molekulare, d. h. Bewegung der kleinsten Teile, der Moleküle, und das Rezept lautet deshalb: man erhöhe im Ison die Molekularbewegung – und das geschieht durch die Verdünnung – dann kann man auf das Organ wirken. Der Witz liegt also hier in dem Verständnis dessen, was bei der Verdünnung geschieht.

Hiermit haben wir auch den Schlüssel für die Tatsache, daß die Isopathie auch von seiten der modernen Homöopathie mißhandelt und in Verruf gebracht wurde. Den Hauptstein des Anstoßes zwischen Homöopathie und Allopathie bot und bietet noch heute die kleine Dose, die ,Nichtse‘, und die Homöopathen glaubten, auf diesem Gebiete Konzessionen machen zu können, um den auch ihnen lästigen Streit zu beseitigen. Dazu verführte sie auch ein sachlicher Grund, und zwar folgender:

Wenn man statt des Ison das Homoion oder das Simile nimmt, so ist die Frage nach dem besten Verdünnungsgrad deshalb nicht so wichtig, weil der Körper in dem gleichen Augenblick, in welchem er die Arznei erhält, sie einem fortgesetzten Verdünnungsverfahren unterwirft, denn er scheidet fortlaufend von ihr aus. Hat man also ungenügend verdünnt, so macht dies nicht viel aus, der Patient holt das Versäumte nach.* Der Hund liegt nun darin begraben, daß dies beim Ison nicht stattfindet, weil der Leib die

---

* Aber es kann dabei zur unliebsamen homöopathischen Erstverschlimmerung kommen, die man durch Verabreichung höherer Potenzen vermeiden kann! (G. W. Surya.)

Fremdstoffe sofort wieder auszuscheiden sich bestrebt, jedoch dem Ison gegenüber Toleranz übt. Hat man also das Ison nicht von Hause aus genügend verdünnt, potenziert, so macht man einen Schlag ins Wasser. Deshalb sagte ich auch vorher, wer nicht den Mut hat, mit hohen Potenzen zu arbeiten, lasse die Hand von der Isotherapie."

Wir sahen, daß man isotherapeutisch auf ein Organ in zweifacher Weise wirken könne: a) mit seinem Absonderungsprodukt, b) mit seinem Organspezifikum. Hierin liegen nun auch die Schranken, welche für die Isotherapie gezogen sind, und zwar so:

Zu a) nicht alle Organe liefern ein Produkt, dessen sich der Arzt am Krankenbette bemächtigen könnte, z. B. die Milz, das Gehirn, die Leber, die Muskeln, die Knochen tun das nicht. Wendet man sich nun

zu Weg b) und will das Organspezifikum benützen, so ist man genötigt, den einzig richtigen Weg, den der Autoisopathie, zu verlassen, um zum fremden Ison (entweder von anderen Menschen oder Tieren) zu greifen, und daß dies falsch ist, leuchtet sofort ein, wenn man bedenkt, daß jeder Organismus seine eigenen spezifischen Schutzstoffe und individuellen Gegengifte* erzeugt, die nur für den eigenen Organismus bestens wirksam sind, fremden Organismen einverleibt, unter Umständen sogar schädlich sein können.

Im Mittelalter ist diese Isopathie mit fremdem Ison von Menschen und Tieren im Gebrauch gewesen. Aber bereits Paracelsus

* Unter Berücksichtigung dieser Tatsache haben vielleicht jene Isopathen am richtigsten gehandelt, welche z. B. den Harn des Kranken langsam eindampften, die zurückgebliebenen Sätze auf die 30. Potenz mit Milchzucker verrieben und dann diese 30. Potenz dem Kranken – ohne dessen Wissen – eingaben. Der Harn stellt gewissermaßen eine Quintessenz aller Abscheidungsprodukte des Körpers dar, weshalb man aus dem Harn viele Krankheiten erkennen kann. Diese Isopathie mit den Harnrückständen stellt sozusagen eine Universalisopathie dar. Eine solche wäre auch jene, die durch Potenzierung eines Bluttropfens des Kranken ein individuelles Heilmittel schaffen wollte. Im übrigen verwendet die moderne Schulmedizin auch das isopathische Prinzip; man denke nur an die Hormontherapie, die Eigenblutinjektionen usw. Übrigens zeigt es sich immer mehr und mehr, daß wir viele hormonähnliche Stoffe auch aus den Pflanzen gewinnen können.

verwirft diese rohe Form mit dem tierischen Ison, wie aus einer Stelle seines Labyrinth. medic. cap. 9, § 43 hervorgeht:

‚Aus dem folgt nun, daß die Satzung der Rezepte also muß geordnet werden, auf daß das Glied zum Gliede komme, je eines dem anderen gereicht werde. Das Herz dem Herzen, Lunge der Lunge, Milz der Milz. Nicht Milz von Kühen, nicht Hirn von Säuen dem Hirn des Menschen, sondern das Hirn, das des Menschen äußeres Hirn ist . . . Also (d. h. in diesem Sinne) sind die Kräuter auch Glieder. Da ist ein Herz, da ist eine Leber, da ist eine Milz usw.‘*

Dadurch aber führt uns Paracelsus wieder zurück zu spezifischen Kräuterkuren oder zur Homöopathie, die auch mit spezifisch wirkenden Kräutern erfolgreich operiert.

PROF. JÄGER kommt nun bezüglich der Isopathie zu folgendem Urteil: ,,Der Tierarzt LUX hatte als solcher recht: beim Tiere kann man Isotherapie ganz wohl mit dem fremden Ison treiben, allein beim Menschen nicht. Hier darf nur mit dem Autoison, d. h. dem eigenen Ison jedes Kranken vorgegangen werden, weil die Naturen der verschiedenen menschlichen Individuen ganz außerordentlich verschieden sind. Bei jedem Menschen wohnt neben den Bakterien noch dessen individuelle Natur, die sich ein Universalison, vollends ein so gröblich mit Nährgelatine, also Fremdstoffen verunreinigtes, wie das Kochsche Tuberkulin, *nicht* gefallen läßt.

Wie trieb das Mittelalter die Isopathie? Was war die ‚debita praeparatio‘, des von Schwindsüchtigen stammenden Auswurfes, mit dem man die Phthisis heilt? FLUDD sagt es nicht, aber sicher nicht aus dem gleichen Grunde, aus welchem KOCH sich weigert, seine Zubereitungsweise anzugeben, sondern weil er sie als bekannt voraussetzt. Das geht daraus hervor, daß er bei dem Blasen- und Nierenstein** die ‚nötige Zubereitungsweise‘ ohne wei-

---

* Diese Stelle des Paracelsus wird sofort verständlicher, wenn man die Signaturenlehre und die astrologische Botanik des Paracelsus – wie wir sie in Band VII erläutert haben – in Betracht zieht. Ich verweise also nochmals auf den so wichtigen Band VII, ,,Pflanzenheilkunde".

** Übrigens gibt es auch moderne Homöopathen, die gegen Neigung zur

teres angibt: ‚Calcinatio‘, d. h. *Einäscherung*. Damit wird aber nicht bloß ein Sonderfall demonstriert. Wer einen Blick in die Heilkniffe des Volkes und durch Bücher in die frühere Zeit tut, findet überall als Zubereitungsmethode nicht bloß der isopathischen Heilstoffe, sondern auch anderer, die *Verbrennung* des Menschen-, Tier- oder Pflanzenstoffes zu *Asche* und die Verwendung dieser Asche als Arznei. Was ist das?

Eine andere Form der Verdünnung oder Potenzierung der Arznei. Hahnemann, der Wiederentdecker des Verdünnungsverfahrens, führt die Methode des Verreibens mit Zucker und Verschüttelns mit Weingeist ein, die Iso- und Homöopathen früherer Jahrhunderte stellten die Potenz, d. h. die verdünnte Substanz, durch Verbrennung des Urstoffes zu Asche her. Vgl. auch ,,Heilkraft des Sonnenlichts" von Jakob Lorber, erschienen im Lorber-Verlag, 7120 Bietigheim.

Ja, aber – bei der Verbrennung zu Asche werden doch gerade die spezifischen Tier- und Pflanzenstoffe, die man ja für das Heilsame hält, zerstört, da sie doch durchweg verbrennbare Substanzen sind, und es bleiben nur, wie Sie sich ausdrücken, ‚Allgemeinstoffe‘, d. h. die überall vorkommenden erdigen, unverbrennbaren Stoffe übrig!

Aber: Riecht nicht die Asche von Buchenholz nach Buchen, die von Tannenholz nach Tannen, die Asche von Fleisch nach dem Fleische des betreffenden Tieres, ganz genau so wie die durch die Hahnemannsche Verdünnungsmethode hergestellten Arzneipotenzen selbst in sehr hohen Verdünnungen deutlich den Geruch des Urstoffes besitzen?*

Wenn ein Mensch, der von einem wütenden Hund gebissen wird, dessen Leber verzehrt oder einen ganzen Skorpion, wenn

---

Zahnsteinbildung einfach den Zahnstein der betreffenden Person nehmen, potenzieren und diese Potenz mit Erfolg als Heilmittel verabreichen. Dieses Potenzieren geschieht durch Verreiben mit Milchzucker.

* Eine Feststellung, die wir hauptsächlich Prof. Jäger verdanken. Er war ein Mann, der seinen eigenen Weg ging und vor allem alle fünf Sinne zur Erforschung der Natur heranzog, und dadurch kam er weiter als die trockenen Stubengelehrten.

ihn einer gestochen hat, wo bleibt denn da die Verdünnung, die ja notwendig sein soll, um isopathisch zu wirken?

Das ist sehr einfach: Es ist eine der bekanntesten Tatsachen auf dem Gebiete der Gifte, daß das Gift der Schlangen, Skorpione, Bienen und anderer stechenden und beißenden Tiere im Magen unschädlich ist, – Prof. Koch hat das für seinen isopathischen Impfstoff ebenfalls festgestellt – und vom Wutgift der Hunde gilt das gleiche, also wahrscheinlich von allen Bakteriengiften.

‚Ganz richtig, weil es im Magen durch Verbrennung* zerstört wird!‘

Hier geht es genau wie bei der Verbrennung zu Asche. Diese Zerstörung ist in beiden Fällen keine völlige, sondern es bleibt immer ein, wenn auch noch so kleiner Rest, und wenn dieser aus dem Darm in die Säftemasse tritt, so entsteht hier genau so eine homöopathische Verdünnung des Giftes wie bei der Veraschung.

Die Laboratoriumsarbeit erbringt solche Erkenntnisse in der Regel überhaupt nicht und wenn sie gefunden werden, stolpert man über sie und ist äußerst verblüfft, weil man in der Regel etwas gefunden hatte, was man gar nicht suchte. Der Naturmensch dagegen geht schnurgerade auf sein Ziel los und erfaßt es ohne jedweden Umweg mit dem ersten Griff.

‚Da bin ich doch wirklich neugierig, zu erfahren, wie das zugeht!‘

Ja, das kann ich Ihnen ganz genau sagen, weil ich es aus eigener Erfahrung weiß. Sie kennen vielleicht mein Wollregime (Wollunterkleider System Prof. Jäger) oder haben darüber wenigstens spotten oder witzeln gehört. Ich war auch ein Mann der Schule wie Koch und habe fortgesetzt Versuche und Beobachtungen gemacht und alles gesucht – nur die *Wolle nicht*, bis ich über sie – stolperte. Ich kann Koch ganz genau verstehen, weil ich das alles selber erlebte.

Als ich dann später wieder nach langen Versuchen zur Erklä-

---

* Dieser Ausdruck mag manchem Gelehrten unwissenschaftlich vorkommen. Allein schon Paracelsus sagte, der Magen koche die Speisen, es ist also in ihm das Feuerprinzip tätig. Der gleichen Anschauung war Dr. Dingfelder (München). Näheres darüber in meinem Buch „Okkulte Diagnostik und Prognostik“.

rung der Wollwirkung kam, verfiel ich auf den Gedanken, die Natur direkt zu befragen. Ich warf meinem Hunde eine reinwollene Decke und eine halbwollene vor. Was tat er? Er beroch beide und legte sich auf die reinwollene! Himmel, rief ich aus, du bist ja jahrelang an dem stolzen Gebäude der Schulwissenschaft herumgeklettert, bis du fandest, daß Wolle besser sei als anderes, und dieses unvernünftige Vieh riecht nur und hat es sofort!

„Jawohl, aber der Skorpion, die Schlange? das ist ja doch wieder etwas ganz anderes?'

Doch nicht! Was sieht der Naturmensch? Alle Tiere, welche giftige Tiere, wie Schlangen, Skorpione, Bienen, Wespen usw. fressen, werden von diesen Tieren gebissen und gestochen, z. B. der Igel, der Ichneumon, der Schlangenadler, der Sekretär und wie all die Schlangenverzehrer heißen, von den Giftschlangen, – der Bienenfresser von den Bienen, der Wespenbussard von den Wespen, die Ameisenfresser von den Ameisen, die Skorpionfresser von den Skorpionen usf., aber – es tut ihnen nichts, sie sind giftfest. Und wie beobachtet der Naturmensch den Vorgang? Der Schlangentöter greift an, das Gifttier sticht und beißt, dann frißt der erstere den Wurm und bleibt trotz Biß gesund. Soll da nicht der Naturmensch auf den schlichten, schnurgeraden Einfall kommen: ‚Wenn dich einmal so eine Bestie beißt, so frißt du sie, wie es der Igel oder der Ichneumon tut, vielleicht tut dir der Biß dann auch nichts?' Tut es und – probatum est.

„Also Sie glauben, daß die Geschichten von der Giftfestigkeit der Schlangenbeschwörer wahr sind, und daß das ganz naturlich zugeht?'

So gehen Sie doch zu unseren einheimischen Bienenvätern, die werden Ihnen nicht bloß sagen, sondern beweisen, daß sie fest gegen Bienenstiche sind. Wenn das Verfahren des ,,Festmachens" bei ihnen auch etwas anders ist als beim Igel und beim Schlangenzauberer, so ist hier wie dort im Grunde das gleiche Gesetz.

Das ist die *Wurzel der Isopathie in der Natur*. Ein Laborant wird von keiner Schlange gebissen, und wenn das wirklich passiert, so wird es ihm nie einfallen, sie zu verzehren.

Der Wilde dagegen sieht um sich die Isopathie treibenden Tiere und macht's ihnen nach. So ist es, und das ist schnurgerade.

Ich bin später auch klüger geworden, bin nicht mehr in dem Gebäude der Wissenschaft mühselig herumgeklettert, wenn ich etwas wissen wollte, sondern machte, wie der Naturmensch und das Tier, schnurgerade den Griff in Natur oder Menschenleben und habe jedesmal das Ziel auf den ersten Wurf gehabt, aber – die Dinge erzählen, niederschreiben? Nein! Wer liest, ist ein Scholastiker, und der versteht mich nicht, und die, welche mich verstünden, die Naturmenschen* und die Tiere – können nicht lesen. Also weiter:

‚Sie sind ein sonderbarer Mann!‘

Ja, so wird man, wenn es einem so gemacht wird, wie mir. Aber: Schwamm drüber und weiter.

‚Sind wir denn noch nicht am Ende?‘

Wenn Sie am Ende sind, bin ich es auch.

‚Mir ist es eben unklar: Wenn die Sachen so einfach liegen, wie Sie es sagen, wenn das so alte Künste, so einfache Künste sind, wie können so gescheite Leute, solche Leuchten der Gelehrsamkeit, so in der Irre wandeln, wie es doch unzweifelhaft der Fall ist, wenn Sie recht haben?‘

Wissen Sie, was eine Fallgrube ist? ‚Natürlich!‘ Auf dem Gebiet der Wirkung der Stoffe auf lebende Wesen liegt eine solche Fallgrube, in die der Scholastiker unfehlbar hineinfällt.

Wiederholt sagte ich Ihnen über Stoffwirkung: In großen Mengen wirkt jeder Stoff giftig, lähmend, krankmachend, als Abführmittel, als Brechmittel usf., in kleinster Menge gerade umgekehrt, wohltätig, belebend, heilend, als Verstopfungsmittel, als Appetitanreger usf. Aber zwischen diesen beiden entgegengesetzt wirkenden Mengen liegt die indifferente Menge, die *nichts* wirkt, und diese ist die Fallgrube für den Scholastiker. „Warum?"

---

* Der wissenschaftlich Gebildete sieht mit einer gewissen Geringschätzung auf Wilde und Naturmenschen herab, und doch berichten Forschungsreisende oder Kolonisten, die in den Tropen leben, daß die Eingeborenen auch staunenswerte Kenntnisse der Heil- und Giftpflanzen, der okkulten Medizin, Magie, ja sogar der Astrologie besitzen.

Das ist sehr einfach. Wir haben fünf Sinne. Die Scholastik benützt aber hiervon nur drei: Gesicht, Gehör, Getast, denn die Gegenstände, mit denen sie umgeht, sind: das gehörte Wort, fürs Auge die Schrift und das Bild, und für das Getast der tote Gegenstand, in der Regel das Präparat und das Instrument.

Diesen drei scholastischen Sinnen stehen die zwei Natursinne Geschmack und Geruch gegenüber. Mit diesen kann die Scholastik nichts anfangen. Geschmack und Geruch lassen sich weder in Wort, in Schrift, noch im Bild fassen, und Gegenstand sind sie erst recht nicht, d. h. man kann sie nicht greifen. Die Schule kann mit diesen zwei Sinnen nichts anfangen, vernachlässigt sie, entwickelt sie in keiner Weise, weder nach ihrer stofflichen, noch nach ihrer geistigen Seite, Wahrnehmung und Erkennung. Doch wieder zurück zur Stoffwirkung:

Die große Menge, welche giftig wirkt, kann man sehen, greifen, mit dem Instrument wägen. Die kleinste Menge, welche entgegengesetzt wirkt, z. B. die sechste Potenz (millionste Verdünnung), die kann man weder sehen, noch greifen, noch wägen, sondern nur noch schmecken und riechen, deshalb ist sie dem Scholastiker an und für sich unzugänglich. Will er nun Stoffwirkung untersuchen, so fängt er mit dem an, was ihm allein zugänglich ist, mit der großen, sichtbaren, wägbaren Menge, die giftig wirkt. Schreitet er jetzt in der Richtung der Gabenverminderung vor, so fällt er rettungslos und unausweichlich in die Fallgrube der indifferenten Menge, die nichts wirkt, und aus dieser Fallgrube kommt er nicht mehr heraus.

„Ja, warum soll er denn nicht wieder herauskommen?"

Das hat vier Gründe:

1. Er schließt: wenn ich bei einer Gabe ankomme, die nichts wirkt, dann kann ich nicht weiter gehen, denn wenn ich noch weniger nehme, so wirkt diese Gabe weniger als nichts. Hinter dem Nichts steht ihm erst recht nichts. (Die berüchtigten Nichtse von weiland PROF. DR. BOCK in Leipzig).

2. Gesetzt den Fall, er läßt sich durch das Nichts nicht abschrecken und geht weiter, dann begegnet ihm statt des Nichts das Gegenteil, statt Ekel Appetit, statt Diarrhöe Verstopfung,

statt Lähmung Belebung, statt Beruhigung Aufregung, und da ist es ihm gar nicht zu verdenken, wenn er schließt: *das ist ja gar nicht mehr das gleiche, das ist die Wirkung von etwas ganz anderem.*

3. Wie ihm die Umkehrung der Wirkung den ersten Streich spielt, erfährt er vom Stoff selbst den zweiten; da dieser nur noch zu riechen und zu schmecken ist und er beides nicht kann, so ist ihm der Kobold entwischt.

4. Er ist nicht allein bei der Sache: wenn er versucht, auf der anderen Seite sich in die Höhe zu arbeiten, so stößt er auf die verruchten Homöopathen und Isopathen, die ihm in der Schule als eine ganz schlechte Gesellschaft geschildert worden sind. „Hui, Ketzer, Mystiker werden! Nein!" Und so läßt er sich von seinen Schulkameraden drüben an den Rockschößen wieder auf den gesicherten Boden der Schule heraufziehen.

„Wenn das so ist, so begreife ich nicht, wie einer überhaupt hinüber kommt! Denn diese Fallgrube ist doch jedem gelegt."

O nein, für den, der auf der anderen Seite ist, gibt es keine Fallgrube!

„Ja, wer ist denn auf der anderen Seite?"

Die, welche in allen Fragen, wo es sich um Natur handelt, in erster Linie ihre Natursinne, Geschmack und Geruch fragen und sich von ihnen leiten lassen. Die kleinste Menge, die das Entgegengesetzte bewirkt, die der Scholastiker gar nicht mehr wahrnimmt, weil sie nicht zu sehen, zu greifen und zu wägen ist, weil sie eben nur noch Geruch und Geschmack ist, ist den Riechern und Schmeckern ein wohlbekannter Kamerad hüben und drüben, denn die große Menge riecht und schmeckt ja auch. So gibt es für ihn rechts und links von der Grube nur bekanntes Land, und er umgeht die Fallgrube mit Eleganz.

‚Aber hören Sie, wenn das alles so ist, wie Sie sagen, dann ist doch die Welt ein großes Narrenhaus!'

Das haben andere Leute auch schon gedacht, es trifft aber nicht ganz zu, die tieferen Schichten des Volkes – und es regt sich auch in den oberen – haben sich heute noch nicht recht mit den „lateinischen" Herrn von der Schule befreundet. Doch genug davon.

152

‚Einverstanden! Aber ich möchte jetzt noch Ihr Urteil über Koch hören.'

Koch liegt in der Fallgrube einträchtig neben Pasteur und Jenner. Alle Impfer fallen hinein!

‚Warum?'

Warum impfen sie denn überhaupt? Warum gehen sie nicht den geraden natürlichen Weg, verschreiben wie andere Ärzte ein Rezept und lassen die Arznei die Leute verschlucken? Weil sich die Natur gegen eine solche Schweinerei sträubt, weil sie mit giftiger, ekelhafter Menge arbeiten, und diese können sie nur auf einem Schleichweg einschmuggeln.

Bei Koch trifft es ganz besonders zu, daß er in die Fallgrube stürzte. Die Wirkung, die er erzielen will, ist Entzündung und Absterben der Gewebe um das Bazillennest, das ist Giftwirkung.* Sobald er die Gabe herabmindert, so bleibt diese Wirkung aus, er steht somit mauerfest vor dem Nichts.** So ist es auch mit PASTEUR.

Das gleiche gilt auch von den *Schutzimpfern*. Die sogenannte Impfimmunität kann nur durch Anwendung direkt giftiger Mengen oder indirekt durch Einfuhr des lebenden Schmarotzers, der dort das Ison oder Homoion in giftiger Menge erzeugt, herbeigeführt werden. Seit es JENNER mit Hilfe der Schulallmacht und der Schulgläubigkeit der Gebildeten, d. h. auch Geschulten gelungen ist, die Schulimpfung im großen einzuführen, spukt die Impfung auf allen möglichen Gebieten, man hat sie für Syphilis, für Masern, Scharlach, Diphtherie, Milzbrand, Maul- und Klauenseuche und so fort vorgeschlagen und versucht; aber das Volk ist gewitzigt, es läßt sich das nicht mehr gefallen, und seit es der Schule gelang, die Schutzpockenimpfung zur Zwangseinrichtung hinaufzuschrauben, geht ein wachsender Sturm der Entrüstung durch das Land, der durch das Kochsche Verfahren, das auch die Ärzte

---

* Die Neuralanalyse von Kochs Lymphe ergab mir, daß dieselbe ein entsetzliches Luftgift ist, das noch in trillionster Verdünnung 30 Prozent Lähmung erzeugt und erst in quatrillionster Verdünnung indifferent wird. (G. Jäger.)
** Jedoch verwendet die neuere Homöopathie mit Erfolg Koch's Tuberkulin, aber nur in der 100. oder 200. Potenz.

in die Fessel des Heil- und Arzneizwanges zu schlagen Miene macht, sicher nicht vermindert wird; denn auch der eingefleischteste Schularzt will schließlich ein „freier Mann" sein.

Also: das Kochsche Verfahren hat einen vollständig richtigen naturgesetzlichen Hintergrund, wie das aller Impfer von JENNER angefangen, allein die Sache ist am falschen Ende angefaßt worden. Das Prinzip ist richtig, aber die Methode ist falsch. Wie sagt doch FLUDD: sputum post debitam praeparationem curat Phthisin. Koch ist auch vom Sputum ausgegangen, aber seine Präparation ist falsch, und der Einführweg ist auch falsch.

„Also Sie glauben nicht an die Zukunft der Sache? Koch ist nicht auf dem richtigen Weg!'

Nein! Die Mißerfolge seiner falschen Anwendung des Prinzips, die in allen Zeitungen zu lesen sind, haben schon solch einen Umfang, daß nur ein sehr wenig heller Kopf sich so behandeln lassen wird, wenn er die freie Wahl hat, und wenn in den Spitälern einige Hekatomben der „klinischen Prüfung" zum Opfer gefallen sind, wird auch der Kliniker fallen.

„Kann das Kochsche Verfahren nicht doch noch auf den von Ihnen für richtig erklärten Weg kommen?'

Dann ist es einmal eine große Frage, ob man ihm noch einmal das riesige Vertrauen schenkt, wie bei seinem ersten Auftreten. Selbst wenn ihm das nicht in den Weg treten würde, was dann? Koch verschwände mit einem Schlage von der Bildfläche, und statt seiner marschierte die lange Kette der Isopathen vom Igel bis zum Zigeuner, von PARACELSUS und FLUDD bis zum Tierarzt LUX auf, und die ganze Ketzerschar der Homöopathen zöge in die gesprengten Pforten der Schulmedizin ein. Können Sie sich das vorstellen? Ich nicht.

„Ja, was stellen Sie sich denn vor?'

Daß es Leute gibt, die fähig sind, auch vom Feinde etwas zu lernen, und daß sich deshalb die Zahl der isopathisch behandelnden Ärzte vermehrt.

„Ja, gibt es denn heutzutage noch solche, und wo sind sie?'

Es gibt sie, aber kein Arzt gibt es zu, sondern macht's wie Prof. Koch, und der Patient weiß nichts und braucht nichts zu wissen!

154

‚Und Koch?'

Die Sache wird man zu vertuschen suchen.

‚Unmöglich!'

Der Anfang dazu ist ja bereits gemacht. Nicht bloß dadurch, daß Prof. Koch kein Geständnis ablegt, sondern: Während vorher alles von Lymphe, vom Anwenden des gleichen Verfahrens auf Krebs und die Kontagionen überhaupt sprach, eigentlich alles darüber einig war, daß das Kochsche Mittel durch Züchtung von Bazillen gewonnen wird, und alles darauf drang, daß der Schleier über die Besonderheiten der Bereitung gelüftet werde, änderte sich das Bild mit einem Schlage, als die Homöopathen sich wie ein Mann erhoben und riefen: „*Isopathie! Wasser auf unsere Mühle!*" Da war alle Neugier vorbei, man billigte plötzlich die vorher so beklagte Geheimhaltung, sprach nicht mehr von Ausdehnung des Verfahrens auf ähnliche Krankheiten, und während die jetzt allerwärts zugängliche Lymphe durch ihren überlauten Geruch nach Nährgelatine lediglich keinen Zweifel über ihre Entdeckung mehr übrig läßt, stellt man sich auf der ganzen Linie der Scholastik plötzlich unwissend! Sagt: „Man wisse gar nichts!" Und endlich erscheint der Retter aus der Verlegenheit und sagt statt Lymphe – „Kochin!" Damit ist die Sache abgemacht: Kein großes Naturgesetz mehr, sondern ein Ding, wie Antifebrin, Antipyrin, Kokain, Morphin und die Hunderte von -inen, die man, nachdem der Unfug entlarvt ist, in die Rumpelkammer der Vergangenheit wirft. So murkst man ein unbequemes Naturgesetz ab!

‚Das wäre unerhört!'

Gar nicht. Mit was für Mitteln hat sich die Scholastik des Mittelalters gegen ihre Gegner gewehrt? Mit Feuer, Schwert und Bannfluch: Paracelsus erlag allem nach einem Meuchelmord, und wenn Sie sagen, diese Zeiten sind doch jetzt nicht mehr, dann lade ich Sie ein, das Werk: W. Ameke, Die Entstehung und Bekämpfung der Homöopathie, Berlin 1884, zu lesen, damit Sie sehen, daß auch in *unserem* sogenannten „humanen" Jahrhundert nicht bloß alles gemacht wird, was überhaupt gemacht werden kann, sondern ein gut Stück mehr, als jemand für möglich hält. Vergessen Sie nicht: die Geschichte der Medizin ist ein fortgesetzter, ungleicher Ringkampf. Der eine Kämpfer ist die neue Erkenntnis, und die hat zwei Gegner, die Habsucht und die Herrschaft. Wundert es Sie da, daß die erste jedesmal den kürzeren zieht? Mich nicht."

So schrieb der geniale und mutige PROFESSOR GUSTAV JÄGER im Dezember 1890. Seine Worte gelten noch heute. Hoffen wir, daß auch ein anderer Gedanke Jägers recht behält. Er sagte: Daß das durch die moderne Scholastik geschaffene Ideal „höchster Spezialisierung in der Heilkunst" einen kläglichen Sturz getan hat gegenüber dem Universalitätsprinzip eines PARACELSUS und FLUDD. Und wie heißt jene Zeit, in der diese rosenkreuzerischen Ärzte und Reformatoren der Heilkunst wirkten? Die Zeit der Renaissance!

„Merkwürdig!" sagt Jäger. „Endlich in der Zeit, in welcher auf dem Gebiete der bildenden Künste die Kunst des Mittelalters als Renaissancestil siegreich alles andere aus dem Felde geschlagen, dringt plötzlich ein Lichtstrahl aus dieser Zeit auch in die Finsternis der medizinischen Schulen und Laboratorien, und es erhebt sich die Frage:

Werden wir eine „Renaissance" (Wiedergeburt) der Heilkunst des Mittelalters erleben?

Nun, der wackere Wahrheitskämpfer Prof. Jäger hat diese Renaissance nicht mehr erlebt. Aber, wenn nicht alle Vorzeichen trügen, so kommt es in den nächsten Dezennien doch zu dieser Wiedergeburt. Als hochbedeutsame Schrittmacher dieser Renaissance erkennt der Kundige das stürmische Tempo des Wiedererwachens der Geheimwissenschaften seit dem Ersten Weltkrieg. Eine wahre Götterdämmerung ist für die bisher exakten Naturwissenschaften gekommen, und die materialistische Weltanschauung ist in führenden wissenschaftlichen Kreisen im Abflauen begriffen. (Siehe PROF. DR. HUGO DINGLER: „Der Zusammenbruch der Wissenschaft und der Primat der Philosophie", München 1931.) Diese Umwälzungen müssen auch reformierend und revolutionierend auf die Medizin wirken. Und in der Tat ist es so.

156

Daher wird die jetzige Generation Zeuge der gewaltigsten Reformation auf dem Gebiete der Heilkunst sein, die es je gegeben hat. Und es wird sich dabei noch eine andere Forderung des genialen Prof. Jäger erfüllen: DIE HEILKUNST MUSS WIEDER EINE FREIE KUNST WERDEN, WIE ES DIE SOG. ,,SIEBEN FREIEN KÜNSTE" DES MITTELALTERS SEIT JEHER WAREN.

Biochemie

Ein Heilsystem, das große Verbreitung gefunden hat – man spricht von hunderttausenden Anhängern in Deutschland – und welches seine Arzneien auch in kleinen Gaben oder homöopathischen Potenzen verabreicht, sonst aber auf ganz anderer Basis beruht, ist die biochemische oder abgekürzte Therapie des DR. MED. SCHÜSSLER.*

Unter Biochemie versteht man die Lehre von den chemischen Vorgängen in Lebewesen, soweit sich diese durch die moderne Naturwissenschaft erfassen lassen. Die biochemische Auffassung des Lebens, wie sie uns in SCHÜSSLERS Heilsystem entgegentritt, stützt sich hauptsächlich auf Physiologie und Chemie.

Zur Zeit als DR. SCHÜSSLER mit seinem Heilsystem auftrat, also im Jahre 1898, florierte noch die VIRCHOWsche Definition: *Leben ist Zellentätigkeit.*

Dieser Satz hat gewiß seine Berechtigung. Aber er erklärt nicht das Wesen des Lebens, sondern nur eine Tätigkeitsform desselben. Denn, wenn ich auch sage: die lebende Zelle bedarf zu ihrer normalen Funktion gewisser Nährstoffe oder Reizstoffe, so ist dadurch das Problem des Lebens selbst nur um einen Schritt zurück verlegt, weil wir sofort die Frage aufwerfen können: wodurch erhalten diese Nähr- oder Reizstoffe das Leben in der Zelle? Oder: was bewirkt denn eigentlich das Leben der Zelle oder jene Zellentätigkeit, die wir als Leben ansprechen? Der Wissenschaftler um 1898 wird natürlich schlagfertig geantwortet haben: Die Energie, die in diesen Nähr- oder Reizstoffen enthalten ist. Und so glaubte man das Rätsel des Lebens chemisch-physikalisch erklärt zu haben.

Daß diese Erklärung einer schärferen Kritik nicht standhält, sondern daß Leben mehr ist als ein bloßer Umwandlungsprozeß

---

* Dr. med. Schüssler hat die Prinzipien seines Systems sowie die Anwendung seiner Heilmittel in einer Broschüre von 62 Seiten niedergelegt, die 1921 bereits in 45. Auflage erschien. Die Broschüre betitelt sich: ,,Eine abgekürzte Therapie'', Anleitung zur biochemischen Behandlung der Krankheiten.

chemisch-physikalischer Energien oder Entfesselung solcher, zeigt schon die Tatsache, daß ein Mensch, wenn er auch genügend Nahrung hat, schließlich doch stirbt. An Altersschwäche, wie wir zu sagen pflegen. Weshalb altert der Mensch überhaupt? – Und weshalb stirbt auch ein junger, kräftiger Mensch, der Nahrung genug hat, falls man ihn nicht schlafen läßt? Wenn das Leben bloß von der Ernährung der Zellen abhinge, so dürften diese Verfallserscheinungen bei genügender Nahrung nicht vorkommen.

Aber auch der Wissenschaftler vom Jahre 1936 hat sich mit dieser rein energetischen Erklärung des Lebens nicht mehr einverstanden erklärt. Für ihn ist Leben etwas mehr als bloße Zellentätigkeit und etwas anderes als simple Lebensäußerung blinder Energien.

Die Begründung dieser modernen Lebensauffassung ist ziemlich ausführlich im VI. Band dieses Werkes: ,,Die natürlichen Heilmethoden vom okkulten Standpunkt betrachtet", sowie in meiner Schrift: ,,Wahrer und falscher Monismus" zu finden, wo auf Grund der neuesten naturwissenschaftlichen Entdeckungen nachgewiesen wurde, daß es überhaupt nichts Unbelebtes in der ganzen Natur gibt, daß also alles lebt, das Mineral ebenso wie die Pflanze oder der Mensch, daß aber des weiteren alles Lebende beseelt ist; daß die Seele aller Dinge ein unzerstörbares Wesen ist, und daß alle Formen in der Natur der Ausdruck eines schöpferischen Gedankens sind. Damit ist das Problem des Lebens zu einem psychologisch-spirituellen geworden, wenn auch die chemisch-physikalischen Energien die notwendige Grundlage bilden, damit sich das Leben auf unserer grobstofflichen Ebene offenbaren kann.

Man beachte aber wohl: Jedes Atom ist nicht nur ein elektromagnetisches Kraftfeld, nicht nur ein Planetensystem in nuce, nicht nur ein riesiges Energiereservoir, dessen gigantische intraatomische Energie sich in allen möglichen physikalischen und chemischen Kräften äußern kann, sondern das Atom ist auch ein Zentrum vitaler oder biologischer Kräfte, ja, im Grunde genommen nichts weiter als eine Offenbarung dieser lebendigen Kräfte

160

oder eine Offenbarung des einen universellen Lebens. Aber dieses universelle Leben ist die Manifestation einer Weltseele, und diese wieder die Ausstrahlung eines schöpferischen Willens und einer planenden Intelligenz, kurz gesagt, eines höchsten schöpferischen Urgeistes. Daher stellt jedes Atom letzten Endes nur eine Materialisierung seelischer und geistiger Kräfte dar.* In diesen seelischen und geistigen Kräften ist auch die Wurzel des Lebens enthalten. Der Urquell aller seelischen und geistigen Kräfte ist aber Gott!

Wer also Biochemie wirklich vom höchsten Standpunkt betreiben will, muß dieser Wurzel stets eingedenk sein. Und dies taten beispielsweise die wahren Alchimisten, die Spagyriker usw., die wirkliche Biochemiker waren, und zwar die besten, die es je gab! Freilich, man kann auch Biochemie betreiben, so wie der Bauer sein Feld düngt, d. h. ohne von den dabei in Betracht kommenden höheren, geistigen Vorgängen eine blasse Ahnung zu haben. Und man kann auch Erfolge bei solch einem Betrieb haben, falls man auf Grund von mehr oder weniger empirischen Erfahrungen oder auf Grund von Rezepten, die ja wissenschaftlich begründet sein mögen, vorgeht, aber man nenne dies nicht „Biochemie" oder wenn schon, dann definiere man den Begriff des Lebens etwas erweiterter, als ein Virchow es tat. Im letzteren Falle haben auch wir Okkultisten nichts gegen den Ausdruck „Biochemie" einzuwenden.

Betrachtet man das Leben nur nach seiner äußeren Erscheinungsform, dann allerdings besteht unser Körper bloß aus Milliarden von winzigkleinen Zellen. Diese Zellen werden durch das Blut erneuert und haben auch ihren eigenen Stoffwechsel. Kein Okkultist widerspricht dem.

Insofern ist auch der biblische Satz richtig: *Das Leben ist im*

---

* Wenn Materie für den modernen Physiker nur eine Form der Energie ist, so kann auch Energie nur eine Form von Geist sein, was auch mit den Anschauungen Schleichs sich vollkommen deckt. Übrigens hat – wie Schleich treffend sagt – die Wissenschaft bereits das Atom entmaterialisiert. Der Endprozeß der Entmaterialisierung ist aber die Vergeistigung. Umgekehrt lehren auch alle Mystiker und wahren Okkultisten, daß Materie nur zeitweise verdichteter Geist ist.

Blute. Ist das Blut krank oder fehlen ihm gewisse Substanzen, so kann die daraus entspringende Zelle nicht gesund und vollkräftig sein. Ist die Zelle aber krank, so macht sich das notgedrungen in irgendeinem Organ oder im Gesamtorganismus als Krankheit geltend. Den kranken, geschwächten Zellen neues Leben zuzuführen, ist also sicherlich ein Weg, der zur Gesundung führen kann, denn in den Körperzellen spielt sich das Leben ab. *Doch man vergesse nie, die Körperzellen sind keineswegs das Leben selbst!*

Trotzdem gilt der Satz: Eine Pflanze, die richtig gedüngt wird, gedeiht, eine Körperzelle, die die zu ihrem Aufbau nötigen Stoffe im Blute vorfindet, wird sich zur gesunden, kräftigen Zelle entwickeln können. Das ist gesunde, elementare Logik.

Dr. Schüssler hat nun sein abgekürztes Heilverfahren auf die Regulierung und richtige Ernährung der Zellentätigkeit begründet. Klar und durchsichtig ist sein Grundprinzip:

Um normal funktionieren zu können, müssen unsere Körperzellen richtig ernährt werden, dann ist auch der Gesamtorganismus gesund. Die Zuführung von Nährmaterial für die Zellen geschieht durch den Blutstrom, das Blut selbst wird durch die Verdauung der Nahrung gebildet.

Eine Zelle kann nun aus zweierlei Gründen erkranken. Entweder durch das Fehlen eines bestimmten Stoffes oder durch Selbstvergiftung, wodurch die Zelle nicht mehr fähig ist, genügend neue Nahrung aufzunehmen; ihr Stoffwechsel ist dann gestört, sie wird schwach, ihre Widerstandskraft erlahmt, und es resultiert daraus Krankheit für irgendein Organ oder den Gesamtorganismus. Man kann eine kranke oder erschöpfte Zelle wieder normal gestalten durch Zuführung von Energien und Strahlen aller Art, aber auch durch Heilmagnetismus.

Besserung oder Heilung ist nur möglich, wenn die den Zellen fehlenden Stoffe direkt – also durch den Blutstrom – zugeführt werden oder wenn eine Entgiftung der Zellen durch gesundes Blut vollzogen wird.

Dies ist der Grundgedanke von Schüsslers Biochemie. Schüssler kam aber darauf, daß das Blut zu seiner richtigen Zusammensetzung nicht nur der organischen Stoffe wie Eiweiß, Zucker, Fett usw. bedarf, sondern daß die sogenannten anorganischen Stoffe, wie z. B. Kalk, Eisen, dann die mineralischen Salze, von ebenso großer Wichtigkeit seien. Ja, diese mineralischen Bestandteile des Blutes sind zur Heilung erkrankter Zellen direkt notwendig. Verliert nämlich die Zelle durch einen pathogenen oder krankheitserzeugenden Reiz einen Teil dieser mineralischen Bestandteile, so wird sie „pathogen verändert" oder krank. Insofern hat Virchow recht, wenn er sagt: *„Das Wesen der Krankheit ist die pathogen veränderte Zelle."*

Aber wohlgemerkt, dieser pathogene Reiz kann auch außerhalb der Zelle seinen Ursprung haben. Deshalb ist die pathogen veränderte Zelle nur eine sekundäre oder tertiäre Krankheitsursache. Philosophisch ist also das biochemische Heilsystem Schüsslers zu eng begrenzt oder war die Benennung dieses Heilsystems keine genügend scharf umschriebene; man könnte es vielleicht besser als chemische Zellulartherapie bezeichnen, ähnlich der Agrikulturchemie, die sich ja auch nicht Biochemie nennt. Diese ungeeignete Bezeichnung ist aber nicht eine Schuld Schüsslers, sondern der Schule, aus welcher er hervorging, und auch kein Nachteil für den praktischen Wert der biochemischen Mittel.

Schüssler verwendet in seinem Heilsystem nur solche Mineralien, die im Körper, im Blute und in den Geweben in chemischer Bindung vorhanden sind. Ursprünglich hatte DR. SCHÜSSLER zwölf „Funktionsmittel". Jetzt sind es deren nur noch elf, nachdem er den schwefelsauren Kalk fortgelassen hat. Die Namen dieser biochemischen Mittel sind:

1. *Calcarea fluorica.*
2. *Calcarea phosphorica.*
3. *Ferrum phosphoricum.*
4. *Kalium chloratum.*
5. *Kalium phosphoricum.*
6. *Kalium sulfuricum.*
7. *Magnesia phosphorica.*
8. *Natrium muriaticum.*

9. *Natrium phosphoricum.*
10. *Natrium sulfuricum.*
11. *Silicea.*

Es wird nun manchem Neuling befremdend vorkommen, daß man mit diesen elf Mitteln alle überhaupt heilbaren Krankheiten heilen können soll, wie dies Dr. Schüssler behauptet. Allein der Wirkungskreis dieser elf Mittel ist ein sehr großer, und zwar nach dem biochemischen Arzte Dr. med. Konrad Grams folgender:

1. Calcarea fluorica
(Fluorcalcium)

Fluorcalcium findet sich in den Knochen und in den Zähnen sowie in allen elastischen Geweben des Körpers. Es ist auch in der Knorpelsubstanz, der Glaslinse des Auges enthalten. Trübungen des Auges, die auf Mangel an Fluorcalcium beruhen, sind demnach durch Zuführung dieses Mittels heilbar.

In erster Linie findet es jedoch Anwendung bei Knochengeschwulsten mit und ohne Eiterung, Zahnkrankheiten, ferner Ausdehnung der Blutgefäße, Hämorrhoiden, Krampfadern, Ausbuchtungen der Blutgefäße, Adernverkalkung, Herzfehlern, ebenso bei Hängebauch, Erschlaffung des Unterleibes, Magenerweiterungen, Verlagerungen und Senkungen der Gebärmutter, bei harten und eiterigen Drüsen.

2. Calcarea phosphorica
(Phosphorsaurer Kalk)

Der phosphorsaure Kalk bildet den Hauptbestandteil unserer Knochen und Zähne. Schon im Mutterleib entzieht das werdende Kind der Mutter den Kalk, daher oft die schlechten Zähne werdender Mütter. Zum Knochenwachstum sind erhebliche Mengen Kalk notwendig. Kalkarmut des Blutes ruft englische Krankheit,

Rückgratverkrümmung und andere Knochenkrankheiten hervor. Der Kalk nimmt in der Behandlung der Krankheiten einen bedeutenden Platz ein, wie die Münchner Gelehrten EMMERICH und Löw nachgewiesen haben. Demnach ist der phosphorsaure Kalk ein ausgezeichnetes Restitutionsmittel und in der Kinderpraxis unentbehrlich, insbesondere bei erschwertem Zahnen, langsamem Schluß der Fontanellen und bei Knochenschwäche. Ebenso bei häufigen Perioden der Frauen, Unterleibsschwäche, Blutarmut und Bleichsucht der Mädchen in den Entwicklungsjahren.

3. Ferrum phosphoricum
(Phosphorsaures Eisen)

Wir haben zwar nur 4 Gramm Eisen in unserem ganzen Organismus. Aber diese geringe Menge hat als Sauerstoffträger hochwichtige Aufgaben zu erfüllen. Das Eisen kommt im Blute in einer Eiweißverbindung (Hämoglobin) vor. Es dient zur Übertragung von Sauerstoff. Ohne Sauerstoff ist ein Stoffwechsel, der weiter nichts ist als ein Verbrennungsprozeß, nicht denkbar oder richtiger gesagt, der Sauerstoff ist eine Bedingung des Stoffwechsels. Man kann einem Toten soviel Sauerstoff zuführen, wie man will, das Blut nimmt ihn nicht mehr an! Also nur im belebten, d. h. noch beseelten Organismus, ist der Sauerstoff (wie auch die Nahrungsmittel) ein Lebenselement. Das gleiche gilt auch von allen biochemischen Mitteln usw. Je weniger Eisen sich im Blut befindet, desto weniger sauerstoffreiches Blut wird sich bilden und desto geringer der Stoffwechsel sein. Wir scheiden täglich mit dem Urin Eisen aus. Wenn dann kein genügender Ersatz zugeführt wird, so sind wegen Sauerstoffmangels Bleichsucht und Blutarmut die Folge.

Eisen ist außerordentlich wichtig bei der Bekämpfung von Fieber und im ersten Stadium der Entzündungen ohne Ausschwitzungen. Es gilt daher als Hauptmittel bei allen Entzündungen der Atmungsorgane, wie Lungenentzündung, Bauchfellentzündung usw. Es empfiehlt sich ferner bei Verdauungsschwäche, Rheumatismus, Harntröpfeln, Verstopfung und Durchfall. Es leistet gute Dienste bei Verletzungen, Magenentzündungen, sowie bei allen fieberhaften Erscheinungen.

4. Kalium chloratum
(Chlorkalium)

Chlorkalium ist in allen Zellen enthalten und ist das Hauptmittel bei allen Entzündungen im zweiten Stadium. Es ist bei allen Katarrhen anzuwenden, wenn eine weiße oder graue Ausschwitzung stattgefunden hat, wie Belag der Zunge, der Mandeln oder der Rachenhöhle. Daher ist es anzuwenden bei allen diphtheritischen Entzündungen, Lungenentzündungen, Husten und Hautausschlägen, die eine gelbliche Absonderung zeigen. Es ist in allen Fällen mit Erfolg anzuwenden, wo die Homöopathen Sulfur gebrauchen.

5. Kalium phosphoricum
(Phosphorsaures Kalium)

Phosphorsaures Kalium ist die mineralische Grundlage des Muskelfleisches. Es kommt ferner vor in den Gehirn-, Nerven- und Blutzellen. Die Kalisalze überwiegen in den festen Geweben und in den roten Blutkörperchen, während die Natriumsalze sich vorwiegend in den Säften und in der Blutflüssigkeit vorfinden. Kalium phosphoricum ist ein großes Nerven- und Gehirnmittel, und es ist wichtig für das ganze Nervensystem, die roten Blutkörperchen und die Muskeln. Es ist demnach anzuwenden bei allen Nervenkrankheiten, Hysterie, Melancholie, Platzangst, nervöser Schlaflosigkeit, Niedergeschlagenheit, Schwächezuständen, Schwindelanfällen, Gehirnleiden, Lähmungserscheinungen, übelriechenden Entleerungen, Wochenbettfieber, stinkenden schmierigen Ausflüssen.

166

6. Kalium sulfuricum*
(Schwefelsaures Kalium)

Das schwefelsaure Kalium steht in Beziehung zur Oberhaut und ist nach Dr. Schüssler das Mittel für Katarrhe mit gelbschleimiger Absonderung. Es entspricht dem dritten Stadium der Entzündung mit gelben Schleimabsonderungen.

Das Mittel kommt daher in Anwendung bei Hautausschlägen und bei Katarrhen, wenn die Absonderung gelbschleimig ist. Bei Abschuppungen der Haut (Scharlach), nach Infektionskrankheiten, bei Weißfluß der Frauen, der gelblich aussieht, sowie bei Kopfgrind der Kinder ist es ebenfalls angezeigt.

7. Magnesia phosphorica
(Phosphorsauere Magnesia)

Die phosphorsauere Magnesia kommt in den Zähnen, Knochen, Gehirn, Nerven, Rückenmark, Muskeln und Blutzellen vor. Dem Zahnschmelz der Zähne gibt es die Festigkeit. Der Widerstand der Knochen gegen Bruch hängt von dem Gehalt an phosphorsauerer Magnesia ab. Weil die Zähne mehr Magnesia enthalten als die Knochen, so finden wir bei Ausgrabungen die Knochen morsch und in Staub zerfallend, während die Zähne oft noch tadellos erhalten sind. Die phosphorsauere Magnesia gibt den Nerven und Geweben die Spannkraft, den Knochen und

* Es wird dem Leser gewiß auffallen, daß wir hier gleich drei Kaliumverbindungen als biochemische Heilmittel finden. Also muß das Kalium eine große Rolle im menschlichen Organismus und in der Natur spielen. DR. MED. OTTO GREITHER (München) schrieb darüber eine Broschüre: Das Nährsalzkalium, ein Wunderelement der Natur und seine Heilkraft und ausschlaggebende Rolle im Haushalte aller Organismen und besonders des Menschen. Selbstverlag des Verfassers. Greither nennt das Kalium direkt den „Stein der Weisen", womit wohl etwas zu weit gegangen ist. Greither studierte einmal SCHMIEDERS: Geschichte der Alchimie, sowie mein Buch: „Hermetische Medizin, Stein der Weisen, Lebenselixiere", enthaltend die Ausführungen eines Vorgängers von Dr. Schüssler, nämlich DR. MED. LAATZ, der auch, mit nur zwölf ähnlichen Mitteln, die er Arkana nannte, alle Krankheiten zu heilen vorgab. (G. W. Surya)

Zähnen die Festigkeit. Es ist demnach angezeigt bei allen Krampfkrankheiten, bei Kopf- und Gesichtsschmerz (Trigeminusneuralgie), bei nervösem Zahnweh, Koliken, Blähungsbeschwerden und Schlagfluß, ebenso bei Schmerzen, die blitzartig, schießend, bohrend, stechend sind und durch Wärme oder Druck gebessert werden. In akuten Fällen ist das Mittel in heißem Wasser zu geben, es wirkt dann schneller.

8. Natrium muriaticum
(Chlornatrium-Kochsalz)

Das Kochsalz bildet fast die Hälfte aller im Blute vorkommenden Salze. Es dient als Regulator des Wassergehaltes unseres Körpers, da es die Fähigkeit hat, Wasser anzuziehen. Es ist auch wichtig für die Verdauung des Magens. Hierzu ist Salzsäure erforderlich, die aus Kochsalz und Wasserstoff (Chlor und Wasserstoff) besteht. Besonders angezeigt ist es bei Schleimhäuten, die zu trocken oder zu feucht sind. Es ist also angezeigt bei sogenannten hydrämischen Zuständen, wenn das Blut verwässert ist. Solche Personen haben ein bleiches und gedunsenes Aussehen und klagen über Mattigkeit, Schläfrigkeit und Kältegefühle. Wenn im Blute zu wenig Kochsalz enthalten ist, ist auch das Bindegewebe, die Muskel- und Sehnensubstanz verwässert und von lockerem Gefüge. Dies ist besonders wichtig bei der Nierensubstanz, so daß diese das verwässerte Bluteiweiß hindurch passieren läßt (Nierenentzündung).

Es ist demnach anzuwenden bei Blutarmut, Bleichsucht, Speichel- und Tränenfluß, Verlust des Geruchs und Geschmackes, auch bei Stuhlverstopfung und Ausschlag von Wasserbläschen. Das Wasser von Kissingen verdankt seinen Weltruf dem Natrium muriaticum.

9. Natrium phosphoricum
(Phosphorsaueres Natrium)

Phosphorsaueres Natrium findet sich in den Blutkörperchen, Muskeln, Gehirnzellen und Nerven. Es hat die wunderbar wirkende Eigenschaft, die im Körper vorhandene überschüssige Milchsäure durch Zerlegung in Kohlensäure und Wasser unschädlich zu machen. Bei allen Krankheiten, die durch zu viel Milchsäure hervorgerufen werden, wie saueres Aufstoßen, Sodbrennen, Erbrechen und sauerriechenden Durchfällen ist dies Salz angezeigt. Es erweist sich ferner bei Rheumatismus heilkräftig, da es die Harnsäure in Lösung hält, die dann mit dem Urin ausgeschieden wird. Es leistet bei Lymphdrüsengeschwulst, bei chronischem Rachenkatarrh und bei allen Harnsäurekrankheiten vortreffliche Dienste.

10. Natrium sulfuricum
(Schwefelsaueres Natron oder Glaubersalz)

Das schwefelsauere Natron findet sich hauptsächlich in den Flüssigkeiten unseres Körpers. Es hat ebenso wie Kochsalz die Eigenschaft Wasser anzuziehen und den Körper zu entwässern. Wenn dies Salz fehlt, so entsteht eine allgemeine Verwässerung des Körpers und Überladung des Blutes mit Harnsäure. Es ist deshalb auch das Hauptmittel bei allen Leberleiden, wie Gallensteinleiden, Gelbsucht, grünlichen Durchfällen, Malaria, Zuckerharnruhr, Wassersucht. Karlsbad verdankt seinen Ruf nur diesem Salz.* Es reguliert den Wassergehalt des Blutes. Die allzureiche Milchabsonderung der Wöchnerinnen wird durch das Salz vermindert, während sie durch *Calcarea phosphorica* vermehrt wird. Auch bei leukämischen (weißblütigen, bleichsüchtigen) Patienten und langwierigen Eiterungen ist an dieses Salz zu denken.

* Man sieht daraus, daß die hervorragendsten Heilquellen natürliche biochemische Mittel – aber solche komplexer Natur darstellen. Auf letztere Tatsache werden wir nochmals zurückkommen.

11. Silicea
(Kieselsäure)

Die Kieselsäure gibt allen Geweben Festigkeit. Sie ist enthalten im Bindegewebe, in der Haut, den Haaren und Nägeln. Ihre Anwendung ist besonders bei skrofulöser Körperbeschaffenheit angezeigt. Sie spielt bei der Haarbildung eine Hauptrolle und ist das Hauptmittel gegen alle Eiterungsprozesse, weil sie den Eiterausfluß befördert; ferner bei verhärteten Geschwüren und Geschwülsten und übelriechendem Fußschweiß. Besondere Anwendung findet sie bei langwierigen Leiden und Schwächezuständen, hauptsächlich bei Erschöpfung des Nervensystems, dauernden Kopfschmerzen und Schlaflosigkeit. In der Volksmedizin spielen kieselsäurehaltige Tees, vor allem *Equisetum*, eine bedeutende Rolle bei Lungenschwindsucht, schwerheilenden, eitrigen Wunden und Krebs. Darum kann auch *Silicea* als Heilmittel bei Krebs und Tuberkulose gelten. Den Beweis hat DR. ZELLER durch zahlreiche Heilungen dieser Leiden erbracht.[*]

Dazu bemerkt DR. GRAMS noch folgendes: DR. SCHÜSSLER hat zuletzt nur noch diese angeführten elf biochemischen Mittel benutzt. Da an dem Aufbau unseres Körpers auch noch andere Stoffe teilnehmen, wie *Mangan* und *Jod,* so sollen diese hier kurz angeführt werden, ebenso der schwefelsaure Kalk, den DR. SCHÜSSLER später nicht mehr verwendete.

---

[*] Gewiß ist, daß Silicea eine Rolle bei Behandlung von Krebskranken spielt, was übrigens die Volksmedizin längst wußte. Es wäre aber doch sehr gewagt, deshalb Silicea als das universelle Krebsheilmittel zu bezeichnen. Ich verweise diesbezüglich nochmals auf mein Buch: „Rationelle Krebs- und Lupuskuren", in welchem auch eine Reihe von sehr guten Heilerfolgen, die von Ärzten beobachtet wurden, veröffentlicht sind. (G. W. Surya.)

Calcarea sulfurica
(Schwefelsauerer Kalk)

Der schwefelsauere Kalk wird besonders in der Galle und in der Leber gefunden. Er wirkt günstig auf Eiterungsprozesse und Abszesse ein, wobei deren Lokalisation gleichgültig ist. Im Wechsel mit *Silicea* wirkt er sehr günstig bei eitrigen Fisteln.

LANDOIS, Lehrbuch der Physiologie 1921, schreibt auf Seite 30: ,,*Mangan* scheint ebenfalls regelmäßig im Körper in sehr kleinen Mengen vorzukommen.''

Jod wurde von BAUMANN in der Schilddrüse gefunden, in organischer Bindung als *Jodothyrin;* auch in fast allen anderen Organen finden sich geringe Mengen Jod, die aber nicht organisch gebunden sind.

Da diese Stoffe nach Landois ebenfalls zu den Stoffen gehören, die organische Bindungen im Körper eingehen, so kann deren Verwendung sowie der Ergänzung der biochemischen Mittel nichts im Wege stehen.

Aus all dem ist deutlich ersichtlich, daß die Biochemie sehr ähnlich mit der Agrikulturchemie ist. Wie die Pflanze aus dem Erdboden – falls dieser alle ihr nötigen anorganischen Stoffe besitzt – alles entnimmt, was sie zum Aufbau braucht, so genügen auch die im Blute und in den Geweben vorhandenen oder wenn nötig, zugeführten anorganischen Stoffe zur Heilung aller überhaupt heilbaren Krankheiten.

Selbst Arzneisiechtum – verursacht durch Mißbrauch von Quecksilber, Chinarinde usw. – kann nach den Erfahrungen des DR. SCHÜSSLER mit minimalen Gaben von Zellsalzen geheilt werden. Dabei bestimmt man die zu wählenden Mittel nach den Symptomen. Bei akuten Vergiftungen hingegen müssen selbstverständlich die entsprechenden Gegengifte verabreicht oder sonstige, praktisch erprobte Maßnahmen durchgeführt werden.

Wir wollen nun kurz die Verabreichung der biochemischen Mittel besprechen. Schüsslers biochemische Mittel werden gewöhnlich in der sechsten Verreibung eingenommen, nur Silicea und Ferrum phosphoricum in der zwölften.

Wir haben also ähnliche minimale Gaben wie in der Homöopathie, doch kam Dr. SCHÜSSLER durch ganz andere Erwägungen und Schlüsse zur Verabreichung seiner Mittel in dieser Gabengröße.

Fürs erste sah er, daß auch die Pflanzen ihre Nährmittel aus dem Erdboden dann am besten entnehmen, wenn diese Nährmittel in tunlichst feinverteiltem Zustande der Wurzel zugeführt werden. Das ist eine Wahrheit, die schon LIEBIG in seinen *Chemischen Briefen*, Band II, S. 295, klar ausgesprochen hat: „Die stärkste Düngung mit phosphorsaueren Erden in grobem Pulver kann in ihrer Wirkung kaum verglichen werden mit einer weit kleineren Menge in einem unendlichen Zustande der Verteilung, welche bewirkt, daß ein Teilchen derselben sich in allen Teilen der Ackerkrume befindet. Eine einzelne Wurzelfaser bedarf von dem Orte aus, wo sie den Boden berührt, unendlich wenig an Nahrung, aber zu ihrer Funktion und zu ihrem Bestehen gehört, daß dieses Minimum gerade an dieser Stelle vorhanden ist."

Das heißt also, die feinverteilten Stoffe werden von Pflanzen leichter assimiliert. Dasselbe ist beim menschlichen Organismus mit Arzneimitteln der Fall.

Noch schwerer fiel aber der folgende Umstand ins Gewicht: Wenn wir eine Arznei in konzentrierter Form dem Kranken eingeben, so kann sie meist nicht unverändert ins Blut gelangen, da ja die freie Salzsäure des Magensaftes in vielen Fällen neue chemische Verbindungen mit den Arzneien eingeht oder auf diese zersetzend einwirkt. Um dies zu verhindern, muß das Heilmittel *so verdünnt gegeben werden, daß seine freigewordenen Moleküle durch die Schleimhaut der Mundhöhle, des Rachens und der Speiseröhre und durch die Wandungen der Kapillargefäße in das Blut treten können.*

Alle in Wasser unlöslichen Stoffe müssen durch Verreibung zu diesem Zwecke mindestens auf die sechste Dezimalpotenz verdünnt werden, die wasserlöslichen können auch in niedrigeren Verdünnungen gegeben werden.

Die Schüssler-Mittel werden aber meist nicht hinuntergeschluckt, sondern trocken auf die Zunge genommen, wo sie leicht zergehen. Daselbst werden sie von der Schleimhaut des Mundes und Rachens aufgesogen und kommen so in die Blutbahn, ohne in den Magen zu gelangen.

Man gibt in akuten Fällen alle 2 bis 3 Stunden, bei gefährlichen und schnell verlaufenden Krankheiten alle 10 bis 15 Minuten jedesmal eine kleine Messerspitze voll. Bequemer ist das Einnehmen der Mittel in Tabletten oder Körnerform.

Bei chronischen Krankheiten gibt man pro Tag ein bis zwei Mittel im Wechsel. Schüssler war überhaupt dafür, stets nur ein oder zwei Mittel im Wechsel zu geben und überdies keine zusammengesetzten oder Komplexmittel. Er stand also auf einem Standpunkt, der jenem der einfachen Homöopathie sehr ähnlich war. Trotzdem verwahrt er sich dagegen, sein Heilverfahren als ein homöopathisches zu bezeichnen. Denn, wenn er auch kleine Gaben oder homöopathische Potenzen verabreicht, so geschieht dies, wie wir sahen – aus anderen Gründen als in der Homöopathie. Überdies gründet sich die Biochemie Schüsslers nicht auf das Ähnlichkeitsprinzip, sondern auf physiologisch-chemische Prozesse, die sich im menschlichen Körper abspielen.

Schüssler sagt: *„Der Grundsatz, nach welchem ein Mittel gewählt wird, drückt diesem sein Gepräge auf.“*

Also ein nach dem Ähnlichkeitsprinzip gewähltes Mittel ist ein homöopathisches; ein Mittel jedoch, dessen Anwendung sich auf die physiologische Chemie stützt, ein Mittel, das den Mineralstoffen des Organismus homogen ist, solch ein Mittel ist ein biochemisches. Natürlich verwendet auch Schüssler einige Mittel, die wir bereits als homöopathische kennen. Aber dasselbe finden wir auch bei den Homöopathen, die ebenfalls Mittel anwenden, die dem Arzneischatz der Allopathen entstammen! Schüssler will aber – selbst wenn er dasselbe Mittel wie die Homöopathen anwendet – damit ganz andere Wirkungen erzielen wie diese. Er will vermittelst seines Heilverfahrens die Störungen, welche in der Bewegung der Moleküle der unorganischen Stoffe des menschlichen Organismus entstanden sind, *mittelst homogener Stoffe direkt ausgleichen;* der Homöopath hingegen sucht mittelst *heterogener Stoffe,* oder richtiger gesagt, mittelst *unpolarisierter*

Stoffe, sein Ziel *indirekt* zu erreichen. Der Leser erinnere sich, daß auch in der Homöopathie eigentlich der Gegensatz heilt, das Ähnlichkeitsprinzip nur zur Mittelwahl entscheidend ist.

Die Vorteile der biochemischen Behandlung sind keine geringen. Vor allem sind die biochemischen Mittel unschädlich, dann ist die Behandlung eine sehr einfache, da es nur wenige Mittel gibt, und endlich schmecken die Mittel angenehm und sind leicht einzunehmen.

Neuere Formen der Biochemie

Da ist vor allem die Komplexbiochemie nach Dr. med. Konrad Grams zu nennen. Er schrieb darüber ein sehr lesenswertes Büchlein: ,,*Kurze Anleitung für die Hauspraxis mit biochemischen und bikomplexen Heilmitteln.*" (Engel-Apoth., Regensbg.).

Wir entnehmen dieser Broschüre folgendes: ,,Da bei einer Krankheit nicht immer nur Stoff fehlt, der zu ersetzen ist, sondern oftmals mehrere, oder auch Ablagerungen – Fremd- und Selbstgifte – fortzuschaffen sind, so müssen, wie ja auch Dr. Schüssler sagte, manchmal nicht nur ein Mittel, sondern auch mehrere im Wechsel genommen werden. Das Einnehmen mehrerer Mittel, oft sechs bis acht Mittel, wie ich aus Erfahrung weiß, ist sicher zu umständlich. Dies hat auch Schüssler nicht gewollt. Ebenso hat er keine Mischungen seiner Mittel haben wollen, ebenso wie Hahnemann in der Homöopathie. Aber Hahnemanns Nachfolger haben trotzdem Komplexmittel gebraucht und mit großem Erfolg. Die reine Homöopathie und die Komplexhomöopathie bestehen nebeneinander."

Ich habe nun auch biochemische Komplexmittel in meiner Praxis gegeben, oft mit größerem Erfolg als Einzelmittel. Ich kann auch den Gegnern der Komplexbiochemie nur sagen: ,*In der Therapie entscheidet der Erfolg.*' Der nicht geahnte Erfolg hat mir gezeigt, daß die Komplexbiochemie berechtigt ist.

Den oft gehörten Einwand: ,,Schüssler hat die komplexbiochemie nicht gewollt", kann ich damit entkräften, daß er vielleicht heute anders gedacht hätte, genau wie Hahnemann. Aber warum soll auch an einer Heilmethode schließlich keine Änderung vorgenommen werden?* Der Einwand, bei der Komplexbiochemie wisse man nicht, welches Mittel nun eigentlich gewirkt hat, ist jetzt völlig belanglos, da wir den Wirkungskreis jedes einzelnen Mittels doch ganz genau kennen. Und wenn einmal ein Mittel in den Körper kommt, das er bei der Krankheit gerade nicht braucht, ist das dann so schlimm? Die Mittel sind doch mineralische Nährmittel, genauso wie unsere täglichen Nahrungsmittel, die uns auch nicht schaden, wenn wir etwas mehr davon zu uns genommen haben.

Die Komplexbiochemie hat sich schon vollkommen bewährt und ihre Berechtigung neben der einfachen Biochemie erwiesen.

Die biochemischen Komplexmittel nach den Originalvorschriften des biochemischen Arztes Dr. med. Konrad Grams (Berlin) stellen eine neue Arzneiform und exakte Dosierung der biochemischen Mittel dar. Diese biochemischen Komplexmittel sind für den Anhänger der Biochemie und Homöopathie deshalb so wertvoll, weil auf jeder Packung eine kurze, prägnante und treffende Charakteristik des betreffenden Mittels angegeben ist. Hierdurch kann sich jeder sofort in übersichtlicher Weise über die Wirkungssphäre des betreffenden Mittels orientieren.

Hydro-Elektro-Biochemie
„Schüssler-Jaspersen"

Dieses von Max Jaspersen (Hamburg) erfundene Heilsystem stellt eine Vereinigung von Dr. med. Schüsslers Biochemie mit der Hydrotherapie unter eventueller Anwendung von galvanischem Schwachstrom dar. Die Haut ist also das Aufnahmeorgan für diese kombinierten oder komplexen Heilsalze „Schüssler-Ja-

---

* Selbstredend muß diese Änderung eine wirkliche Verbesserung darstellen, dann ist sie berechtigt. Nur ein absolut vollkommenes Heilsystem bedürfte keiner Verbesserung mehr. Alle übrigen Heilsysteme würden der Erstarrung anheimfallen, falls nicht findige Köpfe sie zu verbessern suchten. (G. W. Surya.)

spersen". Man verwendet diese Salze zu solstarken Bädern, Pakkungen und Umschlägen sowie als Zusatz zu elektrischen Zwei- und Vierzellenbädern. Die damit erzielten Erfolge sind gute, oft überraschende. Aus Raummangelgründen kann ich hier nicht näher auf dieses kombinierte Heilsystem eingehen. Besonders Magnetopathen und Elektrotherapeuten sollten sich diese Erfindung Jaspersens zunutze machen.

Literatur

SCHULZ, PROF. D. HUGO, Vorlesungen über die Wirkung der anorganischen Arzneistoffe für Ärzte und Studierende. Verlag Georg Thieme, Leipzig.

BRASCH, SANITÄTSRAT DR. und DR. MED. CORNELIUS, Zur therapeutischen Anwendung der Mineralstoffe. Verlag Schulzesche Hofbuchdruckerei, Oldenburg i. O.

SCHÜSSLER, DR. MED., Eine abgekürzte Therapie. Anleitung zur biochemischen Behandlung der Krankheiten. Verlag wie vorstehend.

HIRTH, DR. GEORG, Der elektrochemische Betrieb der Organismen. Die Salzlösung als Elektrogenet und der elektrolytische Kreislauf mit dem Gehirn als Zentrale.

Parerga zum Elektrolytkreislauf.

Unser Herz, ein elektrisches Organ und die Elektrothermie der Warmblüter. Verlag der „Jugend", München.

MAACK, DR. MED. FERD., Polarchemiatrie. Ein Beitrag zur Einigung alter und neuer Heilkunst. Verlag Max Altmann, Leipzig.

Das zweite Gehirn. Betrachtungen über die Aufgaben eines wissenschaftlichen Okkultismus. Theosophia-Verlag, Hamburg 30, 1921.

GRÖTZINGER, EMIL, Der Organismusbesen. Verlag Diätreform, Lehmrade bei Mölln in Lbg.

Jatrochemie und Elektrohomöopathie

Wir haben soeben die modernen Biochemiker zu Worte kommen lassen und da geziemt es sich, auch der alten Biochemiker, nämlich der Jatrochemiker oder Spagyriker – deren hervorragendster Vertreter Paracelsus ist – zu gedenken. Ja, es dünkt uns, diese Jatrochemiker oder Spagyriker verdienten besonders den Namen „Biochemiker", weil sie den Geheimnissen des Lebens nachspürten und Arzneien herstellten, die in den Arkana und großen Elixieren der alchimistischen Geheimärzte den Höhepunkt ihres praktischen Könnens bezeugten. – Die Jatrochemiker oder Spagyriker waren im Mittelalter Jünger einer Geheimchemie, deren vornehmster Zweck die Darstellung höchstveredelter Arzneien auf Grund ihrer tieferen Naturerkenntnis war. Die großen Ärzte des Mittelalters waren Geheimärzte, und bereiteten sich ihre Arzneien selbst, sie waren also gleichzeitig Jatrochemiker oder Spagyriker, kurz Geheimchemiker.

Ich kann nun hier – mangels an Raum und auch deshalb, weil ich die spagyrischen und alchimistischen Ärzte in späteren Bänden sowieso etwas eingehender zu behandeln gedenke – nicht ausführlich auf die Jatrochemiker oder Spagyriker eingehen, sondern tue dies nur insofern, als dies zum Verständnis der Elektrohomöopathie nötig ist. Denn um es hier vorweg zu sagen, die Elektrohomöopathie ist im Grunde nichts weiter als ein Ausläufer oder eine späte Blüte am Baume der Geheimchemie des Mittelalters.

Daher kann man die Elektrohomöopathie – wenigstens von ihrer chemischen Seite – nur dann recht würdigen und verstehen, wenn man wenigstens die Grundprinzipien der Geheimchemie des Mittelalters kennt.

Ähnlich wie heute die Homöopathen, die Naturärzte und die Elektrohomöopathen rekrutierten sich auch im Mittelalter die Jatrochemiker oder Spagyriker aus jener geringen Zahl von Ärzten, die, unbefriedigt mit den an den Hochschulen gelehrten Wissenschaften, insbesonders unzufrieden mit den Resultaten dieser

Wissenschaft am Krankenbette, nun eine profundere Wissenschaft suchten, um auf deren Fundament auch zur wahren Medizin zu gelangen, zu einer Medizin, die nicht zur Ohnmacht am Krankenbette verurteilt ist, sondern auch da noch Triumphe zu feiern vermag, wo die Schulmedizin hilflos dasteht und den Fall für „unheilbar" erklärt.

Solch eine höhere Wissenschaft oder, wenn man will, tiefere Naturerkenntnis konnten ihnen nur die Geheimwissenschaften bieten. Daß solche im Mittelalter lebhaft betrieben wurden, brauche ich den Lesern dieses Werkes wohl nicht besonders zu erklären. Die großen Okkultisten des Mittelalters, die meist, wie PARACELSUS und FLUDD, ebenso große Ärzte waren, sind Zeugen dafür, daß es bereits damals eine Geheimmedizin von imposanter Größe gab, ja von einer Größe, die wir auch heute noch nicht erreicht haben.

Aber es wäre natürlich ein Irrtum, zu glauben, daß die geheimen Wissenschaften erst im Mittelalter entstanden sind. Nein, es läßt sich schon aus der Kulturgeschichte, Geschichte der Philosophie und Geschichte der geheimen Gesellschaften und Wissenschaften – sowie jener der Alchimie – nachweisen, daß es stets, bis ins Altertum hinein, Geheimwissenschaften, Geheimkulte und natürlich auch geheime Gesellschaften oder Verbrüderungen gab, die dieses Wissen pflegten. Was sind die Mysterien der Ägypter, Perser, Chaldäer, Griechen und Römer, was sind die Platoniker, Rosenkreuzer, Gnostiker und Neuplatoniker anderes, als Beweise dafür, daß es stets ein Geheimwissen und Geheimjünger gab! Ich schweige von Indien als dem Mutterlande aller Weisheit oder von Atlantis, wo die geheimen Wissenschaften, der Okkultismus in allen Formen, eine besondere Pflegestätte gefunden hatten, wie aus alten Überlieferungen hervorgeht.

Man mag aber, welches System auch immer der Geheimwissenschaften aufmerksam studieren, stets wird man im Gegensatz zu den profanen Wissenschaften finden, daß die okkulten Wissenschaften sozusagen alle auf einem gemeinsamen Fundament ruhen oder auf eine gemeinsame Wurzel zurückzuführen sind. Und diese gemeinsame Basis oder Wurzel ist die einheitliche

Auffassung von Gott, Mensch und Natur, die klare Erkenntnis des kausalen Zusammenhanges und gesetzmäßigen Ablaufes aller Dinge und Geschehnisse sowohl im Makro-, als auch im Mikrokosmos. So gelangten die alten Wissenden bereits zu einer einheitlichen Auffassung des Alls, zu einem geistigen Monismus von bewunderungswürdiger Tiefe und Klarheit und demgemäß auch zu einer Universalwissenschaft, gegen welche sich unser Spezialistentum, unser System der Trennung von Gott, Mensch und Natur, als ein Irrwald von Problemen und Hypothesen darstellt. Gerade der Biochemiker sollte wieder diesem universellen Wissen zustreben; denn man kann Biochemie und Biologie als die Lehre vom Leben nicht anders betreiben, als wenn man die Lehre vom universellen Leben zur Basis seiner Studien macht. Die Lehre vom universellen Leben ist aber identisch mit der Lehre vom göttlichen Sein.

Die alten Eingeweihten standen auf dem unverrückbaren Standpunkt, daß wahre Wissenschaft aus der Weisheit geboren sein muß, und ernährt und erzogen von der Wahrheit. Die Wahrheit gleicht aber einem Lichtquell, der ausgeht von der Ursache aller Ursachen, von der Urkraft aller Kräfte, von der Seele aller Seelen, von Gott. Dieses Wissen, das seinen Ursprung im Urquell alles Seins hat, führt den wirklich Suchenden wieder zu diesem Ursprung zurück, denn wer wahres Wissen erringt, erkennt die ewigen Grundlagen alles Seins, er erkennt aber auch, daß in ihm selbst ein Strahl des Ewigen enthalten ist. Er besitzt dann, wie die Inder sagen, *Brahma-Vidya* (Gotteserkenntnis) und *Atma-Vidya* (Selbsterkenntnis seines innersten Wesenskerns), welche beide identisch sind.

Aber diese tiefere Erkenntnis von Gott, Mensch und Natur, welche auch von dem Jatrochemiker oder Spagyriker des Mittelalters gefordert wurde – wollte er wirklich in seine Wissenschaft tiefer eindringen –, diese tiefere Erkenntnis auch des eigenen Selbst und schlummernder Kräfte unserer Seele –, wurde nicht allein auf didaktischem Wege, sondern *besonders durch die Entwicklung der geistigen Fähigkeiten auf intuitivem und meditierendem Wege allmählich erworben*; und dadurch unterscheiden sich die Geheimwissenschaften hauptsächlich von den profanen Wissenschaften. Das Resultat dieser geistigen Entwicklung war nun, daß die hervorragendsten Vertreter der Jatrochemiker oder Spagyriker als Ärzte den profanen Ärzten ihrer Zeit an tieferem Wissen und praktischem Können weitaus überlegen waren.

Eine Weisheitsschule, die derartige Männer hervorbringt, ist etwas Bewunderungswürdiges, eine Lehre, die derartig unerschüttert die Jahrtausende überdauert, etwas Verehrungswürdiges. Und wir begreifen nun die erhabenen Worte, mit welchen *Saturnus* S∴J∴14 in seiner vorzüglichen Abhandlung „*Jatrochemie und Elektrohomöopathie*" (Die Geheimmedizin des Mittelalters und die Geheimmedizin der Neuzeit. Eine vergleichende Studie, Leipzig, 1896) die Geheimlehre pries:

„Hoch über die Kleinlichkeiten und Einseitigkeiten der Alltäglichkeit, das Treiben der Sinnenwelt, ‚wo die Täuschung ihre Bilder reiht', hoch über die Leidenschaften lächerlichen Gelehrtendünkels, der hinter hochtrabenden Phrasen und tönenden Theorien das eigene Nichtwissen zu verbergen sucht – erhebt sich, wie ein Hochgebirge über schlechtes Geröll, die Geheimlehre.

Mögen seine stolzen Gipfel auch die ziehenden Wolken des wechselnden Zeitgeistes vorübergehend den Augen der Menschen verhüllen – nicht vermögen sie die im Herzen der Erde festruhenden Fundamente zu verrücken, während sich – dem Fluge des Adlers allein erreichbar – seine himmelragenden Spitzen im blauen Äthermeere baden."

So sehen wir die Geheimlehre seit Jahrhunderten, ja Jahrtausenden über dem geistigen Horizonte der Menschheit schweben.

Völker und Weltreiche sind entstanden und vergangen, die stolzesten Geistesbauten im Moder der Vergessenheit versunken, Kulturen sind gekommen und verschwunden, mancher Stern der „Wissenschaft" aufgegangen, um nach kurzem Glanze in die Nacht der Vergessenheit zu tauchen, – aber eines ist geblieben als das Wahrzeichen der Menschheit und Wächter der Jahrtausende – unverändert, unverrückt, unerschüttert: *die Geheimlehre.*

Die größten Geister aller Völker, aller Zeiten haben ihr gehuldigt, haben sich gebeugt, haben aus ihrem ewig klaren Born der Wahrheit geschöpft, von dem man mit dem fleischgewordenen Worte sagen kann: *„Himmel und Erde werden vergehen, aber Meine Worte werden nicht vergehen."*

Die Weisen und großen Philosophen des Altertums, die Patriarchen, die Propheten und auch der Lieblingsjünger Christus, der Apostel Johannes, legen Zeugnis dafür ab, daß es solch eine Geheimlehre und Geheimwissen gab. Und im Mittelalter finden wir eine Reihe von Männern, deren Namen unvergänglich als Philosophen, Mystiker, Okkultisten und Vertreter der Geheimmedizin uns entgegenstrahlen.

So im 13. Jahrhundert die auch als wahre Adepten der Alchimie bekannten Leuchten Albertus Magnus (1206/07 bis 1280) und Raymundus Lullins (1234 bis 1313), ferner Roger Baco (1214 bis 1294), Marsilius Ferinus (1433 bis 1499), Agricola (1499 bis 1555) und Joseph du Chesne (1521 bis 1609), der Leibarzt Heinrich II. zu Paris.

Da entstand an der Schwelle eines neuen Zeitalters der Geheimmedizin ein Meister, der für ihre ganze Zukunft ton- und ausschlaggebend war und in Wahrheit und mit Recht der Vater der Jatrochemiker und Spagyriker genannt wird. Dieser Mann war Philippus Aureolus Theophrastus Bombastus von Hohenheim, genannt Paracelsus (1493 bis 1541). Wir wollen diesen Stern erster Größe am Himmel der okkulten Medizin in einem späteren Bande noch eingehend würdigen.* Hier sei nur so viel gesagt, daß Paracelsus – wie wir bereits wissen – nicht nur ein Vorläufer Hahnemanns, sondern auch durch die eigentümliche Bereitung seiner Mittel und durch andere Analogien ein Vorläufer Matteis, des Entdeckers der Elektrohomöopathie ist.

Kongenial mit Paracelsus ist Robert Fludd (1574 bis 1637), der als Arzt unmittelbar an Paracelsus anknüpfte, als Alchimist und Okkultist berühmt, und der das Rosenkreuzertum in England eingeführt hat.

---

* Surya, G. W., Paracelsus – richtig gesehen; 1980, Rohm-Verlag, Bietigheim/Württ.

In der nachparacelsischen Zeit ragen als Geheimärzte insbesondere noch hervor: Johann Baptist Porta, der Verfasser der „Magia Naturalis", dann Oswald Croll, Claudius Deodatus, Poterius und Roch de la Rivière im 16. Jh.

Im 17. Jahrhundert interessiert uns vor allem Johann Baptist von Helmont (1577 bis 1644), welcher die Geheimarznei nochmals zu großer Blüte und Ansehen brachte und überhaupt unter den Nachfolgern des Paracelsus wohl unbestritten den ersten Rang einnimmt.

Seine Werke scheinen es auch, neben jenen des Paracelsus selbst, zu sein, aus welchen Mattei viele Anregungen für sein elektrohomöopathisches Heilsystem schöpfte.

Im nächsten Jahrhundert, also im 18., laufen alle Spuren der spagyrischen Heilkunst bei Chr. Friedrich Richter in Halle, dem Inhaber der dortigen Waisenhausapotheke, zusammen, von welchem noch einige Präparate der Jatrochemie – als streng gehütetes Geheimnis dieser Apotheke – bis auf die Jetztzeit gekommen sind, wie z. B. sein *pulvis niger* und seine *essentia dulcis*.

Im 19. Jahrhundert beschäftigten sich mit der spagyrischen Kunst noch Dr. Christian Becker aus Mühlhausen, Dr. Henry Blanc aus Lyon, welcher eine größere Zahl spagyrischer Mittel darstellte, und endlich Dr. med. et phil. F. Ch. Zimpel (1802 bis 1878), der bekannte Gründer von Zimpels Heilsystem, welcher bereits ein Zeitgenosse Matteis (1809 bis 1899) war.

Wir wollen uns nun ein wenig mit dem Lebenslauf Matteis beschäftigen und folgen dabei hauptsächlich den Schilderungen von *Saturnus S∴J∴14* der aus authentischen Quellen schöpfte:

Cesare Mattei! Welch ein Schicksal, welch eine Fülle gestaltender, lebendiger Kraft, welche Summe still aufopfernden Strebens wie bewegten Kampfes liegt in diesem Namen!

In seinem Lebenslauf tritt uns so recht die Größe der Vorsehung entgegen, die auf geheimen Pfaden nach wunderbaren Gesetzen die Geschicke der Sterblichen leitet und sie durch die verschlungenen Labyrinthe des Lebens mit sicherer Hand ihrem Ziele, ihrer Bestimmung und Mission im Kreise der Menschheit entgegenführt.

Im Palaste eines der ältesten, angesehensten und reichsten Patriziergeschlechtes der altehrwürdigen Universitätsstadt Bologna stand die Wiege unseres Grafen CESARE MATTEI. Hier erblickte er am 11. Januar 1809 das Licht der Welt, als Sohn des Luigi Mattei und der Teresa, geborenen Montignani.

Gemeinsam mit seinem jüngeren Bruder Guiseppe verbrachte er seine ersten Jugendjahre im Vaterhause und empfing hier, später an einem Seminar in Bologna, den sorgfältigsten Unterricht. Mit besonderer Vorliebe pflegte er damals das Studium der Sprachen, darunter vor allem der lateinischen. Leider wurde Mattei früh elternlos. Nach dem Tode seines Vaters verließ der damals 19jährige Jüngling Cesare das Haus seiner Heimat, um nach dem Beispiele anderer vermögender Patriziersöhne die Welt kennenzulernen.

Wieder nach Bologna zurückgekehrt, wurde er mit dem Philosophen PAOLO COSTA bekannt, der damals als Lehrer der Bolognser Jugend in hohem Ansehen stand. Dieser Gelehrte, welcher einen Kreis wißbegieriger Jünglinge um sich versammelt hatte, denen das auf den Hochschulen jener Tage gebotene Wissen zu gering erschien, erkannte bald die Befähigung des jungen Cesare Mattei und beschloß, denselben für ein ernsteres Streben zu gewinnen.

Costas Vorstellungen mußten einen lebhaften Widerhall in der Brust Cesares geweckt haben, denn er selbst bezeichnet die Frucht seines Zusammentreffens mit dem Philosophen als ,,seine Bekehrung".

Mattei, der damals in seinem 30. Lebensjahre stand, wurde in aller Form ein Schüler Costas, der ihn täglich besuchte. Zugleich aber wurde sein Haus der Mittelpunkt der berühmtesten Gelehrten und überhaupt aller Geistesgrößen, welche Bologna damals in seinen Mauern beherbergte.

Neben dem Studium der Philosophie und Literatur waren es namentlich die Naturwissenschaften, welche hier gepflegt wurden, und so kann man behaupten, daß Paolo Costa die erste Veranlassung zu den späteren medizinischen Entdeckungen Matteis gab, indem er dessen Forschergeist weckte. Mattei wurde auch Costas liebster Schüler, der ihn fast wie einen Sohn liebte, und ersterer hinwiederum hing an seinem Lehrer mit einer nahezu schwärmerischen Verehrung und Dankbarkeit.

Dem wissensdurstigen Mattei wurde indessen der Aufenthalt in Bologna bald zu unruhig, und er zog sich deshalb auf eine in idyllischer Einsamkeit liegende Villa Vigorso oder „Löwenvilla" genannt, in der Nähe Bolognas zurück, um hier seinen Studien ungestört obliegen zu können.

Hier besuchte ihn Costa noch öfter, und außerdem wurde ein äußerst lebhafter Briefwechsel zwischen ihnen unterhalten, welcher von dem Adoptivsohne des Grafen Mattei später der Öffentlichkeit übergeben wurde und ein helles Licht auf die herzlichen Beziehungen wirft, die zwischen ihnen bestanden. (Vergl. Paolo Costa: Lettere al Conte Cesare Mattei. Pubblicato da Mario Venturole Mattei, Bologna 1890).

Die nun folgenden Sturm- und Drangjahre 1846–1849 stürzten Mattei in den Strudel des öffentlichen Lebens. Gerade befand er sich zu Rom bei seinem Freunde, dem Schatzmeister Ruscondi, als die Nachricht von dem Vordringen der Österreicher über die Po-Linie und der Einnahme von Magnavacca und Comachio eintraf, welche im Volk wie im Vatikan die größte Bestürzung hervorrief.

In diesem kritischen Moment gab Mattei ein leuchtendes Beispiel patriotischer Hingebung und Treue, indem er die ihm gehörenden Plätze Magnavacca und Comachio, an der Mündung des Po gelegen, gleichsam eine Pforte in das Innere Italiens bewachend, dem Papst Pius IX. zum Geschenk machte, um ihn in den Besitz dieser strategisch so wichtigen Punkte zu setzen.

In Rom wie in Bologna erregte diese vaterländische Tat Matteis in allen Kreisen der Bevölkerung die größte Begeisterung, und allenthalben wurde er mit den aufrichtigsten Ovationen empfangen, auch Papst Pius IX. verstand die Tat Matteis zu würdigen, indem er demselben bei seiner Rückkehr nach Bologna den Grafentitel und die Würde eines Schatzmeisters von Bologna verlieh.

Mattei wurde nun von seiner Vaterstadt mit der Organisation

der Nationalgarde betraut, in welcher er bis zum Range eines Obersten emporstieg, und daneben ins römische Parlament als Deputierter gewählt, als Papst Pius IX. seinem Staate die Konstitution gegeben hatte. Als die politischen Verhältnisse so verworren wurden, daß von einer erprießlichen Tätigkeit im Parlamente keine Rede sein konnte, und sich allenthalben die Anzeichen einer Revolution bemerkbar machten, legte MATTEI seine Ämter nieder, entsagte dem politischen Leben und zog sich in die Einsamkeit seiner Löwenvilla zurück, um neuerlich seine Studien aufzunehmen.

Später genügte ihm auch die Ruhe dieses Ortes nicht. MATTEI kaufte darum einen zwischen Bologna und Florenz in der Nähe des kleinen Städtchens Riola gelegenen malerischen Felsen, welcher in der Geschichte unter dem Namen der Rocca (Burgfelsen) von Savignano bekannt ist und die Reste eines aus dem 11.–12. Jahrhundert stammenden Kastells trug.

Auf dieser Stelle begann alsbald der Graf den Bau einer Burg, ähnlich der berühmten Alhambra bei Granada, ein wahres Wunderwerk maurischen Stils, herrlich anzusehen mit ihren Türmen und Zinnen, und ausgestattet mit aller Farbenpracht orientalischer Phantasie. Diese Burg, Rocchetta genannt, wurde später als Schutzmarke der elektrohomöopathischen Mittel gewählt.

Botanische und chemische Studien waren es vor allem, die den Grafen in seiner Einsamkeit in der Löwenvilla und später auf seiner neuerbauten Burg Rocchetta beschäftigten, und die die Vorläufer seiner späteren medizinischen Entdeckungen wurden.

Mit Vorliebe und Aufmerksamkeit hatte aber MATTEI auch stets die Fortschritte – wenn man die Systemänderungen der sogenannten physiologischen Medizin so nennen kann – der Arzneiwissenschaft verfolgt und dabei die Wahrnehmung gemacht, daß die Zahl der als unheilbar geltenden Leiden doch ganz erschreckend groß war, ja, daß es eine wirkliche Heilung gar nicht gab, da man sich meist darauf beschränkte, nur die Symptome zu behandeln, ohne der Wurzel des Übels, die doch noch immer neue Sprossen trieb, nahe kommen zu können.

Wohl bedeutete die von Hahnemann entdeckte Homöopathie

einen gewaltigen Fortschritt, da die Auswahl der Heilmittel gegenüber der prinzipienlosen Allopathie nach einem unverrückbaren, naturwissenschaftlich begründeten Gesetz erfolgte. Doch konnte MATTEI auch diese Heilmethode von dem Vorwurfe des symptomatischen* und dem Mangel des kausalen (ursächlichen) Verfahrens nicht freisprechen.

Da wollte es eine „Fügung des Schicksals", wie man zu sagen pflegt, daß MATTEI auf einem seiner Streifzüge in die Umgebung der Rocchetta den Hund eines Gutsnachbarn antraf, der an der Räude litt. Nun beobachtete MATTEI, wie der Hund vermöge seines Heilinstinktes häufig in den Bergwäldern gewisse Kräuter suchte und sie begierig verzehrte, bis er sich auf diese Weise selbst von seiner bösartigen Räude kuriert hatte.

Als MATTEI dies wahrgenommen hatte, sammelte er jene Kräuter, und es stellte sich heraus, daß dieselben Kräuter auch imstande waren, bei Menschen Ausschläge und ähnliche Leiden, die man im gewöhnlichen Leben als „skrofulöse" bezeichnet, zu heilen.

Damit hat MATTEI gewiß keine neuen Heilpflanzen entdeckt; viele der von ihm verwandten Pflanzen sind schon längst als heilkräftig bekannt.

Was aber ein spezielles Verdienst von MATTEI ist und ihm ein ewiges Denkmal des Dankes von Seiten zahlloser Leidender gesichert hat, ist erstens die Art und Weise, wie er diese Pflanzen zu tunlichst wirksamen Arzneien zubereitet, und zweitens, nach welchen Grundsätzen er mehrere Pflanzenmittel zu einer harmonischen Einheit zusammengesetzt hat. Beides ist hochwichtig und charakteristisch für sein Heilsystem. Wir werden also noch des näheren auf diese beiden Kernpunkte der Elektrohomöopathie eingehen müssen, wollen aber vorerst doch diese biographische Skizze MATTEIS zum Abschluß bringen.

* Wir glauben, diesen Vorwurf im Abschnitte Homöopathie entkräftet zu haben. Da des weiteren auch die einfache Homöopathie Dauerheilungen schwerer Krankheiten – auch solcher, die auf Blut- und Säftevergiftung beruhen – zu verzeichnen hat, so leistet sie schließlich ebensoviel wie irgendein anderes kausal wohlbegründetes Verfahren.

Als Patron einer zahlreichen Landbevölkerung kam MATTEI oft in die Lage, seinen Untertanen in leiblichen Nöten beizustehen, und da erwies es sich dann, daß das von ihm hergestellte Mittel in allen möglichen Krankheiten skrofulösen Ursprunges eine ganz außerordentlich heilkräftige Wirkung entfaltete.

Die Gleichmäßigkeit dieser Wirkungen setzten MATTEI in die Lage, später seine Theorien über den Ursprung der Krankheiten in den Säften und die Lehre von den Konstitutionen aufzustellen, welche zur wissenschaftlichen Grundlage des neuen Heilsystems wurden, das er wegen der Raschheit der Wirkungen sowie wegen gewisser Erscheinungen, die an den physiologischen Effekt der Elektrizität gemahnten* und der verwandtschaftlichen Beziehung zwischen der Wirkung des Mittels und der Krankheit als ELEKTROHOMÖOPATHIE bezeichnete.

Nun verbreitete sich der Ruhm seiner Kuren, die wirklich zuweilen ans Wunderbare streiften, rasch, und das begeisterte Volk begann sehr zum Verdruß der Ärzte und Professoren – den Einsiedler der Rocchetta in Liedern und Gedichten zu verherrlichen.

Bereits 1869 sehen wir MATTEI in Rom tätig, wo ihm Papst Pius IX. einen Teil des Hospitales St. Teresa eingeräumt hatte. Hier vollbrachte MATTEI solche Heilungen, daß der Andrang des Volkes durch militärische Schildwachen zurückgewiesen werden mußte.

In die Zeit von 1869 fallen auch die ersten literarischen Erscheinungen, welche die Elektrohomöopathie selbständig behandelten. Es waren dies: DR. COLIS ,,Brevi notizie sull' omeopatia" usw. Bologna, und DR. CH. F. ZIMPELS: ,,Vegetabilische Elektrizität zu Heilzwecken" Leipzig, welchen nun in kurzen Intervallen

---

* Diese Effekte treten namentlich bei der äußerlichen Anwendung seiner flüssigen Mittel – damals ,,vegetabilische Elektrizitäten", heute ,,Fluida" genannt – auf. Ich gestehe, daß mir die Bezeichnung ,,vegetabilische Elektrizitäten" vor etwa 40 Jahren, als ich zum erstenmal davon hörte, unwissenschaftlich, d. h. mit dem damaligen Standpunkt der Physik unvereinbar vorkam. Heute aber, wo wir die gesamte Materie nur als eine Erscheinungsform der Elektrizität ansprechen können (der moderne Physiker sagt doch: Materie ist nichts anderes als zeitweise verdichtete Elektrizität), kommen mir die Namen ,,vegetabilische Elektrizität und Elektrohomöopathie" durchaus nicht unwissenschaftlich vor. (G. W. Surya).

bald weitere in französischer und deutscher Sprache folgten, wodurch die neue Wissenschaft eine immer größere Ausbreitung auch innerhalb Italiens gewann. Heute existiert eine sehr umfangreiche elektrohomöopathische Literatur, besonders in deutscher Sprache, aber die Hauptwerke MATTEIS und seiner besten Schüler sind auch in den übrigen Kultursprachen – darunter sogar in arabischen und mehreren indischen Idiomen – erschienen.

Bis Ende 1860 gab MATTEI seine Heilmittel an jedermann, der damit Versuche machen wollte, völlig unentgeltlich. Erst als er sah, daß gewissenlose Spekulanten mit seinen Mitteln auf eigene Faust ein empörendes Wuchergeschäft betrieben, entschloß er sich, die Verbreitung seiner Heilmittel in geschäftlicher Weise zu regeln, um dem Publikum dieselben zu einem möglichst geringen Preise zugänglich zu machen, wozu er in Bologna in seinem Palast eine Versandniederlage errichtete, welcher die kommerzielle Tätigkeit zufiel, und von wo aus auch die neuen literarischen Veröffentlichungen ihren Ausgangspunkt nahmen.

Seit dem Jahre 1879 wurde hier auch das offizielle Organ von MATTEI, der ,,*Monitor*" herausgegeben, welcher ein getreues Spiegelbild der ganzen Bewegung ist.

Trotz seines Reichtums, trotz seiner Erfolge und seines Weltruhmes war MATTEIS Lebensweise von wahrhaft philosophischer Einfachheit; rastlose Tätigkeit war ihm zur zweiten Natur geworden. Was aber vielleicht am meisten seinen wahrhaft edlen Charakter kennzeichnet, ist die Tatsache, daß er trotz unzähligen Undanks und vieler Anfeindungen nie aufgehört hat, ein Philantrop im besten Sinne des Wortes zu sein, der bis an sein Lebensende nur das einzige wahrhaft christliche Bestreben kannte: *menschliches Elend zu lindern!*

Nachdem wir nunmehr die historische Entwicklung der Elektrohomöopathie, ihren Ursprung und die Biographie ihres Erfinders in kurzen Umrissen dargestellt haben, wollen wir auf das Wesen dieser vielfach mißverstandenen und angefeindeten, aber für den Wissenden doch so segensreichen Heilmethode eingehen.

Die Elektrohomöopathie ist also im Wesen eine sehr verbesserte Komplexhomöopathie – die ihre Mittel lediglich nach

Krankheitssymptomen zusammengesetzt – dadurch, daß die Komplexe der Elektrohomöopathie in erster Linie auf physiologisch-biologischer Basis aufgebaut sind. Zweitens dadurch, daß die Herstellung ihrer Mittel – nach dem jatrochemischen oder spagyrischen Verfahren – grundverschieden ist von jener der einfachen Homöopathie. Und drittens, daß sie besondere äußere Heilmittel, die sogenannten „vegetabilischen Elektrizitäten", oder „Fluida" verwendet, welche Anwendung sich durchaus auf okkulte Grundsätze stützt, z. B. auf die odische Polarität des menschlichen Körpers.

Mithin hat die Elektrohomöopathie mit der einfachen Homöopathie nur die Kleinheit der Gaben – und die damit im Zusammenhang stehenden polaren Wirkungen von konzentrierten und verdünnten Lösungen auf Grund des biologischen Grundgesetzes gemein.

Die größte Annäherung zwischen Elektrohomöopathie und Homöopathie liegt aber in den Doppel- und Komplexmitteln. Wir haben deren Entwicklung bereits hinreichend im Abschnitte „Homöopathie" beleuchtet.

THEODOR KRAUSS – den ich für den besten Kenner der Elektrohomöopathie halte – hat in seiner vortrefflichen, ja einzig dastehenden Abhandlung: „*Die Grundgesetze der Elektrohomöopathie*" diese Bedeutung der homöopathischen Doppelmittel für die Elektrohomöopathie besonders hervorgehoben. Er sagt: „Mit der Aufstellung der Lehre von den homöopathischen Doppelmitteln und ihrer praktischen Durchführung war ein bedeutsamer Schritt in der Entwicklung dieser Heilmethode getan. Es war die Morgenröte für die große Reform der Homöopathie, welche durch die sich anschließende Entdeckung des *Grafen Cesare* Mattei die Krönung fand."

Theodor Krauss geht sogar bezüglich seines Werturteils der Doppelmittel soweit, den Ausspruch zu wagen: „Mit der Annahme der Doppelmittel hatte die Homöopathie eine starke Annäherung an die Heilweise des berühmten Paracelsus vollzogen, der, wie bekannt, um die Zeit der Entdeckung Amerikas (am 12. Oktober 1492 durch den Genuesen Christoph Columbus, d. Red.)

wirkte und die Welt durch seine ans Wunderbare grenzenden Kuren in Staunen setzte."

Das soll wohl heißen: Erst mit Einführung der Doppelmittel konnte die Homöopathie ähnliche staunenswerte Kuren wie der große Paracelsus vollführen!

Richtig gewählte homöopathische Komplexmittel gleichen einem Kraftbündel *paralleler Kräfte*, die sich zu einer harmonischen Gesamtwirkung summieren. An sich jedoch verändern sich die einzelnen dynamisierten Arzneibestandteile nicht, weder chemisch noch in ihrer Wirkung auf den Organismus oder auf die Krankheit. Kurz gesagt, jede einzelne Komponente eines derartigen Kraftbündels bleibt innerhalb desselben frei wirkend erhalten, erreicht also das Ziel ihrer Heilwirkung. Das heißt also, die einzelnen Bestandteile eines richtig gewählten homöopathischen Komplexmittels können einander in ihrer Wirkung nur fördern, nie hemmen. Und darauf beruht die überlegene Wirkung richtig zusammengesetzter homöopathischer Komplexmittel, von den Doppelmitteln eines AEGIDI oder LUTZE angefangen bis zu den hochkomplizierten MATTEImitteln.

Wir kommen nun zu dem zweiten Punkt des wesentlichen Unterschiedes zwischen Elektrohomöopathie und einfacher Homöopathie, das ist die *Herstellung der Mittel*.

Mattei war der Ansicht, daß die Zubereitung und Verdünnungsart der alten Homöopathie keine vollkommene war. Wie wir bereits wissen, bedient sich die gewöhnliche Homöopathie des Alkohols zur Herstellung ihrer Urtinkturen im flüssigen Zustande. Man übergießt einfach die zerkleinerten Pflanzen mit Alkohol, läßt diese einige Tage stehen, wodurch die in Alkohol löslichen Bestandteile der Pflanze ausgelaugt werden, und hat dann die sogenannte Urtinktur. Durch weitere Verdünnung mit Alkohol im Verhältnis von 1 : 9 oder 1 : 99 (oder auch 1 : 10 und 1 : 100) erhält man dann die Dezimal- und Zentesimalpotenzen. Nun ist es klar, daß nicht alle wirksamen Substanzen einer Pflanze in Alkohol löslich sind. Für eine Reihe dieser wirksamen Substanzen wäre das Wasser das bessere Lösungs- oder Aufschließungsmittel. Aber, wenn wir eine solche Urtinktur mit Wasser

190

herstellen, würde sie bald in Gärung oder Zersetzung übergehen. Deshalb wohl sah sich Hahnemann gezwungen, den Alkohol nicht nur zur Herstellung der Urtinkturen, sondern auch zur Herstellung der Verdünnungen zu gebrauchen. Alkohol – genügend konzentriert – wirkt als Konservierungsmittel.

Daß Alkohol keine neutrale Substanz ist, brauche ich nicht besonders zu erwähnen. Hochprozentiger Weingeist (wie solcher zu den homöopathischen Urtinkturen und Potenzen genommen wird) ist eine ungemein stark wirkende, ja giftige arzneiliche Substanz, und so müssen wir damit rechnen, daß die mit Alkohol bereiteten Auszüge einer Pflanze stets als Nebenwirkung jene des Alkohols zeigen werden. Bei gewissen Krankheitsformen, wie Entzündungen, Katarrhen, nervösen Leiden und empfindlichen Naturen können sich diese Nebenwirkungen des Alkohols störend bemerkbar machen. Dies wird zwar durch die schließliche Verabreichung des homöopathischen Mittels in Wasser gemildert, aber strenggenommen können die mit Alkohol zubereiteten Arzneien niemals ihre reine Wirkung entfalten, sondern eben stets eine durch den Alkohol korrigierte.

Diese schwache Stelle der einfachen Homöopathie hatte Mattei bald erkannt, und er suchte nun eine vollkommenere Herstellungsweise für seine elektrohomöopathischen Mittel und fand diese schließlich in dem Verfahren der Arzneizubereitungskunst der mittelalterlichen Geheimärzte oder „Spagyriker", wie man diese nach ihrer Geheimchemie nannte.

Die Abkehr der neuzeitlichen Pharmazie (Apothekerkunst) von dem Verfahren der Spagyriker mag wohl in zwei Ursachen zu suchen sein. Erstens in der zunehmenden Vermaterialisierung der Naturwissenschaften überhaupt, wodurch die ganze Wissenschaft der Jatrochemiker oder Spagyriker als veraltet in die Rumpelkammer geworfen wurde. Und zweitens in der Umständlichkeit und langen Dauer des spagyrischen Verfahrens. Für den modernen Chemiker und Apotheker gilt auch das Sprichwort: „Zeit ist Geld", daher greift er lieber zu rasch wirkenden Verfahren in der Arzneibereitung, und das sind alle Abkochungen (Dekokte) oder Aufgüsse auf heißem Wege und alle chemischen Auflösungen der Pflanzen, um deren wirksame Substanzen oder „Salze" rasch zu erhalten.

Nur vergißt der moderne Chemiker dabei, daß z. B. durch das Kochen gerade die feinsten ätherischen Substanzen der Pflanze leicht zerstört werden können, sowie daß durch Beimischung anderer Chemikalien die feinen strahlenden Kräfte (die radioaktiven Eigenschaften derselben, wie die moderne Wissenschaft sich ausdrücken würde) verloren gehen.

MATTEI hat also einen sehr guten Griff getan, als er sich dem Arzneizubereitungsverfahren der Spagyriker zuwandte, wie es auch PARACELSUS lehrte. Ein Hauptverfahren dieser Spagyriker ist die sogenannte Kohobation, welche auch zur Herstellung der Matteimittel benützt wird.

Der Kernpunkt der Kohobation ist eine langsame Aufschließung der Arzneikräfte der Pflanzen durch fortschreitende Gärung und Destillation auf kaltem Wege, wodurch die radioaktiven oder lebendigen Kräfte der Pflanzen erhalten und in der spagyrischen Essenz aufgespeichert werden.

Um diese Herstellungsart ganz zu verstehen oder sie naturwissenschaftlich zu begründen, müssen wir aber vor allem vom Wesen der Pflanzen eine andere Vorstellung haben, als sie uns bisher die materialistische Wissenschaft geboten hat. Für letztere ist die Pflanze nur eine Anhäufung organischer Zellen, die sich aus bestimmten chemischen Elementen aufbauen. Aber für den Jatrochemiker oder Spagyriker – und natürlich auch für den Okkultisten – ist die Pflanze ein belebtes und beseeltes Wesen. In ihr sind also nicht bloß chemische und physikalische Energien wie z. B. Licht und Wärme aufgespeichert, sondern die Pflanze ist auch ein Energiespeicher (Akkumulator) der „Lebenskraft" oder des „Ods", wie FREIHERR VON REICHENBACH diese universelle, aufbauende Kraft nannte, die, wie er experimentell bewies, allen organischen und unorganischen Formen innewohnt. Heute ist zwar die Schranke zwischen den organischen und anorganischen Dingen gefallen – auch die Wissenschaft erkennt, daß alles belebt und daher beseelt ist – aber damit ist keineswegs das Od überflüssig geworden, noch hat es aufgehört, seine Rolle im Haushalt der Natur zu spielen, vielmehr wird es jetzt von der Wissenschaft als „strahlende Energie", als „radioaktive Emanation" wieder entdeckt, wie dies in dem Buche von Ingenieur L. STRANIAK: „Die achte Großkraft der Natur" dargelegt wird.

Ja, die Wissenschaft selbst lehrt nun, daß wir in einem Strahlenmeer leben, das uns nur zum geringen Teil bekannt ist.

Außer Licht, Wärme, Elektrizität und Magnetismus, die uns sowohl als kosmische Kräfte von der Sonne und den Gestirnen zustrahlen, als auch als tellurische Kräfte durch die Erde auf uns einwirken, gibt es noch eine Menge von unsichtbaren Strahlen, wie die ultravioletten, die radioaktiven Strahlen, Höhenstrahlen und Erdstrahlen. Weshalb soll es da nicht auch Odstrahlen oder odische Emanationen, ja sogar psychische Strahlungen der Gestirne geben?

Je höher nun ein Organismus entwickelt ist, desto aufnahmefähiger wird er für alle diese Strahlen höherer Ordnung. Die Pflanze ist aber – wie dies auch neuere wissenschaftliche Forschungen erwiesen haben – ein ziemlich hochorganisiertes Wesen, jedenfalls weitaus höher entwickelt als ein Mineral oder Metall. Ihre „Psyche" zeigt schon mehr Individualität und mehr Aktivität. Dadurch, daß die Pflanze bereits eine Individualität besitzt, färbt sie sozusagen die aufgespeicherten kosmischen Energien mit ihrer eigenen individuellen Qualität. Die der ganzen Pflanzenwelt zuströmenden kosmischen und tellurischen Energien sind zwar dieselben, aber man sieht sofort, daß diese Kräfte zum Beispiel in einer Rose bereits vielfach verfeinerter und vergeistigter sind, als z. B. in einer Kartoffel. Dies hindert aber nicht, daß auch in ganz unscheinbaren Pflanzen hohe planetarische Kräfte akkumuliert sind, wenn auch mit niedrigen Kräften vermengt. Diese niedrigen Kräfte (die oft als Gift wirken), entsprechen den niedrigen Seelenkräften des Menschen.

Durch den gelinden, lang andauernden Prozeß der Kohobation (oder wiederholten Aufgießung) trennten nun die Spagyriker in jeder Pflanze das „Gift" von dem „Balsam" oder die ätherisch-psychischen Kräfte von den grobstofflichen Substanzen, ja sie wirkten auch gleichzeitig umgestaltend, veredelnd auf diese Produkte ein, wie wir später bei den spagyrischen Mitteln des Dr. ZIMPEL sehen werden. Dies war ganz im Sinne des Paracelsus gehandelt, der da ausdrücklich lehrte, daß das Wirksame an einer Pflanze oder Arznei nicht ihr grobstofflicher Körper, sondern die darin aufgespeicherten höheren ätherischen, astralen, odischen und geistigen Kräfte seien.

Ich will nun noch kurz die Darstellung spagyrischer Essenzen auf dem Wege der Kohobation schildern, wie dies auch bei der Herstellung der Matteischen elektrohomöopathischen Mittel der Fall ist. Unter Kohobation verstanden die Spagyriker ein besonderes Gärungsverfahren, wo das Hauptaugenmerk darauf gerichtet war, die feineren, odischen, ätherischen und astralen Kräfte der Pflanzen in den gewonnenen Essenzen zu erhalten.

Zu diesem Zwecke sammelt man im Frühjahr oder Herbst –, also zu einer Zeit, wo das Leben in den Pflanzen besonders rege ist, wo die Säfte in besonderer Tätigkeit sich befinden, also voller Kraft sind, je nach Bedarf die Blätter, Blüten, Zweige, Sprossen, Früchte, Wurzeln oder Rinden der betreffenden Pflanzen, welche nun mit Wasser von Blutwärme (35–38 Grad Celsius) übergossen werden. Dadurch werden die heilkräftigen Substanzen der Pflanze in Lösung gebracht. Die so gewonnene Lösung wird nun neuerdings auf dieselbe Pflanze usw. gegossen und so fort, bis eine vollkommen gesättigte wässrige Tinktur (Tinctura aquosa fortis) entsteht. Diese wird nun in großen gläsernen Rezipienten (Gefäßen) unter Ausschluß der Luft sich selbst überlassen bis zur völligen Klärung, wonach diese Tinctura aquosa fortis den charakteristischen Geruch jener Pflanzen oder Pflanzenteile besitzt, aus welchem sie durch Auslaugung gewonnen wurde.

Somit stellt der Abschluß des Kohobationsvorganges eine langsame Gärung dar, durch welche sich alles Unreine in Form eines dicken Satzes oder Schlammes setzt, und darüber befindet sich die reine, klare Essenz, die nun alle arzneilichen Eigenschaften der verwendeten Pflanzen, doch in einer verfeinerten, gewissermaßen vergeistigten Form aufgespeichert enthält, und zwar ohne den stofflichen Ballast des Pflanzenkörpers, nur an eine mäßige Quantität Wasser gebunden.

194

Im wesentlichen stellt solch eine elektrohomöopathische Urtinktur eine Arznei energetischer Natur dar. Es sind in ihr die lebendigen, astralen, odischen Kräfte der Pflanze aufgespeichert im Gegensatz zu den allopathischen Arzneien, die mehr durch ihre chemischen Kräfte wirksam sind. Man merke wohl: nicht diese Essenz an sich – die ja selbstredend materiell und stofflich ist – stellt bei den elektrohomöopathischen Arzneien das Wirkende dar, sondern diese Essenz ist nur der Träger der feinstofflichen odischen Arzneikräfte, so etwa wie durch menschlichen Magnetismus magnetisiertes Wasser der Träger dieser odischen Kräfte ist.

Da nun die elektrohomöopathischen Mittel zusammengesetzte oder Komplexmittel sind, so ist mit der Darstellung der einzelnen Essenzen die Herstellung einer elektrohomöopathischen Arznei noch keineswegs abgeschlossen. Eine zweite wichtige Arbeit ist noch zu vollbringen: das richtige Mischen solch eines Komplexmittels. (Bevor aber zur Mischung geschritten wird, müssen die einzelnen Essenzen potenziert oder entsprechend verdünnt werden.)

In der Art der Mischung, oder richtiger gesagt, in den physiologisch-biologischen Grundlagen des Mischens ist nun die Elektrohomöopathie bahnbrechend vorangegangen, indem sie sich dabei nicht von den Krankheitssymptomen, die ein Mittel beseitigen soll, leiten ließ, sondern, tiefer schürfend, das Schwergewicht darauf verlegte, jede Krankheit (und dies gilt insbesondere für chronische Krankheiten) an der Wurzel zu fassen, indem sie die Krankheitsursache nicht nur bis auf das urerkrankte Organ und dessen Zellen, sondern bis auf den gestörten Stoffwechsel des Gesamtorganismus hin verfolgt. MATTEI war mit vielen bedeutenden Ärzten der Ansicht, daß jede Krankheit (mit Ausnahme sogenannter traumatischer, d. h. durch äußere Gewalt entstandener Verletzungen) stets eine Allgemeinstörung der körperlichen Verrichtungen beziehungsweise ihrer Werkzeuge bedeute, wenn auch ein bestimmtes Organ oder eine Organgruppe als Hauptsitz oder Herd des Übels gelten kann, wonach wir dann von Herz-, Lungen- und Darmerkrankungen usw. sprechen.

Unser gesamter Stoffwechsel, das heißt die Erneuerung aller Zellen und Gewebe und der Abbau der verbrauchten, geschieht durch das Blut. – Das Blut selbst wird aus der Lymphe erzeugt, und diese wird der verdauten Nahrung (chylus) durch die Lymph-(Saug-)Drüsen im Darm entnommen.

Will man also wirklich radikal, d. h. bis auf die letzte Wurzel irgendeine Krankheit heilen, so muß man auf Blut und Lymphe durch geeignete Mittel einzuwirken suchen.

Demgemäß schuf MATTEI zuerst die zwei Hauptgruppen seines Heilsystems: die Lymph- und Blutmittel. (Zu den ersteren gehören die sechs Scrofolosi nebst dem Linfatico, zu dem letzteren die drei Angioitici).

MATTEI behauptete, daß man mit diesen beiden Mitteln (oder besser gesagt Mittelgruppen) imstande sei, jedwede Krankheit, wie immer sie sich in ihren Symptomen äußere, zu heilen.

Dazu bemerkt Theodor Krauss: ,,Ganz natürlich! Weil diese beiden Arzneigruppen vermöge des Stoffwechsels, der den ganzen Körper wie auch seine einzelnen Teile aufbaut, erhält, erneuert und ergänzt, auch jede einzelne Organ- oder Gewebegruppe ebenso beeinflussen wie die Gesamtheit des Organismus. Und ferner, weil jede Krankheit, wie immer sie in ihren Äußerungen (Symptomen) auch auftreten möge, wesentlich nichts Örtliches (Lokales) ist, sondern ihren letzten Grund in einer Entmischung der aufbauenden Lebenssäfte hat, in einem gestörten Ausgleich und Austausch der stofflichen (materiellen) wie auch energetischen (Kraft-)Quellen des Körpers. Dies gilt in erster Linie von den sogenannten chronischen Krankheiten."

Als Ergänzung dieser beiden Hauptmittelgruppen schuf dann Mattei nach und nach eine Reihe von Spezialmitteln, wie die Pettorali (die auf die Lunge und Brust, kurz auf das Atmungssystem einwirken), dann die Cancerosi, die nicht nur vorzügliche Spezialkrebsheilmittel darstellen, sondern auch eine Synthese der Lymph- und Blutmittel sind. Ferner die Febrifugi, die exzellente Fiebermittel sind, und endlich das Wurmmittel Vermifugo und das Mittel gegen Geschlechtskrankheiten Venereo.

Ein volles Verständnis für den detaillierten Aufbau der Hauptmittelgruppen und der Spezialmittel kann man aber nur durch Studium von THEODOR KRAUSS „Die Grundgesetze der Elektrohomöopathie" gewinnen, worin auch die Pflanzennamen der einzelnen Matteimittel genannt sind. Erfreulicherweise stützte sich Krauss dabei auf DR. G. ENCAUSSE (PAPUS): „Grundriß der synthetischen Physiologie." Ein Werk, das zum Vorstudium und für das richtige Verständnis der Elektrohomöopathie nach Krauss notwendig ist. Dieser Grundriß der synthetischen Physiologie ist aber auch für Ärzte ein sehr interessantes Werk, da sie daraus entnehmen können, wie ein Arzt, der gleichzeitig ein großer Okkultist war, das Ineinanderwirken der Organe dargestellt hat.

Nur mit Hilfe dieser synthetischen Physiologie begreift man den genialen Aufbau der Matteimittel, begreift man, daß, obwohl jedes Mittel der Elektrohomöopathie seine spezielle Wirkung, seinen bestimmten Zweck hat, sie trotzdem alle zusammen nur das eine große und gemeinsame Ziel haben, den menschlichen Körper durch Verbesserung seines Stoffwechsels, durch Hebung seiner vitalen Kräfte von allen Schlacken, Giften, Selbstgiften und Fremdstoffen zu säubern und dann neu aufzubauen.

Niemand hat gerade auf diese Vorzüge der elektrohomöopathischen Mittel klarer hingewiesen als THEODOR KRAUSS. Er sagt: „Jedes elektrohomöopathische Mittel wirkt in seiner Zusammensetzung aus einzelnen Arzneien (Arzneikräften) zunächst (primär):

1. auf bestimmte Organe oder Gewebe, also örtlich organisch;

2. (sekundär, reflektorisch) auf die mit diesem Organ oder Gewebe in Zweck- und Arbeitsgemeinschaft oder Verwandtschaft stehende Organgruppe;

3. (universell oder konstitutionell) durch dieselbe auf den Gesamtorganismus infolge der gegenseitigen Beziehungen der einzelnen Teile unter- und gegeneinander, und in letzter Linie durch den Stoffwechsel."

In dem eben erwähnten dritten Punkt findet sich das Wort: „konstitutionell", das vom Hauptwort „Konstitution" abgeleitet wird und als Fachausdruck der Medizin oder Heilkunst soviel wie Veranlagung, Disposition oder Körperbeschaffenheit bedeutet.

Daß nahezu jeder menschliche Organismus mehr oder minder seine Schwächen hat, oder daß er zu bestimmten Krankheiten besonders veranlagt oder disponiert ist, ist eine Tatsache, die schon lange bekannt ist.

Schon HAHNEMANN und seine Schüler kamen nach und nach zu der Einsicht, daß es zur Heilung von komplizierten chronischen Krankheiten nicht genügt, das entsprechende Mittel nur nach dem Ähnlichkeitsgesetz der Symptome zu bestimmen. Daher nahm Hahnemann an, daß bei chronischen Krankheiten außer dem eigentlichen Krankheitserreger noch ein zweiter ständiger Einfluß in Betracht käme, und das ist die Krankheitsdisposition, Krankheitsveranlagung oder Konstitutionsschwäche.

Aber wohlgemerkt, schon vor HAHNEMANN kamen Heilkünstler von Gottes Gnaden, wie z. B. GRAUVOGEL zu gleichen Schlüssen, indem sie sagten: Vererbte und erbliche Krankheitsanlagen schaffen den günstigen Nährboden, die ,,besondere Disposition'', auf dem sich dann später ganz bestimmte chronische Übel besonders leicht entwickeln. Der Kranke neigt zu diesen bestimmten, chronischen Übeln. Einmal davon befallen, sitzen sie besonders fest im Organismus. Durch diese besondere Krankheitsveranlagung oder Konstitutionsschwäche nehmen auch akute Krankheiten einen individuell gefärbten Verlauf, so daß ein und dieselbe Primärerkrankung bei Menschen verschiedener Konstitution einen verschiedenen Verlauf nehmen und schließlich sich mit Vorliebe auf gewisse schwache Organe werfen und dort chronisch werden kann. Es ist nun einleuchtend, daß man diesen eminent wichtigen Faktor der Konstitution bei der Mittelwahl berücksichtigen muß.

HAHNEMANN zog daraus den richtigen Schluß, daß man zur Bekämpfung namentlich chronischer Übel neben der nach dem Ähnlichkeitsgesetz gewählten Arznei noch eine zweite, speziell konstitutionell wirkende geben muß, um das Übel erfolgreich und radikal ausrotten zu können.

Diesen Gedanken griff auch MATTEI auf, und er unterschied drei Konstitutionen:

1. die lymphatische Konstitution,

2. die angiotische Konstitution,
3. die gemischte Konstitution.

Die lymphatische Konstitution begreift – wie schon ihr Name sagt – die Disposition oder Neigung zu allerlei Erkrankungen der Lymphe und der Lymphorgane, also beispielsweise die Neigung zur Erkrankung der Schleimhäute, Katarrhe aller Art, Erkrankungen der Lymphdrüsen, Hautausschläge, chronische Verdauungsstörungen, Drüsenschwellungen und Eiterungen, besonders solche chronischer Art, im allgemeinen also die sogenannten skrofulösen Krankheiten. Diese lymphatische Konstitution Matteis entspricht der *sykotischen Konstitution* Hahnemanns und der *hydrogenoiden* Grauvogels.

Der lymphatischen Konstitution sind die Lymphmittel Matteis angepaßt. Man wird also bei Behandlung von Kranken der lymphatischen Konstitution die Reihe der Scrofolosi nebst dem Linfatico als Konstitutionsmittel wählen.

Die angiotische oder sanguinische Konstitution ist dadurch charakterisiert, daß derlei Kranke Neigung zur Erkrankung des Blutes, der roten Blutkörperchen sowie der Blutkreislaufsorgane im allgemeinen zeigen, also Herzkrankheiten, Erkrankungen der Arterien und Venen, Krampfadern, Hämorrhoiden, Neigung zu Entzündungen, Blutungen, Blutüberfüllungen, Blutstauungen usw.

Diese angiotische Konstitution Matteis entspricht der syphilitischen Hahnemanns und der *oxygenoiden* Konstitution nach GRAUVOGEL. Das konstitutionelle Mittel für dieselbe sind die Angioitici.

Die gemischte Konstitution endlich vereinigt die charakteristischen Merkmale der beiden eben genannten Konstitutionen, jedoch in erhöhtem Maße. Sie kann sich sowohl aus der lymphatischen, als auch aus der angiotischen Konstitution (meist aber aus ersterer) entwickeln. Die gemischte Konstitution ist daher sehr vielgestaltig, sie entspricht der *psorischen* Konstitution Hahnemanns und der *karbonitrogenen* von Grauvogel. Man behandelt sie in ihren leichteren Graden nach Mattei abwechselnd mit den Mitteln der Reihe der Scrofolosi sowie jenen der Reihe der Angioitici. Für die schwereren Grade der gemischten Konstitution kommen jedoch hauptsächlich die Cancerosi in Betracht.

Wir kommen nun noch zu einer ganz eigenartigen Mittelreihe der Elektrohomöopathie, welche diesem Heilsystem so recht seinen Charakter und Stempel aufgeprägt hat, und wodurch es sich wesentlich von allen vor ihm entstandenen homöopathischen Systemen unterscheidet: den sogenannten elektrischen Fluiden (Flüssigkeiten), von Mattei *„vegetabilische Elektrizitäten"* oder kurz „Elektrizitäten" genannt.

In Deutschland hörte man erst im Jahre 1868 durch Dr. Ch. F. Zimpel (1801–1878) (dem Begründer des spagyrischen Heilsystems gleichen Namens) von dieser wunderbaren Entdeckung Matteis, indem Dr. Zimpel die (heute leider vollständig vergriffene) Schrift: „Die vegetabilischen Elektrizitäten zu Heilzwecken und die vegetabilisch-elektrischen Heilmittel des Grafen Cesare Mattei" herausgab. Etwa um dieselbe Zeit berichtete auch der weltberühmte, in diesem Bande mehrfach zitierte homöopathische Arzt, Sanitätsrat Dr. Lutze in Cöthen in der von ihm herausgegebenen Zeitschrift „Hahnemannia" mit Begeisterung von den neuen Mitteln. Es waren wirkliche Wundermittel. Zimpel und Lutze waren in Rom selbst Zeugen, wie Mattei – oft mit einer einzigen Berührung – mit Hilfe dieser äußerlichen Mittel, beginnenden schwarzen Star, Ischias, Neuralgien und Lähmungen sowie Epilepsie, Starrkrampf und Krämpfe aller Art heilte.

Begeistert von diesen Elektrizitäten ist auch Theodor Krauss, der in seiner bereits mehrfach erwähnten Schrift: „Die Grundgesetze der Elektrohomöopathie" erzählt, daß er ähnliche, wenn auch nicht so blitzartige Wirkungen der roten Elektrizität bei einer atrophischen Lähmung der Beine einer alten Frau in Berlin, die in einem Stift untergebracht war, sah. Die Beine waren bereits mumienartig vertrocknet, hart und braun, natürlich auch kalt. Nach wiederholten Anwendungen der roten Elektrizität zeigten sich an den betreffenden Stellen erst rote Flecken, die allmählich größer wurden, und von da ab war eine ringförmig fortschreitende Belebung der vertrockneten Teile zu beobachten.

Eine ähnliche, belebende Wirkung konnte Theodor Krauss

200

oft bei Kindern wahrnehmen, die an Kinderlähmung (Paralysis infantum) erkrankt waren und fast alle geheilt wurden, wobei aber auch noch innerliche elektrohomöopathische Mittel angewandt wurden. Bei Anwendung der weißen Elektrizität erlebte unser Gewährsmann den Fall, daß durch dieses Mittel allein eine 14jährige Gesichtsneuralgie nach einer einzigen Berührung verschwand.

Geradezu frappierend aber ist nach den vielseitigen Erfahrungen von Theodor Krauss die blutstillende Wirkung der blauen Elektrizität. Gerade um Zweifler aus Ärztekreisen von der großen Wirksamkeit der elektrohomöopathischen Mittel zu überzeugen, bediente sich Theodor Krauss der blauen Elektrizität.

Leider aber wird die Elektrohomöopathie auch heute noch von Leuten, die sich nie damit abgegeben haben, wegen dieser ,,Elektrizitäten" angegriffen und verspottet. Eine verschieden gefärbte Elektrizität – noch dazu in flüssiger Form – müßte nach ihrer Ansicht doch ein aufgelegter Schwindel sein. So öffnen sie die Schleusen ihrer Ironie und brandmarken die ganze Elektrohomöopathie, die sie so wenig kennen wie diese längst farblos hergestellten Elektrizitäten, als Kurpfuscherei schlimmster Art.

Wie ich bereits erwähnte, mag der Name ,,vegetabilische Elektrizitäten" – besonders für Naturwissenschaftler zu Anfang des 20. Jahrhunderts – ein wenig anrüchig gewesen sein, weil sich damals die Schulgelehrten darunter nichts Vernünftiges vorstellen konnten. Heute lächelt kein Gebildeter mehr darüber, wenn von radioaktiven Heilquellen und Pflanzen gesprochen wird. Eine Flüssigkeit kann also sehr wohl mit elektrischen oder sagen wir, für unseren Fall besser passend, mit odischen Kräften geladen sein und dadurch bei bloßer Berührung der Hautnerven physiologische und therapeutische Wirkungen hervorbringen. Man badet doch seit Jahrhunderten mit Erfolg gegen allerlei Krankheiten in hochradioaktiven Thermen (Bad Gastein, Ischia, Abano Terme). Und heute bestimmt man den Grad ihrer Radioaktivität oder elektrischen Ladung nach Mache-Einheiten (ME).

Krankheit ist in gewissem Sinne nichts anderes als gestörte Polarität; so ist es einleuchtend, daß, wenn wir durch geeignete

Mittel diese gestörte Polarität wieder in eine normale verwandeln können, dies soviel heißt, wie Krankheiten heilen.

Die polare Störung kann nun in zweierlei Formen auftreten. Entweder in zu starker, positiver Polarität oder in zu schwacher negativer Polarität.

Durch die Anwendung der Matteischen Elektrizitäten kann man nun dieses „zu viel" oder „zu wenig" der odischen Polaritäten oder der Nervenkraftströme ausgleichen, und zwar so einfach, wie man etwa das gestörte Gleichgewicht einer Waage wieder durch entsprechendes Zulegen oder Wegnehmen beseitigt.

Mithin stellen diese rätselhaften Elektrizitäten des Mattei nichts anderes als eine Gruppe von sehr wirksamen odischen Nervenmitteln dar, die dem Gesetze der Polarität gemäß gehandhabt werden müssen. Sie stellen das Gleichgewicht des gestörten odischen Kraftkreislaufes wieder her, da sie ja in ihrem Wesen nichts anderes sind, als die dem Pflanzenreich entnommenen odgeladenen Essenzen bestimmter Polarität.

Mattei und Reichenbach waren geniale Männer, die ihrer Zeit voraus waren, daher erklärt sich, daß sie so vielen Anfeindungen ausgesetzt waren und nur die wenigsten ihrer Zeitgenossen die große Bedeutung ihrer Entdeckungen würdigen konnten.

So sehen wir also mit Ruhe und Gelassenheit dem nicht mehr fernen Zeitpunkt entgegen, wo auch die Elektrohomöopathie wissenschaftlich voll anerkannt wird. Was sie bisher in aller Stille an Segen gestiftet hat, ist für den Kenner so gewaltig, daß wir damit Folianten füllen könnten. Hier möge es genügen, wenn wir einen neueren begeisterten Elektrohomöopathen DR. MED. RH. LIERTZ diesbezüglich zu Worte kommen lassen, der sagt:

„Der Hauptwirkungskreis der Matteimittel sind gerade die sogenannten „unheilbaren" Krankheiten – Tuberkulose, Krebs, Star, Zuckerharnruhr, Nierenentzündung, Geschlechtskrankheiten, Lepra usw.'

Wobei wir nur noch hinzufügen wollen, daß in neuerer Zeit die Richtigkeit der Wirksamkeit der Hochpotenzen elektrohomöopathischer Mittel sich gerade bei solchen chronischen Krankheiten abermals bestätigt hat.

In Summa, die Elektrohomöopathie ist eines der besten Heil-systeme auf okkulter Grundlage, das wir besitzen. Man kann ihr Studium nur jedem wahren Arzt und Menschenfreund bestens empfehlen; besonders da zwei Bücher zur gründlichen Einführung in diese Heilwissenschaft vollkommen genügen; es sind dies:

1. THEODOR KRAUSS, *Die Grundgesetze der Elektrohomöopathie. Nach den für die elektrohomöopathischen Vereine in Berlin und Breslau freigehaltenen Vorträgen.*

Ich habe auf die Vortrefflichkeit dieses Buches bereits wiederholt hingewiesen. Kein Leser, auch kein Gelehrter, dürfte es unbefriedigt aus der Hand legen. Es ist einfach staunenswert, wie tief Krauss in die Geheimnisse der Elektrohomöopathie eingedrungen ist, wie meisterhaft er alles klarzulegen versteht, wobei er reichlich aus dem Schatze seiner 40jährigen Praxis schöpft. Diese Schrift legt dafür Zeugnis ab, daß ein Laie – durch liebevolles Versenken in schwierige Wissensgebiete – Außerordentliches leisten kann. Was Krauss da – auf dem relativ beschränkten Raum von 278 Seiten – geboten hat, dürfte kaum von irgend jemandem überboten werden. Wer also wirklich die Absicht hat, das Wesen der Elektrohomöopathie gründlich, sowohl vom wissenschaftlichen als auch vom okkulten Standpunkt zu erfassen, der greife zuerst nach diesem Buch.

2. DR. MED. PAUL H. A. HEWSER. *Lehrbuch der Elektrohomöopathie.* Dritte, vollständig umgearbeitete und vermehrte Auflage. (644 Seiten).

Dr. Hewser (wenn ich nicht irre, ein deutscher Arzt namens Häuser, der nach New York ausgewandert ist und dort eine große Praxis entfaltete), schrieb auf Grund seiner vieljährigen Erfahrungen dieses ebenfalls ganz hervorragende Werk, das auch eine vollständige Therapie nahezu aller Krankheiten enthält und für den intelligenten Laien ebenso wertvoll ist, wie für den Fachmann.

Wer jedoch eine ausführliche Literaturangabe über Elektrohomöopathie wünscht, findet diese in dem zuerst genannten Buch von THEODOR KRAUSS, ,,*Die Grundgesetze der Elektrohomöopathie*", angegeben.

Schlußbemerkungen

Der aufmerksame Leser dieses Buches wird wohl herausgefunden haben, daß die darin geschilderten homöopathischen und damit verwandten Heilmethoden sich in aller Welt in unzähligen Fällen gut, ja glänzend am Krankenbette bewährt haben, wofür eine gewaltige Fachliteratur Zeugnis ablegt. Ebenso wichtig ist aber der Umstand, daß diese von der Schulmedizin so lange ignorierten und als wertlos betrachteten Heilmethoden heute wissenschaftlich derartig gut fundiert sind, daß sich niemand zu scheuen braucht, sich mit ihnen zu befassen oder sie in der Praxis anzuwenden.

Absichtlich ließ der Verfasser des vorliegenden Buches viele praktische Ärzte, die selbst Homöopathen, Elektrohomöopathen, Biochemiker oder Isopathen waren, zu Worte kommen. Daher ist es wohl heute ein Ding der Unmöglichkeit, wenn man die Wahrheit nicht unterdrücken oder vergewaltigen will, den Wert dieser Heilmethoden herabzusetzen oder zu negieren, da deren oftmals schlagende Erfolge in der Praxis allbekannt sind. Dazu kommt, daß diese Heilsysteme nun auch in deutschen Landen derartig ins Volk gedrungen sind, daß niemand mehr dem Volke sie nehmen kann.

Der Verfasser des vorliegenden Buches schätzt sich glücklich, am Abend seines Lebens noch den Durchbruch dieser feinstofflichen und dynamischen Heilsysteme erlebt zu haben, bedeutet es doch den Sieg der Ideen und Werke eines PARACELSUS, HAHNEMANN UND MATTEI. Er hat sie zudem selbst in einer mehr als dreißigjährigen Praxis erprobt und spricht daher auch als alter, erfahrener Praktiker. Hochbefriedigt konnte er auch zur Kenntnis nehmen, daß das vorliegende Buch bereits in seinen früheren Auflagen mächtig auf Schulmediziner eingewirkt hat und sie zu praktischen Homöopathen machte.

Mehrmals hatte er auch Gelegenheit, aus dem Munde alter homöopathischer Ärzte zu vernehmen, welche erstaunlichen Erlebnisse oder Schicksalsfügungen sie zu Homöopathen machte.

So lebte vor etwa siebzig Jahren in München ein Apotheker, der ein geschworener Feind der Homöopathie war und, um diese besonders wirksam bekämpfen zu können, faßte er mit 35 Jahren den Entschluß, noch Medizin zu studieren, führte dies durch, wurde als praktischer Arzt Allopath und bekämpfte die Homöopathie nach Herzenslust. Dies tat er etliche Jahre lang. Da holte er sich eines Tages im Beruf eine Blutvergiftung, der gegenüber seine allopathischen Kollegen sich machtlos erwiesen und dies auch offen der besorgten Gattin des mit dem Tode ringenden Arztes mitteilten. Aber dessen Frau hatte zufällig vor etlichen Tagen gehört, daß ein homöopathischer Arzt in München wahre Wunderkuren vollbrachte, ging sofort zu ihm, schilderte den Zustand des aufgegebenen Gatten und bekam daraufhin von dem Homöopathen eine entsprechende Verordnung. Die verschriebenen Mittel aber gab sie vorsichtshalber dem Kranken in Getränken und Speisen, denn bei seiner Ablehnung der Homöopathie hätte er sie sonst wohl nicht eingenommen. Und, o Wunder, der Todgeweihte genas daraufhin in wenigen Wochen vollkommen. Er glaubte natürlich an eine ,,Spontanheilung", aber schließlich konnte seine Frau die Wahrheit nicht länger verschweigen und erzählte ihm, daß die vielgeschmähte Homöopahtie seine Retterin war.

Daraufhin wurde zum grenzenlosen Erstaunen aller, die ihn kannten, aus diesem Saulus ein Paulus. Der dem Leben Wiedergegebene wurde ein überaus tüchtiger homöopathischer Arzt in München und erzählte mir im Alter von 76 Jahren, daß er z. B. von zweitausend an Diphteritis erkrankten Kindern nur vier oder fünf durch den Tod verlor, ohne selbstredend zu einem Serum Zuflucht genommen zu haben. Aber er heilte auch unzählige chronisch Kranke, die vergebens bei Allopathen Hilfe gesucht hatten. Er beschloß seine mir persönlich gemachten Mitteilungen mit den denkwürdigen Worten: ,,*Ich verdanke der Homöopathie nicht nur meine Lebensrettung, sondern auch, daß ich danach ein sehr erfolgreicher, tüchtiger Arzt und dadurch ein glücklicher Mensch wurde.*"

Ebenso lehrreich ist ein anderer Fall. Ein Freund des Verfassers des vorliegenden Buches war im Weltkrieg als junger Assistenzarzt eingerückt und kam 1917 schwer an Lungentuberkulose leidend in ein Truppenspital in Graz. Der Verfasser besuchte ihn dort und fand den jungen Mann in einem höchst bedenklichen Zustande vor. Da überredete er den Kranken, daß er noch einen Versuch mit der Homöopathie machen sollte und der Kranke ging darauf ein. Eine wohlwollende Krankenschwester übernahm es, ihm pünktlich die von mir gebrachten homöopathischen Mittel zu verabreichen, mit dem Erfolg, daß der Kranke nach acht Wochen aus dem Truppenspital entlassen werden konnte und in weiteren sechs Wochen wieder diensttauglich war. Aus Dankbarkeit wurde er später ein homöopathischer Arzt . . .

So kann oftmals eine einzige, geglückte homöopathische Kur eines schweren Krankheitsfalles ungemein segensreiche Folgen haben, und glücklich würde sich der Verfasser des vorliegenden Buches schätzen, wenn auch dieses dazu beitragen würde, die Zahl der praktischen Homöopathen zu vermehren. Damit aber dies zum Segen der leidenden Menschheit immer mehr und mehr eintreten möge, werden Wahrheitsfreunde gebeten, das vorliegende Buch nach Möglichkeit verbreiten zu helfen.

Praktische Homöopathie

Zusammengestellt

aus den Aufzeichnungen
von
dem in St. Louis verstorbenen

Dr. Freiherr Ferd. von Hohenstein

Zur Einführung

Unter Homöopathie versteht man das von DR. SAMUEL HAH-
NEMANN, geb. 10. 4. 1755 zu Meissen in Sachsen, gest. 2. 7. 1843
im Alter von 88 Jahren in Paris, im Jahre 1796 aufgestellte Heilverfahren: Ähnliches werde durch Ähnliches geheilt, „similia similibus curantur". Er kam durch seine Arzneiprüfungen zu der
Überzeugung, daß alle Arzneien durch die ihnen eigene Kraft,
Krankheitszustände bei Gesunden zu erzeugen, ähnliche Zustände bei Kranken beseitigen. Mit anderen Worten: Der Kranke
wird geheilt durch das Mittel, welches im gesunden Menschen
ähnliche Krankheitserscheinungen hervorbringt. Zu allen Zeiten
wußte man von diesem ungeschriebenen Gesetz, das schon Hippokrates aussprach, Paracelsus wiederholte und von Hahnemann
gesichert wurde.

So entstand die eingehende Prüfung der Arzneistoffe am Gesunden, so wurde die Erfahrungsheillehre, am Gesunden geprüft,
am Kranken bewährt. Ruft z. B. Opium in großen, massiven
Gaben Betäubungszustände hervor, so beseitigt es in feinstofflicher Form ähnliche Zustände bei einem Kranken. Die Brechnuß,
Nux vomica, verursacht Magenkrampf und Magendrücken, was
sie in feinstofflicher Form bei Kranken heilt. So ist Arsenic grob-
stofflich durchaus kein Heilmittel, sondern ein starkes Gift, wie
jedermann weiß, und schon mancher hat sich entsetzt, wenn er
auf dem homöopathischen Gläschen das Wörtchen „Arsen" er-
blickt. Es ruft in groben Dosen Erscheinungen hervor, welche
mit den Cholera-Symptomen große Ähnlichkeit haben. Bei beiden treffen wir den eklatanten Kräfteverfall, die heftigen
Schmerzen, den wässerigen Durchfall und den unerträglichen
Durst an, während auch die krankhaften Veränderungen in den
Geweben des Darmkanals sehr ähnlich sind.

Bei der letzten Hamburger Cholera-Epidemie hat es sich nun
von neuem gezeigt, daß Arsenic in homöopathischer Verdünnung, d. h. in feinstofflicher Form, eines der besten Heilmittel
dieser mörderischen Krankheit ist.

211

Auch bei anderen Krankheiten zeigt es sich, daß aus dem Gift in scheinbar ungeheurer Verdünnung ein geradezu wunderbares Heilmittel wird, dessen Wirkung jedermann in Erstaunen setzt, der sie zum erstenmal sieht. Es ist bekannt, daß Sublimat, in großer Dosis eingenommen, Krankheitserscheinungen hervorruft, welche denen der Ruhr sehr ähnlich sind. Nun ist durch hundertfache Erfahrung bestätigt, daß Sublimat in homöopathischer Potenzierung die Ruhr heilen kann. Schwefel verursacht und heilt bestimmte Hautausschläge; Phosphor verursacht und heilt gewisse Knochenerkrankungen; Ipecacuanha verursacht und heilt Übelkeit und Erbrechen; Kupfer verursacht Atemkrämpfe und Erstickungsanfälle und ist daher ein sehr geschätztes Heilmittel gegen den Keuchhusten.

Das Naturgesetz, auf welches sich die Homöopathie aufbaut, ist also das Ähnlichkeitsgesetz, das lautet: ,,Ähnliches heilt Ähnliches." Aus den am Gesunden gewonnenen Arzneibildern lassen sich die zur Anwendung des Mittels erforderlichen Leitsymptome ableiten. Ein weiteres Beispiel soll dies klarmachen. Die Folgen eines Bienenstiches sind jedermann bekannt. Es entsteht eine Anschwellung mit einem stechenden Prickeln und zugleich bemerken wir bei einigem Fieber ohne Durst einen verminderten Harnabgang. Außerdem hat die Anschwellung die Eigentümlichkeit, daß kalte Umschläge Linderung bringen. Diese genannten Symptome treten bei allen von Bienen gestochenen Personen auf, und daher nennen wir sie die leitenden Symptome. Bekommt nun jemand eine Krankheit, die den Folgen eines Bienenstiches täuschend ähnlich ist, so daß wir die erwähnten Symptome vorfinden, so erweist sich Apis oder Apisin, d. h. Bienengift in feinstofflicher Potenzierung als Heilmittel. So haben wir in Apis das Heilmittel der verschiedensten Krankheitsformen, die mit Anschwellung und Hitze ohne Durst und den übrigen leitenden Symptomen einhergehen, z. B. bei Diphtherie, bei Kniegelenkentzündung, Bauchwassersucht. Nierenanschwellung usw. Finden wir aber bei allen diesen Krankheiten jene Leitsymptome nicht, dann ist Apis auch nicht das richtige Heilmittel. Ein anderes Beispiel soll dies klarmachen.

Bei Erkältungsfieber mit Schweißhitze können wir einem Kind Aconit D 4 geben so viel wir wollen, es wird nicht helfen, denn Schweißhitze ist kein Leitsymptom für Aconit, sondern für Belladonna D 4, und nur dieses Mittel wird hier helfen. Genau so erfolgt die Anwendung bei allen anderen Mitteln, von denen jedes seine besonderen Leitsymptome hat. Die Homöopathie nach HAHNEMANN behandelt also nicht nach dem Namen der Krankheit, sondern nach den Leitsymptomen. Je treffender die Leitsymptome des vorliegenden Krankheitsfalles mit denen des in Betracht kommenden Mittels übereinstimmen, desto sicherer ist eine Heilwirkung zu erwarten. – Dazu siehe das Kapitel: ,,Leitsymptome".

Was weiterhin die Homöopathie von der Allopathie ganz wesentlich unterscheidet, ist, daß die Arzneimittel in ,,verdünnter", richtig gesagt in ,,potenzierter" Form zur Anwendung gelangen. Das erste, was uns hier in Erstaunen setzt, ist die Tatsache, daß die meisten Mittel mit zunehmender Verdünnung an Heilwirkung nicht ab-, sondern zunehmen, und daß feinste Verteilung des Arzneimittels die Vorbedingung ist für höchste Wirksamkeit. Die sogenannte Verdünnung ist ja auch nur eine scheinbare. Wir geben z. B. von Bryonia 0, d. h. von der Urtinktur, 1 Teil auf 9 Teile eines meist 80prozentigen Alkohols und erhalten unter mindestens zehn starken Schüttelschlägen die 1. Dezimal-Potenz, d. h. Bryonia D 1. Der aus der Ursubstanz dem Alkohol als Träger zugeführte Arzneistoff erfährt durch Aufteilung seiner Moleküle, d. h. seiner kleinsten Bestandteile, eine starke Oberflächenvergrößerung und in dem Alkohol beginnen starke oscillatorische Bewegungen. Wir nehmen einen Teil von Bryonia D 1 und geben denselben zu neun Teilen Alkohol und erhalten dadurch die 2. Dezimal-Potenz, d. h. Bryonia D 2. Der zugefügte Teil der ersten Potenz erfährt durch die weitere ,,Verdünnung" mit Alkohol unter starken Schüttelschlägen eine weitere Vergrößerung seiner feinsten Teilchen hinsichtlich seiner Oberfläche durch diese Aufteilung, und die hervorgerufenen Bewegungen werden zu feinsten Oscillationen. Ähnlich erhalten wir Bryonia D 3. Die Verteilung und vor allem die Aufteilung des Arzneistoffes wird eine immer feinere und ebenso die in ihr erzeugten, ununterbrochenen, feinsten Schwingungen.

Bei der Zubereitung der Verreibungen gehen wir ähnlich zu Werke, wie bei der Herstellung der Flüssigkeiten. Wir nehmen einen Teil der Ursubstanz und verreiben denselben in großen Porzellanschalen mittels Mörser in neun Teilen Milchzucker. Auch hier werden wir sehen, daß die Verreibung eine größere Heilkraft besitzt, als die Ursubstanz, weil durch die Zertrümmerung der Arzneistoff aufgeschlossen wird und durch wiederholte Verreibungen eine ungeheure Oberflächenvergrößerung in seinen kleinsten Teilchen erfährt. Diese vergrößerte Oberfläche des Arzneimittels hat eine vergrößerte Fähigkeit, auf die Körpersäfte und auf die Körperorgane, sowie auf die Nerven einzuwirken. Ein Beispiel soll dies besonders klarmachen. Kalium bichromat. von einem Würfel in der Größe von 1 cbmm wird, um die 1. Verreibung herzustellen, während 4 Stunden in einer Porzellanschale verrieben und dadurch in Teilchen aufgebrochen, welche nur noch einviertel Millimeter messen, wodurch wir eine Gesamtoberfläche von 24 qmm erhalten. In der 2. Verreibung erhalten wir eine Arzneioberfläche von 96 qmm, Kal. bichromat. III hat eine Oberfläche von 384 qmm, Kal. bichromat. IV hat eine solche von 1336 qmm, die 5. Verreibung eine solche von 5334 qmm und Kal. bichromat. VI hat eine arzneiliche Gesamtoberfläche von 21 336 qmm, welche durch Verarbeitung eines Kubikmillimeters der Ursubstanz erreicht worden ist.

Nicht nur die Wahl des Mittels, sondern auch die richtige Wahl der Potenz ist für den gewünschten Heilerfolg ausschlaggebend. Eine beachtenswerte Tatsache ist, daß bei manchen Krankheitsformen, z. B. die 4. Dezimalpotenz, noch gar nicht wirkt und die Wirkung erst bei einer höheren Potenz eintritt. So ist Bryonia D 4 und Ipecc. D 4 bei Lungenentzündung der Kinder noch unwirksam, aber der stündliche Wechsel je einer Gabe dieser Mittel in der 6. Dezimale bringt eine so schnelle Besserung, daß die Kinder nach 4 bis 5 Stunden sich aufrichten und zu spielen anfangen. Umgekehrt ist es bei der Brustfellentzündung der Erwachsenen. Hier hilft weder Bryonia D 4 noch D 6, sondern hier müssen

214

wir Bryonia 0 geben, und genau nach einer Stunde schon liegt der Kranke im schönsten Schweiß und die überaus heftige Krankheit ist überwunden. Hier ist zu betonen, daß Urtinkturen, wie auch Bryonia 0 eine solche ist, bereits Lösungen von Urstoff und Alkohol im Verhältnis 1:10 sind. Bei Lungentuberkulose ist es nicht ratsam, das isopatische Tuberkulin selbst D 30 auch nur 2 Tage hintereinander zu geben, denn dies würde eine erhebliche Verschlimmerung durch Temperatursteigerung, vermehrtes Stechen und Husten mit sich bringen.

Aus all dem geht hervor, wie notwendig es ist, daß bei jedem Mittel und bei jeder Krankheitsform die heilkräftigste Potenz angegeben wird und es war mein Bestreben, dies überall bei der Beschreibung der zu behandelnden Krankheiten zu tun, weil ohne diese Angaben jedes zuverlässige Handeln am Krankenbett zur Unmöglichkeit wird.

Als niedere Potenzen gelten die 1. bis 6., als mittlere gelten die 6. bis 15., als höhere die 15. bis 30. und eigentliche Hochpotenzen sind D 100, 200, 1000, 2000.

Im allgemeinen kann man sagen: niedere Potenzen wirken direkt auf die Zelltätigkeit der Organe und Gewebe und zwar regulierend, aufbauend und resorbierend; sie wirken rascher, intensiver, aber auch flüchtiger als höhere Potenzen. Die niederen Potenzen verabreicht man öfter am Tage. Die akuten Krankheiten verlangen meist niedrige, die chronischen meist höhere Potenzen. Die höheren Potenzen wirken mehr indirekt auf die Organe vom Nervensystem aus, sie wirken allgemein – funktionell. Die Hochpotenzen wirken viel tiefer: sie greifen in die geheimsten Lebensvorgänge ein, sie wirken auf die gesamte Körperanlage, also konstitutionell, ganz allgemein, indem sie den Organismus anregen, umstimmen, eventuell heilsame Ausscheidungen veranlassen. Dabei wirkt ein Konstitutionsmittel nicht direkt auf die Krankheit oder gar auf Krankheitsprodukte, sondern der Organismus selbst, durch die Arznei angeregt, führt die Genesung herbei.

Von ganz besonderer Bedeutung ist die Tatsache, daß eine ganze Reihe von potenzierten Arzneimitteln, welche aus den

Heilpflanzen gewonnen sind, in der 30. Dezimalpotenz zu ausgezeichneten Organ-Funktionsmitteln werden. Diese Potenz bestimmt für den menschlichen Körper die Normalspannung der allermeisten seiner Organe. Schon Hahnemann hat eine ähnliche Beobachtung gemacht, indem er alle seine Mittel später in 30. oder höherer Potenz verwendete, allerdings tat er dies in erster Linie deshalb, um Erstverschlimmerungen zu vermeiden.

Damit ist die Homöopathie der Ausgangspunkt geworden zu einer ,,feinstofflichen Therapie" im wahrsten Sinne des Wortes. Wenn die Homöopathie nach dem Ähnlichkeitsgesetz und nach den Leitsymptomen ihre Mittelwahl trifft, so sind wir durch die bezeichnete ,,feinstoffliche Therapie" in die Lage versetzt, durch spezifisch wirkende Organfunktions- und Konstitutionsmittel nach genauen, scharf umrissenen Diagnosen unsere therapeutischen Maßnahmen zu treffen.

In dieser Schrift gehen die rein homöopathischen Arzneimittel mit denen der ,,feinstofflichen Therapie" Hand in Hand. Bei der letzteren werden die Mittel in Mischung gegeben und zwar mit ausgezeichnetem Erfolg. Dieser entscheidet in der Frage, ob Einzelmittel oder Mischung. Es bestätigt sich dabei, daß eine Mischung in ihrer Wirkung sich ergänzender und verstärkender Bestandteile heilkräftiger zu wirken vermag, als ein einzelnes Mittel. Die Erkenntnis schreitet vorwärts und wir dürfen nicht am Alten aus früherer Zeit dogmatisch festhalten. Für die Mischung kommen jedoch nur in ihrer Wirkung gleichgerichtete Mittel aus dem Pflanzenreich in Betracht. Arsen, Phosphor, Aconit, Belladonna, Mercur, Tuberkulin dürfen nur als Einzelmittel gegeben werden.

Was die Ausbreitung der Homöopathie anlangt, so kann man sagen, daß sie über die ganze Welt verbreitet ist. Die praktischen Amerikaner haben frühzeitig erkannt, daß die Homöopathie ein bedeutsames Heilverfahren darstellt und so kommt es auch, daß die größten Fortschritte in der Verbreitung dieser Lehre in den Vereinigten Staaten von Nordamerika gemacht worden sind. Dort praktizieren Tausende homöopathischer Ärzte, die ihre Ausbildung an einer der vier Staatsuniversitäten, je eine in Boston, Michigan, Kansas, Denver oder acht Medical Colleges erlangt haben. Das Hahnemann Medical College in Philadelphia ist die größte und älteste Lehranstalt, dieselbe erhält vom Staate eine jährliche Subvention und verfügt für den klinischen Unterricht über mehrere Krankenhäuser mit Hunderten von Betten. Dann folgt das New York Medical College, welches im Jahre 1860 errichtet wurde, verbunden mit einem Krankenhaus, dessen Erbauung eine Million Dollar gekostet hat. Ferner existieren in diesem Lande mehr als 200 allgemeine und spezielle Krankenhäuser, Sanatorien und Kliniken, in denen die ganze Behandlung in den Händen homöopathischer Ärzte liegt, endlich noch ungefähr 70 Krankenhäuser und Kliniken, an denen Vertreter beider (homöopathischer und allopathischer) Schulen tätig sind.

Das größte homöopathische Krankenhaus der Welt ist das Metropolitan Hospital in New York, das über 5000 Betten enthält und vollständig von der Stadt unterhalten wird, ein schlagender Beweis für das Vertrauen der Bevölkerung New Yorks zur homöopathischen Behandlung. Endlich gibt es in den Vereinigten Staaten noch zwei Tuberkulose-Sanatorien und zehn Irrenanstalten, die unter homöopathischer Behandlung stehen und teils Subventionen erhalten, teils vollständig vom Staat unterhalten werden.

Erfreulicherweise machen in neuerer Zeit eine ganze Reihe allopathischer Ärzte in ihren Sprechstunden und am Krankenbette, sei es auf Wunsch der Patienten oder oft auch ohne deren Wissen von den homöopathischen Arzneimitteln mit Erfolg Gebrauch. Vor nicht allzu langer Zeit hat die Homöopathie durch den Chirurgen der Berliner Universitäts-Klinik, Geheimen Medizinalrat PROF. DR. BIER weitere Anerkennung gefunden. In der „Münchener Medizin. Wochenschrift", 1925, Nr. 18 und Nr. 19, veröffentlichte dieser bedeutende Arzt eine Abhandlung, in der er unter anderem über die Heilung von 34 Fällen von Furunkulose nach echt homöopathischem Verfahren berichtet. Unter diesen waren einige, die bis zu drei Jahren trotz Behandlung mit Quarzlampe, Hefe, Arsen, Eigenblut usw. fortwährend Rückfälle bekamen, nach der Behandlung mit Jod-Schwefel, Sulfur. jodat.

217

VI, in homöopathischer Form jedoch rasch geheilt wurden und ohne Rückfälle blieben. – Im Text dieses Buches wurden noch einige Diät- und Kräftigungsmittel erwähnt, welche schon Jahrzehnte bei uns eingeführt sind und welche sich bestens bewährt haben.

Vor dem Gebrauch zu lesen

Zur Vereinfachung der ganzen Schrift wurden die vielen ,,D", welche zur näheren Bezeichnung des feinstofflichen Mittels nötig gewesen wären, weggelassen. So heißt Aconit 6 stets Aconit D 6, d. h. Aconit in Dilution, d. h. flüssig, in der 6. Potenz. Bryonia 0 bedeutet die Urtinktur in homöopathischer Zubereitung. Zum Unterschied von den flüssigen Arzneimitteln wurden die Verreibungen mit römischen Zahlen versehen, z. B. Natr. sulfur. III, d. h. also in der III. Verreibung, pulverisiert. Die meisten dieser pulverigen Arzneimittel sind auch in Tablettenform in den homöopathischen Apotheken vorrätig zu haben.

Die flüssigen, wie die pulverisierten homöopathischen Arzneimittel werden stets in Wasser eingenommen. Wenn nichts anderes angegeben, werden von den flüssigen Mitteln jeweils 6 Tropfen als eine Gabe in einem Eßlöffel voll Wasser genommen, dreimal täglich etwa 10 Minuten vor oder nach den Mahlzeiten. Von den pulverigen Mitteln wird jeweils eine erbsen- bis bohnengroße Gabe in ein Weinglas Wasser gegeben, verrührt und schluckweise geleert oder man läßt 1 bis 2 Tabletten im Mund zergehen und spült mit Wasser nach. Kinder nehmen die Hälfte.

Die üblichen Körnchen, welche mit der betreffenden Potenz in flüssiger Form getränkt sind, eignen sich sehr gut für die Reise und auch für Kinder. Man nimmt 10 bis 20 bis 30 Körnchen, je nach dem vorliegenden Fall, in einem Weinglas Wasser aufgelöst und langsam schluckweise getrunken oder auf der Zunge zergehen lassen und spült mit einem Schluck Wasser nach.

Zur gefl. Beachtung

Voraussetzung für eine erfolgreiche Behandlung ist, daß die dafür verordneten Arzneien pünktlich und regelmäßig eingenommen werden. Die feinstofflichen Arzneimittel sind Heilmittel, keine Beruhigungs- oder Betäubungsmittel. Wenn da oder dort die angewandten Mittel den gewünschten Erfolg nicht brachten, so kann die Ursache in der nicht richtigen Mittelwahl und nicht richtigen Potenz oder in der nicht richtigen Diagnose oder in der Arznei selbst, die nicht richtig und gewissenhaft genug hergestellt worden ist, liegen.

Die häufigsten Krankheiten
und deren Behandlung
durch feinstoffliche Arzneimittel

Abmagerung

Die Ursache der Abmagerung ist sehr häufig in älteren Katarrhen der Nieren, ohne Eiweiß im Harn, unter gleichzeitiger Funktionsstörung von Leber und Galle zu suchen. Nach diesem sind chronische Magenleiden mit mangelnder Verdauung vom Magen her die Hauptursachen. Auch chronische Verdauungsstörungen durch Darmleiden können die Ursache der Abmagerung sein. Diese Magen- und Darmstörungen hängen jedoch oftmals wieder indirekt mit den Nieren zusammen, in welchen sich meist alte Verschleimungen und Ablagerungen harnsaurer Salze vorfinden. Außerdem ist eine Reihe von Krankheiten mit Abmagerung verbunden, so die verschiedenen Darmleiden, Magengeschwüre, Nierenleiden, Leberleiden, Lungenkatarrhe, Asthma, Lungentuberkulose, Blutungen aller Art, Durchfälle, alle Formen der Tuberkulose und des Krebses, nicht zu vergessen Bandwurm und Spulwürmer. Nach der Ursache erfolgt die Behandlung, man lese unter den betreffenden Kapiteln diese nach. Allgemein ist zu sagen: stets *Heliosan-Tee* zur Reinigung des Blutes und der Nieren, diesem stets etwas *Nährzucker ,,Blühe auf"* beifügen. Letzterer ist durch jedes Reformhaus, jede Drogerie oder Apotheke zu beziehen, er ist ein vorzügliches Mittel – auch trokken auf der Zunge genommen – um den Nährzustand zu heben. Die aufgenommenen Nahrungsmittel werden bei Zusatz von etwas Nährzucker ,,Blühe auf" besser ausgewertet und schlagen daher besser an. Kurze Heublumenbäder von fünf Minuten Dauer sind in jedem Falle gut. Zweimal täglich einen Schluck Wermut-Tee, ohne Milch und ohne Zucker, während dreier Wochen. *China 3*, im Wechsel mit *Ferrum III* und *Mangan. sulfur. 12* bei allgemeiner Mattigkeit und Schwäche, Neigung zu Schweiß, nach Blut- und Säfteverlusten. *Natr. mur. 6* bei Stuhlverstopfung, Mattigkeit, vermehrtem Durst und *Natr. mur. 60*, für Personen, welche alle Speisen übermäßig stark gesalzen haben. *Arsen. 6*, bei allgemeiner Erschöpfung mit zehrendem Fieber, Durst, Angst und Unruhe. *Chinin arsenicos. VI*, bei chronischen Durchfällen mit oder ohne Fieber. *Jodum 6*, wenn vererbte Tuberkulose die Ursache ist. Der Patient verdaut die Speisen nicht, darum hat er immer Hunger, ißt mit wahrer Gier und wird dabei immer magerer, leidet auch an Drüsengeschwülsten, zu deren Beseitigung jeden Abend eine Messerspitze *Thyeroidin III. Kali phosph. VI* und *Baryta carb. IV* bei alten Leuten. Bei Abmagerung von Kindern siehe die Schrift: ,,Die Säuglings- und Kinderernährung und die häufigsten Kinderkrankheiten", Rohm-Verlag.

Abszeß

Innerlich *Hepar sulfur. III* im Wechsel mit *Arnica 3*; äußerlich feuchtwarme Arnicakompressen. Einige Zeit nach dem Aufbrechen erfolgt Trockenbehandlung mit Peru-Lenizet-Streupulver. Sofern notwendig, wird zur rascheren Heilung alsdann noch *Silicea VI* gegeben.

Ärger und Aufregung

sind oft die Hauptursache bei Hemmung des Gallenflusses, Leberleiden und Gallensteinen. Man gehe dem Ärger aus dem Wege, wo man kann und errichte eine unsichtbare Mauer um sich herum. *Chamomilla 2* und *Ignatia 6* sind Hauptmittel. *Opium 6* nach Schreck. *Acid. phosph. 4* nach Gram und Kummer.

Altersbeschwerden

bei solchen Personen, welche viel körperliche Arbeit geleistet haben, mit Ermüdungserscheinungen und unregelmäßigem Herzschlag und Puls: *Spigelia 4* im Wechsel mit *Crataegus oxyag. 0*, bei Herzschwäche letzteres Mittel allein oder noch besser das bewährte Herzmittel ,,*Melitta*", zwei- bis dreimal täglich 1 Eßlöffel voll, eine halbe Stunde nach den Mahlzeiten, was vorzüglich wirkt. Bei Arterienverkalkung und Schwindelgefühl die bewährten *Arteriolysin-Tabletten* und *Arteriolysin flüssig*, beides hilft bestens; auch *Baryta jodat. IV*, zweimal täglich eine Gabe. *Conium 4*, zweimal täglich im Wechsel mit *Coca 4* sind gute Mittel bei Erschöpfungszuständen im höheren Alter. *Kreosot 4* bei schwächendem Husten mit viel Auswurf. *Nux moschat 3* bei Verdauungsschwäche. Schlafmangel: *Ambra 3*. Bei Verkalkung der Schlagadern (Arthrose): *Kalium salicyl. 4*. Bei chronischer Schlaflosigkeit: *Senecio aureus 3* und *Radium carbonic. 30*.

Appetitlosigkeit

Hier hilft der *Nährzucker „Blühe auf"*, er kann in der Suppe, auf der Zunge oder in irgendeiner Speise genommen werden. Täglich Petersiliensuppe ohne Fleischbrühe vitalisiert den Appetit. Auch regt hausgemachter hellgelber Senf in kleinen Gaben die Magentätigkeit an. *Nux vomic. 3* oder *4* im Wechsel mit *Bryonia 3* oder *4*, besonders für brünette Personen. *China 3* im Wechsel mit *Ignatia 3* bei blutarmen und nervenschwachen Patienten. Für alle Fälle wirkt *Bryonia 3* im Wechsel mit *Kal. carbonic. 3* sehr günstig. Als vorzüglich erweist sich auch *Möhrensaft* und der Saft von schwarzen Johannisbeeren. Im übrigen ist die Krankheitsursache gebührend zu berücksichtigen.

Arterienverkalkung

Nicht jedes Schwindelgefühl ist als ein Anzeichen für das Vorhandensein von Arterienverkalkung zu deuten, vielmehr ist es in erster Linie ein Zeichen dafür, daß in den von den Nieren zur Blase führenden Harnleitern viel harnsaure Salze eingelagert sind oder, daß die Galle knollig verdickt ist oder Gallensteine vorhanden sind. Der beste Beweis dafür ist auch, daß nach etwa 14tägigem Genuß des *Heliosan-Tees*, der zugleich neben einer natürlichen Ernährung infolge seines Siliziumgehaltes das beste Vorbeugungsmittel gegen Arterienverkalkung ist, das Schwindelgefühl meist vollständig beseitigt ist. Der Heliosan-Tee setzt auch nach nicht allzulanger Zeit des Gebrauchs den Blutdruck herab, weil er natürliche Blutverhältnisse schafft. Saure Milch, Buttermilch und Joghurt sind bei dieser häufigen Alterskrankheit, die jedoch auch schon in jüngeren Jahren und vielfach im mittleren

Alter auftreten kann, strengstens zu meiden. Die drei Bezirke, in welchen sich die Verkalkung, d. h. die Ablagerung erdiger, kalkiger Stoffe in den Blutgefäßen besonders abspielt und eine schleichende Entartung der Arterienwandungen hervorruft, sind die Nieren, das Herz und das Gehirn. Durch die Verkalkung der Nierengefäße entsteht der hohe Blutdruck, welcher oftmals mit Schwindelgefühl verbunden ist. Die Verkalkung der Kranzarterien des Herzens hat Herzschlag zur Folge und beim Platzen eines Blutgefäßes im Gehirn haben wir mit Hirnschlag zu rechnen, mit linksseitigen Lähmungserscheinungen, wenn die rechte Hirnhälfte betroffen ist und umgekehrt rechtsseitigen Lähmungserscheinungen, wenn in der linken Hirnhälfte ein verkalktes Blutgefäß durchgebrochen ist. Als Heilmittel kommen *Aurum metall. IV* und *Aur. jod. IV* zu Beginn der Krankheit zur Anwendung. Neben diesen Goldpräparaten sind die Barytsalze, um direkt auf die Kalkablagerungen einzuwirken, von Wichtigkeit, so *Baryta carbonic. III*, dreimal täglich eine Messerspitze während einer Woche, dann dreistündlich dasselbe Mittel in der X. Verreibung während einer Woche und anschließend dasselbe Mittel in der XII. Verreibung. Noch tiefere Wirkung hat *Baryta jodat. III*, welches als gutes Mittel bei dieser Krankheit gilt. *Baryta mur. III* wird bei viel Schwindelgefühl mit Erfolg gegeben. Bei ausgesprochener Verkalkung des Herzens wird *Natrium jod. I, Arsen. jod. IV* oder *VI* und *Aurum jod. IV* oder *VI* im Wechsel gegeben. Zur Kräftigung des Herzens wird *Crataegus 1* oder *2* gegeben oder besser 10 Teile *Crataegus 0* in Mischung mit 4 Teilen *Cact. grandiflor 0*, insbesondere bei Herzangst, Herzklopfen, Atemnot, Herzflattern, Todesfurcht, Zusammenschnürungsgefühl. Diese Mischung wird also nur bei Herzschwäche gegeben. Bei Herzkrampf, zu starker Herztätigkeit, starkem Pulsieren im Kopf und an den Schläfen, Atemnot, schwachem Puls: *Glonoin 4*. Bei erhöhtem Blutdruck *Kal. jodat. 2* oder *3* und *Natrium jodat. 2* oder *3*. In Amerika gibt man Crataegus oxy. 0, Passiflora 0 und 1/200 grain Glonoin auf je 5 Tropfen der beiden Mittel. Der hohe Blutdruck weicht jedoch, wenn durch Entkalkungstee und Traubensaft die Verkalkung der Nierengefäße gelöst ist. Nicht uner-

224

wähnt darf *Arnica 3* oder *6* oder besser *30* und *200* bleiben, insbesondere bei innerer Unruhe, Angst, Schlaflosigkeit, Kopfschmerz sowie Neigung zu Blutungen und Schlaganfall. Die hohen Potenzen sind vorzuziehen und müssen längere Zeit hindurch gegeben werden. Bei Anschwellungen infolge Wassersucht sind *Kal. carbonic. 3, Hepar sulf. 3* und *Apisin 3* angezeigt.

Asthma

entsteht meist durch die Einwirkung der Harnsäure auf die Bronchialschleimhaut sowie auf den Atmungsnerv und sehr häufig finden wir einen älteren Katarrh in beiden Nieren, wodurch die Ausscheidung der Harnsäure und deren Salze sehr erschwert ist. Auf der andern Seite ist meist die Leber- und Gallenfunktion gestört, so daß die im Blute zirkulierende freie Säure durch die alkalische Galle nicht gebunden werden kann. Das Asthma kommt also häufig von den Nieren und der Leber oder aber von einem schlechten, verdorbenen Magen, in welchem sich Blähungen und Zersetzungen bilden. Sehr häufig sind Blähungen, welche aus dem Dickdarm kommen und nach oben steigen, die Hauptursachen für die asthmatischen Beschwerden. Ist mehr das Herz an diesen Beschwerden beteiligt, so spricht man von Herzasthma. Für die Entstehung des Bronchialasthmas sind jedoch auch allgemeine Schwäche, Blutarmut, Staubteilchen in der Luft bei Müllern, Bäckern und Steinhauern ursächliche Momente. *Conium maculat. 6, Gelsemium 6* und *Bryonia 3* sind wichtige Heilmittel, später folgt *Carbo vegetab. VI* im Wechsel mit *Arsen. alb. 6*, bei nächtlichen Anfällen mit Angst und Schwächen. Das beste Lösungsmittel für die Schleimabsonderung ist das *Kalium jodat. 1*, halb- bis zweistündlich je 6 Tropfen, was rasche Erleichterung bringt. Atemnot der Asthmatiker und auch der Lungenschwindsüchtigen verlangt *Spongia 3*. Heiße Brustpackungen mit Zinnkrautabkochung während zwei bis vier Stunden, die alle zwanzig Minuten erneuert werden, wirken äußerst günstig. Als Hauptmittel gelten *Ipecac. 4* und *Antimon. arsenicos. IV*, wodurch das Herz gekräftigt und der Schleim gelöst wird; zur Umstimmung ist *Calc. carbonic. III* erforderlich. Bei nächtlichen Erstickungsanfällen, verbunden mit Todesangst hilft *Arsen. 12.* Oft ist 100. bis 200. Potenz noch wirksamer. *Lobelia infl. 1* oder *2* hilft bei Zusammenschnürungsgefühl der Brust mit keuchender Atmung, Drang zum Tiefatmen, stets mit Magensymptomen. Das Mittel wirkt auf den Vagus-Nerv. Wo das Asthma bei feuchter Witterung immer wieder auftritt und die Anfälle mit Durchfall endigen, gebe man *Natrium sulfur. IV.* Tritt Besserung durch Aufstoßen ein und liegen Verdauungsbeschwerden vor, auch nach Alkoholmißbrauch, dann *Nux. vomica 4* und *Lycopod. 3* oder *6* bei viel Blähungen. Zur Beseitigung großer Schwäche und Angst gebe man *Arnica 4.* Besteht neben dem Asthma eine chronische Rippenfellentzündung, so heilt diese in kurzer Zeit mit *Bryonia 3* und *Kalium carbonic. 3* im Wechsel, auch wirken die oben bezeichneten Wickel sehr gut. Druck auf dem Herzen kommt oft von Verkalkung der Herzarterien, dann daneben Arteriolysin-Tabletten, die auch günstig auf das Asthma einwirken, auch *Baryta jodat III.* Asthma, welches in periodischer Wiederkehr auftritt, immer zur bestimmten Stunde, oft mit Schüttelfrost oder Schweiß, ist der Ausdruck eines versteckten Pseudo-Wechselfiebers. Hierfür hilft nur Ipecac. 3 im Wechsel mit Cedron 3 und China 3 alle 2 Stunden. Vorteilhaft gibt man diese Mittel etwa zwei Stunden vor Eintritt des Anfalls jede Viertelstunde.

Aufregungszustände

Chamomilla 3 bei Überempfindlichkeit des ganzen Nervensystems, Krämpfe. *Aconit 6* bei trockenem Fieber mit Durst. *Belladonna 4* bei Kopfhitze, Zuckung, Schlafunruhe, Verworrenheit. *Coffea 4* bei Überempfindlichkeit der Sinnesorgane, Schlaflosigkeit wegen Aufgeregtheit. *Nux vomic. 4* bei Aufregung der Trinker und Kaffeegenießer und Neigung zu Zornausbrüchen. Andauernde Aufregungen seelischer Art wirken ungünstig auf das Herz und führen zu einer Erschlaffung des Herzbeutels, mit Herzklopfen, Angstgefühl und Bangigkeit als Begleiterscheinungen, während Ärger auf Leber und Galle schädlich wirkt.

Aufstoßen

ist meist ein Zeichen von mangelnder Funktion des Gallenflusses, meist ist die Galle zu Knollen verdickt, deswegen Kaffee meiden. *Bryonia 4* bei bitterem Aufstoßen mit Galleerbrechen. *Chelidonium 2* bei Stauungen in der Leber, *Lycopodium 3* oder *30* bei viel Blähungen und chronischer Verstopfung, *Podophyll. pelt. 2* bei Gallenstauung in der Gallenblase mit *Cocc. cact. 2* im Wechsel. *Nux vom. 4* bei bitterem, saurem und krampfhaftem Aufstoßen.

Aufspringen der Hände, rissige Hände und Schrunden der Haut

Jeden Morgen nach dem Waschen werden die Hände mit *Heliosan-Öl* eingerieben; dies ist ein vorzügliches Mittel und hilft in kurzer Zeit. Die innerliche Verabreichung von Antimon. crud. II wird dadurch meist überflüssig.

Augenleiden

Vorweg sei gesagt, daß die beiden Augen, ebenso wie die Mandeln, sowie der linke und der rechte Schilddrüsenlappen, in engster Verbindung mit dem Wohl und Wehe der Nieren stehen. Die genannten Organe sind wie mit einer Strickleiter miteinander verbunden. Sehstörungen, in Form von Flimmern, Verschwimmen, Punktesehen sind also häufig die Folgen von Verschleimungen, Katarrhen und Ablagerungen in den Nieren und auch die Sehschwäche ist nicht selten die Folge von Nierenschwäche. Durch Überanstrengung der Augen werden außerdem Krankheitsstoffe, welche im Blut zirkulieren, seien es freie Harnsäure, harnsaure oder oxalsaure Salze oder Gallenstoffe, zu den Augen hin getragen und dort abgelagert. Die bezeichneten Krankheitsstoffe, sofern sie den Körper ganz überschwemmen, wie dies bei der harnsauren Diathese, bei Rheuma und Gicht der Fall ist, können auch schwerere Erkrankungen wie Hornhautentzündung, die sehr schmerzhafte Regenbogenhautentzündung, Linsentrübung, die als grauer Star bezeichnet wird, ja selbst den grünen und schwarzen Star und auch Netzhautablösung hervorrufen. Bei Bindehautentzündung und -Katarrh geben wir *Apis 4* und *Aconit 4* im Wechsel, äußerlich lauwarme Umschläge mit Bellis-perennis-Tinktur 4 gr auf 200 gr dest. Wasser für das linke Auge und Ononis-spinosa-Tinktur, ebenso verdünnt, für das rechte Auge. Ist letztere Tinktur nicht zur Hand, so könnte dieselbe durch Chamomilla-Tinktur ersetzt werden. Wir nehmen diese Tinkturen am besten in der Urtinktur der homöopathischen Zubereitung. *Argent. nitr. 4* bei eitriger Absonderung aus den Augen, *Arsen. alb. 6* bei brennenden Schmerzen, welche nachts schlimmer sind, besonders bei Gichtleidenden. *Pulsatilla 3* bei heftigem Tränenfluß und Schleimabsonderung. *Rhus. tox. 4* nach Erkältung infolge von nassen Füssen. *Sulfur. 6* bei heftigen Schmerzen im Augapfel, Unruhe und Fieber. *Merkur. solub. 4* bei brennendem Tränenfluß und Schleimabsonderung, verbunden mit heftigen nächtlichen Schmerzen. Bei Entzündung der Augenlider geben wir ebenfalls *Aconit 3* bei großer Hitze und brennendem Gefühl in den Augen, *Apis 3* bei Schwellung der Augenlider, *Arsen. 6* bei brennenden Schmerzen, Unruhe und Durst, *Hepar sulf. 4* bei beginnender Eiterbildung, *Rhus tox. 4* bei Schwellung und Bläschenbildung.

Bei Entzündung des Augapfels und seiner innneren Teile: *Apis 4* und *Aconit 4* im Wechsel mit *Bellis perennis 6* oder *30* und *Ononis spinosa 6* oder *30*, die letzteren zwei Mittel sind die spezifischen Heil- und Funktionsmittel für die beiden Augen, dieselben sind bei jeder wirklichen Augenerkrankung anzuwenden. Wir geben dieselben in Mischung, zusammen mit dem allgemeinen Konstitutionsmittel Conchae 30, um die Wirkung zu erhöhen.

Bei Hornhautgeschwüren: *Arsen. 6* im Wechsel mit *Mercur. solub. 3*. Die Heilung wird wesentlich unterstützt durch Bellis 30, Ononis 30 und Conchae 30 je 10 gr, dreimal täglich 6 bis 8 Tropfen. Sofern notwendig, geben wir noch *Argent. nitr. 4* bei eitriger Absonderung, *Arsen. alb. 6* bei heftigen, brennenden, nächtlichen Schmerzen, *Aurum 12* bei tiefen Hornhautgeschwüren, *Graphit VI* bei skrofulöser Augenentzündung mit Ausschlag hinter den Ohren, *Hepar sulf. 6* bei Geschwüren und Abszessen in der Hornhaut, *Kal. bichrom. VI* bei langwierigen Geschwürprozessen, welche die Hornhaut durchdringen, *Rhus. tox. 4* nach heftiger Erkältung und Durchnässung, *Silicea VI* bei Eiterbildung in der Hornhaut, *Sulfur. 6* bei langwierigen Augenentzündungen, besonders bei Skrofulose – jeweils als Zwischengabe um 10 und 4 Uhr.

Augenentzündung der Neugeborenen wird mit schwachprozentiger Argent.-nitric.-Lösung nur durch den Arzt behandelt. Innerlich kann *Sublimat 6* im Wechsel mit *Mercur. bijodat. 6* oder *Argent. nitr. 4* gegeben werden.

Skrofulöse Augenentzündung: *Bellis 30, Ononis 30* und *Conchae 30* je 10 gr, davon dreimal täglich 4 bis 6 Tropfen und täglich einmalige Gabe von *Natr. mur. 6.* Richtige Ernährung, wenig Milch, dafür Traubensaft und stets Heliosan-Tee, unter Beigabe von etwas *Nährzucker ,,Blühe auf"*, er enthält alle Blut- und Nährsalze des Körpers.

Blutschwamm des Auges: *Abrotanum 3* im Wechsel mit *Phosphor. 6*, dazu die spezifischen Augenmittel. Gefühl von Sand in den Augen beseitigt *Natr. mur. 6*, eventl. noch Sulfur 6.

Bei Augenlidkrampf gibt man *Magnes. phosph. III.*

Bei Linsentrübung und grauem Star: *Calc. carbonic. III* im Wechsel mit *Lycopod. 3*, dazu die spezifischen Augenheilmittel, längere Zeit hindurch; je bälder die Behandlung erfolgt, desto besser der Erfolg. Altersstar ist zu operieren, was ungefährlich ist und guten Erfolg bringt. Einträuflungen von *Kal. jodat.* 0,1 gr auf 10 gr. dest. Wasser haben bei beginnendem grauen Star nicht selten befriedigende Resultate ergeben. Der grüne Star erfordert meist einen operativen Eingriff, doch sind stets die spezifischen Augen-Funktionsmittel, wie auch beim schwarzen Star, zu geben. Ablösung der Netzhaut ist öfter geheilt worden mit *Carboneum sulf. phosphoratum 3* im Wechsel mit *Gelsemium 4*, nachfolgend *Phosphor 6* im Wechsel mit *Bryonia 6*, öftere Zwischengaben von *Hepar sulfur. III.* Richtige Ernährung bei allen Augenleiden notwendig.

Entzündung der Sehnerven: *Euphrasia offic. 3–6–30* für den linken Sehnerv, *Ruta graveolens 3–6–30* für den rechten Sehnerv;

äußerlich 20 Tropfen Ruta 0 auf eine Tasse Wasser zu Umschlägen für das rechte Auge und ebenso Euphrasia 0 für das linke Auge. Dieselben Umschläge sind auch zu machen bei Augen- oder Sehschwäche. Taraxacum 30 wirkt auf das Sehzentrum im Gehirn. Bei Kopfschmerzen infolge überanstrengter Augen *Onosmodium 4*. Augenverletzungen: *Aconit 3* im Wechsel mit *Arnica 3* und zweistündlich eine Gabe des oder der zugehörigen spezifischen Augenmittel. Äußerlich Umschläge mit Arnicawasser, 10 bis 20 Tropfen der Tinktur auf ein Glas Wasser.

Bei den mannigfachen Augenleiden hat sich die äußerliche Anwendung einer niederen Potenz des passenden Mittels sehr bewährt. Von der 3. Potenz z. B. von *Mercur. solub.* werden 20 Tropfen in ein Weinglas Wasser gebracht und damit das Auge mittels Augenbecher dreimal täglich während zehn Minuten gebadet.

Augenschwäche und Sehschwäche: *Bellis perennis 3–6–30, Ononis spinosa 3–6–30, Euphrasia offic. 3–6–30, Ruta graveolens 3–6–30, Taraxacum 30 und Conchae 30,* von jedem Mittel 6 gr in Mischung, ist ein ausgezeichnetes Mittel zur Stärkung der Augen. Bei starker Sehschwäche beginne man mit dem Gebrauch der Mischung in niederer Potenz, gehe dann zur 6. und später zur 30. über. Bei nur geringer Augenschwäche nehme man sogleich die 30. Potenz. Zu Augenbädern hat sich Milch, in welcher Fenchel, Johanniskraut und Schöllkraut abgekocht ist, bewährt, die Kräuter nehmen die Krankheitsstoffe, mit welchen der Augapfel belastet ist, heraus. Durch diese Behandlung und durch richtige Ernährung, sowie Schonung und Reinigung der Nieren durch den Heliosan-Tee werden für viele Personen die sich immer mehr verbreitenden Augengläser überflüssig, daneben viel Vitamin A, durch Zufuhr von gelben Rüben und besonders Möhrensaft, Heidelbeeren, Pfifferlingen und Früchten aller Art.

Ausschläge
siehe unter Kapitel ,,Hautkrankheiten''.

Bandwurm

Gegen diesen Schmarotzer ist *Cuprum oxyd. nigr.* 3 das beste Mittel, es muß lange Zeit und öfters am Tage genommen werden; auch *Polygon. aviculare 0* je 6 Tropfen in einer Tasse Wasser und davon alle zwei Stunden einen Schluck. *Filix mas.* 2 oder 3 kann, wenn notwendig, zur Unterstützung der Kur herangezogen werden. Ein arzneiloses Mittel, um den Bandwurm zu vertreiben, ist folgendes: zunächst Fasten, dann Knoblauch und Sauerkraut, dazu 60 echte italienische Kürbiskerne zerrieben und mit Preiselbeeren gemischt. Diese Mischung wird nüchtern genommen und zwei Stunden später ein Eßlöffel voll Oliven- oder besser Rizinusöl.

Basedow

ist leicht mit Kropf zu verwechseln. Die Vergrößerung der Schilddrüse geht jedoch rasch vor sich. Die Herztätigkeit ist übermäßig schnell und die Augen treten vergrößert hervor und zeigen deutlich an, daß es sich um die Basedowsche Krankheit handelt. Diese Krankheit kommt besonders beim weiblichen Geschlecht vor und ist oft die Folge von starken seelischen Erregungen, meist durch erlebte Enttäuschungen in Liebesangelegenheiten, sie ist heilbar, jedoch ist einige Geduld und vollständige Umstimmung im Seelenleben erforderlich. Wir müssen lernen, zu vergeben, zu vergessen, zu verzeihen! Dies können nur wenige, die es aber können, werden gesund. An Arzneimitteln dürfen kein Jod oder Jod-Präparate gegeben werden. Überhöhte Herztätigkeit verlangt gelegentlich *Lycopus virgin.* 2, und wo allgemeine Beruhigung notwendig, ist *Kal. bromat.* 12 angebracht. Im übrigen wirkt Lavendula und Sambucus nigr. auf die linke und rechte Schilddrüse, so daß wir mit diesen beiden Heilpflanzen in Teeform und mit dem bewährten, natürlichen Herzmittel *Melitta*, dreimal täglich 1 Eßlöffel voll, ziemlich viel hinsichtlich der Heilung dieser Krankheit erreichen; auch lassen wir Holunderblüten und Lavendelblüten als Tee dazu trinken, in Mischung mit Johanniskraut und Schafgarbe.

Bauchfellentzündung

Kompressen in Handtemperatur mit verdünnter *Bryonia-Tinktur, 1* Eßlöffel auf 0,5 bis *1* Liter Wasser wirken ungemein günstig, insbesondere, wenn ziemlich hohes Fieber vorhanden ist. Innerlich *Aconit 4, Nux 4* und *Bryonia 4* im Wechsel. Sollte dies nicht ausreichen, dann *Bryonia 4* im Wechsel mit *Sublimat 6*. Bei Eiterbildung ist *Calc. jodat. III* erforderlich. Droht ein bösartiger Verlauf, dann gebe man *Carbo. veget. 30* und *Pyrogenum 30*. Man denke auch an tuberkulöse Veränderungen, so erweisen sich nach Abklingen des Fiebers gleichmäßig verteilte Sonnenlicht-strahlungen mittels einer Linse, wobei der Brennpunkt nicht direkt auf der Haut, sondern mehr im Innern des Körpers liegen soll, als am besten. Daneben *Silicea VI*. Im übrigen ist Calc. carbonic. VI das umstimmende Mittel und Sulfur. jodat. III dient später zur inneren Absorption. Für die chronische Bauchfellent-zündung, die meist durch Tuberkulose oder Krebs verursacht wird, wohl auch als Begleiterscheinung der Bauchwassersucht auftritt, ist das Grundleiden entscheidend für die Behandlung. Einreibungen von *Heliosan-Öl* sind sehr zweckmäßig, dazu *Arsen. jodat. IV* und *Sulfur. jodat. III,* sowie als umstimmendes Mittel *Tuberkulin 60*.

Bauchspeicheldrüsenentzündung

ist meist schwer zu erkennen, weil die Lage des Organs die Fest-stellung erschwert, sie kommt jedoch in Verbindung mit Magen-katarrhen und Entzündungen im Zwölffingerdarm- und Leber-bereich nicht allzu selten vor. Auch spielt die Funktionsstörung der Bauchspeicheldrüse bei der Zuckerkrankheit eine wesentli-che Rolle. Bei darniederliegender Funktion dieser wichtigen Drüse besteht meist Stuhlverstopfung. *Bryonia 30* ist das Funk-tionsmittel der Bauchspeicheldrüse, ebenso *Fucus vesiculosus 30*. Neben diesen Hauptmitteln, welche bei Entzündung und Funk-tionsstörung gegeben werden, sind bei krankhafter Veränderung der Drüse *Uranum nitr. III,* besonders bei Zuckerkrankheit, au-ßerdem *Kalium jodat. 3*, die wichtigsten Mittel.

Bauchschmerzen, Leibschmerzen, Koliken

Diese Schmerzen können von Magenkrampf herkommen, bei welchem *Nux vomic. 4* unser bestes Mittel ist. Meist kommen jedoch die Schmerzen von der Galle, die häufig zu Knollen verdickt ist oder es liegen Gallensteine vor; auch hier hilft Nux vomica, insbesondere bei brünetten Personen, bei allen übrigen Patienten ist *Chamomilla 3* oder *Magnesia phosphor. VI* angezeigt. Letzteres Mittel ist das homöopathische Opium. Eine weitere Ursache der Leibschmerzen sind Einlagerungen harnsaurer Salze in der Wand des Dickdarmes. Da helfen neben diesen Mitteln feuchtwarme Kamillenumschläge, möglichst um den ganzen Leib und das schluckweise Trinken von heißem Kernles-Tee. Bei Entzündungen sind feuchte Umschläge in Handtemperatur notwendig; innerlich *Aconit 3* im Wechsel mit *Apis 3*, jedoch keinen Kamillentee geben. *Arsen. 6* bei brennenden, heftigen Bauchschmerzen – besonders nach Magenerkältung – mit Angst, Durst, Erbrechen und Durchfall. *Pulsatilla 4* bei verdorbenem Magen oder Magenerkältung, bei Blähungskolik und Schüttelfrost. Gallenkolik siehe unter dem Kapitel „Gallensteine".

Beinhautentzündung

erfordert *Symphytum 2* oder *3*, daneben Umschläge mit stark verdünnter Beinwell-Tinktur oder verdünnter *Arnica-Tinktur*. Bei sehr alten Beinhautentzündungen, welche oft das Gehen erschweren und vielfach unerträgliche Schmerzen mit sich bringen, geben wir *Symphytum 3* und *Mercur. solub. 4* in zweistündlichem Wechsel mit bestem Erfolg.

Beinverletzung mit Schwellung

Hier geben wir *Arnica 3* und *Symphytum 3* in zweistündlichem Wechsel je 6 Tropfen, auch in alten Fällen und erzielen mit diesen beiden Mitteln meist sehr gute Resultate. Sofern die Leitsymptome von Apis vorliegen, wird auch dieses Mittel dazu gegeben.

Blähungsbeschwerden

Carbo. veg. VI ist das Hauptmittel bei aufgetriebenem Bauch und Abgang schlechter Gase. *Lycopodium 30,* wenn die Gase geruchlos, jedoch Beschwerden verursachen und das Atmen erschweren. *Sulfur. 6* bei vollständigem Darniederliegen der Verdauung, bei Sodbrennen, Kollern und Knurren im Bauche. *Pulsatilla 4* bei verdorbenem Magen nach fetten Speisen und Kuchen. *Nux vomic. 4* bei Kopfschmerz und Verstopfung, Aufstoßen und Appetitlosigkeit, wird gern mit *Lycopod. 3* im Wechsel gegeben. Ferner *Chelidonium 2* im Wechsel mit *Card. mar. 2*, wenn deutliche Leberbeschwerden vorliegen, dazu noch *Podophyll. 3* im Wechsel mit *Chelone glabra 3*.

Blasenentzündung und akuter Blasenkatarrh

erfordern in erster Linie *Aconit 6*. Dieses Mittel reicht für gewöhnlich vollkommen aus. Traubensaft und Heliosan-Tee werden mithelfen, die vorhandene Entzündung oder Erkältung rasch zu beseitigen. *Pulsatilla 4* wird gern neben Aconit gegeben. Sind jedoch der linke und rechte Harnleiter stark mit harnsauren Salzen eingelagert, welche die Blase reizen, so ist *Equiset. arvense 4* und *Petasites 4* zur Lösung dieser Salze zu geben und bei sich hinziehender Blasenentzündung tritt *Evonymus europ. 4* an die Stelle des Aconit. Bei schon älterem Blasenkatarrh und bei chronischem Blasenleiden gebrauchen wir demnach Equiset. arvense für den linken Harnleiter, Petasites für den rechten Harnleiter und Evonymus europ. 30 für die Blase. Wir geben sämtliche Mittel in der 30. Potenz und geben zu diesen drei Mitteln noch Pulsatilla 30 für die arteriellen Blutgefäße der Blase und Conchae 30 als Konstitutionsmittel und werden mit dieser Mischung, dreimal täglich 6 bis 8 Tropfen, einen vorzüglichen Erfolg erzielen. Bei langwierigen Formen und dickem rotem Satz ist *Lycopodium 3* als Zwischenmittel angebracht. Auch können bei chronischem Blasenkatarrh äußerlich noch warme Auflagen von Kleienbrei oder gut warme Kompressen von Steinkleeabkochung gemacht werden. Auch Sitzdampfbäder über Zinnkrauttee und der innerliche Gebrauch von Tee der weißen Taubnessel haben die Behandlung schon oft bestens unterstützt. Professor Royal aus Amerika wendet *Chimaphila 1*, alle zwei Stunden 6 Tropfen, bei chronischer Blasenentzündung mit großem Erfolg an.

Blasenlähmung

erfordert Evonymus europ. 30 und dazu Equiset. arvense 30 Petasites 30 und Conchae 30 in Mischung, neben Phosphor 6 als Zwischenmittel.

Bleichsucht

Milch, geistige (alkoholische) Getränke und Fleischspeisen sind zu meiden. Traubensaft und die übrigen Fruchtsäfte der Reformhäuser sind besonders im Winter wertvoll. Frische Luft, Spaziergänge in reiner Waldluft dienen sehr der Kräftigung. Körperliche Ruhe und langes Ausschlafen ist für Bleichsüchtige ein Haupterfordernis. Zunächst *Calc. carbonic. IV* oder *VI*. Eisen ist nur angezeigt bei hochrotem Kopf – wenn alles Blut nach dem Kopfe geht und die Füße kalt sind, dann ist Ferrum III das Hauptmittel, es wirkt besser zusammen mit *Digitalis 4* oder *6*, als einzeln gegeben. *Pulsatilla 4* ist nach Gebrauch von chemischen Eisenpräparaten ein wirksames Mittel, ebenso bei Darniederliegen der Verdauung. *Sulfur. 15* bei langwierigen Fällen als Zwischenmittel. *Natr. mur. 6* ist Hauptmittel bei öfterer Übelkeit, Verdauungsbeschwerden und unreiner Gesichtshaut und blasser Gesichtsfarbe. *Millefolium 2* wirkt, ebenso wie der Schafgarbentee, direkt auf das Knochenmark und regt dort die Blutbildung an. Der Schafgarbentee ist also das beste Blutbildungsmittel. Bei schwachen oder geschwächten Unterleibsorganen: *Sepia 3* im Wechsel mit *Platina 6*. Bei Impfvergiftung: *Thuja 3* oder *30*. Bei Appetitlosigkeit: *Bryonia 4* im Wechsel mit *Kalium carbonic. 3*. Bei Würmern täglich eine kleine Tasse Wermuttee morgens nüchtern; dieser Tee wirkt zugleich vorzüglich gegen das bleiche Aussehen und reinigt bei längerem Gebrauch die Milz. Dreimal täglich einen Schluck Wermuttee ohne Milch und ohne Zucker, während dreier Wochen für alle Bleichsüchtigen! Man hüte sich vor allen Eisenpräparaten und Eisentinkturen, sie verderben Zähne, Magen, Leber und Nieren. Traubensaft ist das beste Eisenpräparat.

Blinddarmentzündung

zeigt sich durch Schmerzen, rechts unten in der Blinddarmgegend, an, dabei Fieber, Appetitlosigkeit und Übelkeit. Die Krankheit meldet sich meist schon 14 Tage vorher an und wenn wir die Stelle mit Bryonia-Tinktur oder noch besser mit Farnkraut-Tinktur sogleich einreiben, kommt es nicht zur Entzündung. Ist jedoch der Wurmfortsatz, welcher kleinfingergroß am Blinddarm rechts unten sich ansetzt, zur Entzündung gekommen, so geben wir *Aconit 4, Bryonia 4, Filix mas. 4* oder *6* und *Apis 4*, am besten in Mischung, dazu *Pulsatilla 4* bei bestehender Stuhlträgheit und für die Blutgefäße des Unterleibes. Von dieser Mischung geben wir viertel- bis halbstündlich 6 bis 8 Tropfen im Wechsel mit *Mercur. solub. III*, alle halbe Stunde vier bis sechs Tropfen. Ein feuchtes Leinentuch wird auf die Blinddarmgegend gelegt und Bryonia-Tinktur dort eingerieben, wo der Schmerz sitzt oder auflegen mit „Bibeles-Käs" (Quark). Ein oder zwei Tropfen reine Schwefelsäure in Wasser ist oft von glänzender Wirkung. Bei chronischer Blinddarmreizung, ohne Fieber, lassen wir das Aconit weg und geben die verbleibenden vier Mittel in Mischung längere Zeit hindurch dreimal täglich. Brombeerblättertee ist ein direktes Heilmittel für Blinddarmentzündung.

Besteht die Entzündung schon einige Tage, hat bislang eine zweckmäßige Behandlung nicht stattgefunden und zeigen Schüttelfrost und klopfender Schmerz an, daß sich Eiter gebildet, dann sofort *Calc. jodat. III*, welches die Eiterung oftmals zum Stillstand bringt und den Eiter sich aufsaugen läßt. Daneben die obige Mischung, welche *Apis 4* gegen septisches Fieber enthält, im Wechsel mit *Calc. jodat. III*. Keinen Kamillentee bei dieser Erkrankung geben, weil er eine evtl. Eiterung begünstigt. Der Wurmfortsatz ist ein nicht unwichtiges drüsiges Organ des Darmes und sollte erhalten bleiben, sofern die ärztliche Untersuchung nicht die Operation fordert. Die meisten Menschen leiden an chronischer Blinddarmentzündung, ohne es zu wissen und können damit ein hohes Alter erreichen. Normale Ernährung, d. h. Eier, Käse, Fleisch und Fleischbrühe, sowie Wurstwaren, sind bei Blinddarmentzündung für längere Zeit zu meiden.

Blutarmut

Während bei der Bleichsucht der Blutfarbstoff sich vermindert, handelt es sich bei der Blutarmut (Anämie) um ein Mißverhältnis der Blutkörperbestandteile: die roten Blutkörperchen nehmen ab, die weißen vermehren sich. Dadurch wird die allgemeine Widerstandskraft des Blutes geringer. *Ferrum arsenic. IV* und *Mangan. sulfur. XII* sind die Hauptmittel. *Kal. carbonic. 4* ist angezeigt bei Blutarmut nach schweren Blutverlusten wie Wochenbett oder Operationen und nach schweren Krankheiten, welche mit Blutungen verbunden sind. Leitsymptome: Kreuzschmerzen, Nachtschweiße, Stiche, Frieren. Nicht selten liegt die Ursache der Blutarmut in einer Vergiftung des Blutes vom Darm aus. Jede Verstopfung ist sorgfältig zu beseitigen und zur allgemeinen Blutreinigung *Natr. bicarbonic. II* und *Kal. permanganicum III* zu geben. Die konstitutionelle Umstimmung erfolgt durch *Calc. carbonic. 30*, durch *Phosphor 30* und *Arsen. 30. Millefolium 2* und Schafgarbentee sind wichtige Anregungsmittel für das Knochenmark für eine vermehrte Blutbildung. In Amerika wird Ferr. phosphoricum 12 oder 30 gegeben, außerdem Alumina VI, günstig auf den Darm wirkend und Ceanoth. americ. 3, ein Milzmittel. Diese Mittel werden auch bei Bleichsucht angewendet. Gewohnheitsmäßiges Tiefatmen, Wandern und vorsichtige, zweckentsprechende Sonnen- und Luft-Bäder, am besten früh morgens, beeinflussen die Therapie günstig. Gegen die bösartige Blutarmut, perniziöse Anaemie genannt, kommen als einzige, deutlichwirkende Mittel *Arsen.* in hohen Potenzen und *Camphora Rubini*, viermal täglich einige Tropfen, neben Wermuttee, dreimal täglich einen Schluck, in Betracht.

Blutbrechen

kann mit Bluthusten, bei welchem das Blut blasig und rosarot zum Vorschein kommt, nicht gut verwechselt werden. Bei Blutbrechen ist das Blut mehr dunkelrot und oft mit Schleim oder Speisebrei vermischt und läßt auf Magengeschwür meist mit aller Bestimmtheit schließen. Dafür ist *Phosphor 6* zur Stillung des Blutbrechens angezeigt. Die Mittel zur Heilung siehe unter „Magengeschwür". Dasselbe Mittel wird gegen Magenkrebs-Blutungen angewendet. Der Kranke erbricht große Mengen geronnenes kaffeesatzähnliches Blut. Bei Krebs fehlt die Säure, bei Magengeschwür ist zuviel Säure im Magen. *Hamamelis Extrakt* oder *Hamamelis 2* oder *3,* wenn es sich weder um Magenkrebs, noch um Magengeschwür handelt, also kein schwarzer Stuhl, wie bei ersterem, kein Schmerz im Magen, wie beim letzteren, sondern bei Blutungen allgemein von der Magenwand infolge Reizung durch eingelagerte harnsaure Salze oder bei Blutbrechen der Trinker. *Ipecac. 3,* wenn Übelkeit, Bittergeschmack und Zungenbelag dabei ist. *Belladonna 3* bei heftigen Magenschmerzen mit Auftreibung, Durst und Muskelzuckung. *Arnica 3,* wo Fall, Stoß oder Schlag die Ursachen.

Blutharnen

Das Blut kann aus den Nieren von Nierenentzündung, dem Nierenbecken von Nierenstein, dem linken oder rechten Harnleiter durch Einlagerung harnsaurer Salze, meist verbunden mit Schwindelgefühl oder der Blase durch scharfkantigen Blasenstein, auch Blasengeschwür und Blasenkrebs kommen. Auch Veränderungen der Vorsteherdrüse oder solche in der Harnröhre können die Ursache sein. *Aconit 6* bei akuter Nierenentzündung. *Cannabis 6* bei nächtlichem Harndrang mit Abgang von Blut nach dem Harnen. Dieses Mittel wirkt auf den linken Harnleiter. *Cantharis 6* bei Abgang von blutigem Harn unter Drängen und Brennen bei hitziger Nierenentzündung. Dieses Mittel wirkt auf den rechten Harnleiter. *Evonymus europ.* bei Blasenreizung, Blasenentzündung und Blasenkatarrh akuter oder chronischer Art. Diese vorgenannten Mittel werden bei vorliegend bezeichneten Krankheitsarten am zweckmäßigsten in Mischung gegeben unter Beifügung von Millefolium 6 bei häufiger Neigung zum Harnen mit Frösteln verbunden. *Acid. nitr. 6* bei Vorsteherdrüsengeschwür. *Aloe 6* bei Vorsteherdrüsenvergrößerung. *Terebinth. 6* bei Brennen in der Nierengegend und krampfhaftes Drängen in der Blasengegend. Bei Blasenstein wird die Schleimhaut der Blase gereizt, wodurch Blutfasern im Harn erscheinen.

Die Operation ist das Beste, sie ist ungefährlich und bringt volle Heilung. Im übrigen ist der Ringelblumentee der mildeste und beste Tee gegen Blutungen aus den Harnorganen.

Blutreinigung

Das Blut ist der Träger der Gesundheit. Vielfach ist jedoch das Blut durch die verschiedensten Krankheitsstoffe belastet oder verunreinigt. Unter diesen spielen insbesondere die Harnsäure, die Oxalsäure und die Kohlensäure eine wichtige Rolle. Das übersäuerte und verunreinigte Blut ist ein Entzündungsfaktor für Organe, Gewebe und Nerven des Körpers. Auch hat das so belastete Blut seine normale Spannung und damit seine natürliche Widerstandskraft verloren, so daß Krankheitskeime, Bazillen aller Art einen guten Nährboden finden. Auch die Ansteckungsgefahr für Grippe, für Kinderkrankheiten wie Scharlach und Diphtherie, ist dadurch erhöht.

Neben Tiefatmen und einer natürlichen Ernährung ist Blutreinigung durch ein zweckmäßiges Getränk auch als Vorbeugung von großem Wert. Der Heliosan-Tee ist ein solches Familien- und Hausgetränk, er verbessert das Blut, bringt überschüssige Harnsäure zur Ausscheidung und kräftigt die Nerven. Schwarzer Kaffee hemmt die Gallenabsonderung und führt, oft schon im Kindesalter, zu einer Verdickung der Galle, deren spätere Folgen ständige Blähungsbeschwerden und auch Stuhlverstopfung sind. Besteht im Alter gleichzeitig ein länger bestehender Nierenkatarrh ohne Eiweiß im Harn, und sind deshalb viel harnsaure Salze im Blut und damit auch in der Leber, so entstehen aus den Gallenverdickungen die Gallensteine. Man sollte Kindern oder Erwachsenen niemals Kakao zu trinken geben, denn er verstopft die Leber, die in ihrer Funktion gestört, gestaut und vergrößert wird. Kinder sollen nicht dick, fett oder rund erscheinen. Der vielgepriesene Nährwert des Kakaos tritt wegen seiner üblen Nebenerscheinungen in den Hintergrund. Wegen starken Kakaogenusses können schon bei Kindern erhebliche Herzstörungen auftreten, denn er verstopft nicht nur die Leber, sondern auch die feinen kapillaren Blutgefäße, was zu Blutzirkulationsstörungen führt, die sich in anormaler und übermäßiger Herztätigkeit bemerkbar machen. Auch können bei Erwachsenen meist größere, rotbraune Hautausschläge im Gesicht auftreten. Durch den schwarzen Tee wird schon im Elternhaus die Nervosität gezüchtet. Er enthält zudem Theobromin, ein harnsäurebildendes Alkaloid. Bei längerem Genuß von schwarzem Tee werden die Schleimhaut des Magens und vor allem die ungemein fein gebauten Nieren-Schleimhäute und die Nierenorgane selbst, durch den Tannin-, d. h. Gerbstoffgehalt des chinesischen Tees wie gegerbt! Auf diese Weise werden künstlich und in ungeheurer Verbreitung allmählich Nierenkatarrhe herangebildet, welche ohne Eiweißgehalt im Harn bestehen und die die richtige Ausscheidung der Harnsäure verhindern. Die Folge davon sind ständige Müdigkeit, im späteren Alter Rheuma und Gicht; neben der oft bedingten Schlaflosigkeit werden die Nerven, besonders auch die jugendlichen, aufgeregt und aufgepeitscht. Wir haben wahrlich keinen Mangel an nervösen Menschen. Bei jungen Mädchen sind die Folgen des Genusses von schwarzem Tee außerdem Schmerzen und Krämpfe bei der Periode und Rückenschmerzen. Der schwarze Tee paßt eben nicht für unser kontinentales Klima. Nach Prof. Bürger sind entsprechend genauer Analysen in 1000 gr dieser Reizmittel, außer Chlorophyl, Harzen, Zellulose und Aschen enthalten: im grünen Tee 7,90 Öle, 178,00 Tannin, 4,3 Teeïn und Theobromin, im schwarzen Tee 6,00 Öle, 128,00 Tannin, 4,6 Teeïn und Theobromin, im schwarzen Kaffee 0,41 Öle, 16,39 Tannin, 2,66 Koffeïn.

So plagt sich der Mensch und beginnt von Jugend an unvernünftig zu leben und seine Gesundheit zu schädigen. Reizmittel, wie sie der Kaffee, der schwarze Tee und der Kakao darstellen, schädigen die Gesundheit. Einer zukünftigen Generation mit höherer Erkenntnis wird es vorbehalten sein, von diesen Reizmitteln Abstand zu nehmen. Wir haben die herrlichsten Teepflanzen. Aus ihnen ist der bekannte Heliosan-Tee hergestellt, er hat sich als ein diätetisches Getränk erster Ordnung in tausenden Familien als Haus- und Familiengetränk eingeführt, in einzelnen Gegenden haben Landwirte den kalten Heliosan-Tee selbst bei der Ernte für alle Arbeiter an Stelle des Apfelmostes oder Biers im Gebrauch und fühlen sich dabei wohl und arbeitsfähig. Der Heliosan-Tee verbessert das Blut und befreit es von schädlichen Stoffen und scheidet die überschüssige Harnsäure aus. Dadurch wird der Körper und das Blut widerstandsfähig, erhält einen natürlichen Schutz gegen Erkältung, Ansteckung und Entzündungen aller Art, seien es einfache Katarrhe und Grippe, seien es Rheuma oder Gicht; er schädigt die Nerven nicht, sondern stärkt sie, was in unserer Zeit so notwendig ist und bringt einen gesunden, tiefen Schlaf. Hier haben wir also für Jung und Alt ein die Gesundheit in hohem Grade förderndes Genußmittel! Dieser Tee ist in den meisten Reformhäusern, Drogerien und Apotheken erhältlich.

Blutvergiftung, Sepsis

Sie hat ihre Ursache in Eiter-Erregern, welche durch wunde Stellen in die Lymph- und Blutbahn gelangen. Die Folgen sind oft hohes Fieber mit Schüttelfrost, Kopfschmerzen, Benommenheit, Bewußtlosigkeit und meist Milzschwellung. Heiße Heublumen-Packungen am erkrankten Körperteil. Durch heiße Krüge das Schwitzen rasch herbeiführen. Eine bekannte Form ist auch das Wochenbettfieber. Die Wöchnerin bekommt plötzlich Schüttelfrost, und es kommt zu schwersten Vergiftungserscheinungen. Die Mittel, welche bei septischem Fieber, auch bei Wochenbettfieber, zur Anwendung kommen, sind folgende: Man gibt sofort drei Tropfen *Camphora Rubini* und hernach *Veratrum viride 0* oder *1* im Wechsel mit *Echinacea 0* oder *1*, letzteres Mittel hat sich bei allen Formen der Sepsis sehr bewährt. *Chinin arsen. III* und *Apis 2* oder *3* sind ebenfalls Hauptmittel bei jeder Sepsis, letzteres insbesondere bei Wochenbettfieber. Bei Anwendung dieser Mittel erzielen wir meist raschen Erfolg, so daß *Carbo. veget. 30*, welches bei bedrohlichen Erscheinungen gegeben wird, kaum mehr notwendig ist. Die Mittel werden einhalb- bis einstündlich gegeben. Bei eitrigen Vorgängen im Körper: *Arsen. jodat. 6*, alle ein bis zwei Stunden 6 Tropfen.

Blutungen

Zur Stillung von Blutungen nach Verletzungen ist heißes Wasser das beste Mittel, außerdem Hochlagerung der verletzten Stelle und Zusammendrücken bzw. Unterbinden der zugehörigen Arterie. Bei sonstigen Blutungen: *Ferrum phosph. IV,* am Anfang einer Blutung gegeben im Wechsel mit *Acid. sulfur. 3,* bannt häufig die Gefahr. Letzteres Mittel wird bei Magenblutungen, die von Magengeschwüren herrühren, mit Erfolg gegeben. *Millefolium 2* und *Phosph. 6* bei Bluthustenanfällen Lungenkranker alle 5 bis 10 Minuten ein Tropfen. *Ferri chlorati aethera,* wenn es sich um ausgesprochenen Blutsturz handelt. Auch ist dieses Mittel bei Fehlgeburten nicht selten lebensrettend. *Hamamelis-Extrakt* bei inneren Blutungen. *Ferrum phosph. VI* bei Nasenbluten. Das Hauptmittel für jüngere Leute, wenn das Nasenbluten sich beim Waschen einstellt, ist *Ammon. carb. III. Arnica 3* bei Blutungen nach Schlag, Stoß oder Fall, bei Quetschungen und Blutunterlaufungen, vor und nach Operationen, vor und nach Geburten. *Calcium carbonic. II* wird in allen Fällen noch daneben gereicht. Tee von Blutwurz, Johanniskraut, Hirtentäschel, Ringelblume und Zinnkraut hat sich bestens bewährt.

Brandwunden

Sofort Heliosan-Öl, ein aus Blüten hergestelltes und destilliertes Öl, anwenden, welches in keinem Haushalte fehlen sollte. Dieses Öl verhindert Blasenbildung und Entzündung, nimmt die Schmerzhaftigkeit. Manches Kind und mancher Erwachsene wäre den Verbrennungen oder Verbrühungen nicht erlegen, wäre dieses Öl zur Hand gewesen. Bei größeren Brandwunden innerlich *Arsen. 6* im Wechsel mit *Caucticum 4* und *Salvia offic. 4.* Der Brandschmerz läßt dadurch nach und die Wunden überhäuten sich schnell. Ist bereits Entzündung eingetreten, dann *Aconit 3* oder *4* und *Hypericum 3.* Bei großen Verbrennungen mit starker Eiterung ist *Calendula 3* ebenso *Silicea III* von großem Wert.

Bronchialkatarrh

siehe das Kapitel „Husten".

242

Brustfellentzündung

ist häufiger, als man denkt, besonders die trockene Form. *Bryonia 3* im Wechsel mit *Kal. carbon. 3* sind die Hauptmittel. Bei Fieber *Nux vomic. 3* im Wechsel mit *Aconit 3.* Bei hohem Fieber muß auf die Leber und Galle eingewirkt werden, durch starke Gaben von *Card. marian. 0* im Wechsel mit *Bryonia 0* und *Aconit 2.* Bei starker Atemnot: *Arsen. jodat. 3* oder *4* und *Stib. arsenicos IV* bei Schwäche und Angegriffensein. Bei exudativer, d. h. nasser Rippenfellentzündung mit Fieber: starke Gaben von *Aconit 2* im Wechsel mit *Bryonia 0,* alle Viertelstunde, während Tag und Nacht. Diese Mittel reichen für gewöhnlich vollkommen aus. Es seien jedoch für spezielle Fälle noch weitere Mittel angegeben. *Eupator. aromat. 1* und *3* ist ein bewährtes Mittel. *Ranunc. bulb. 2* oder *3* bei linksseitigen heftigen Stichschmerzen, wenn sich der Patient vor Schmerz nicht rühren kann. *Cannabis 6* und *Cantharis 6* bei beginnendem Exsudat, mäßigem Fieber, häufigen Anfällen von kurzem, trockenem Husten. Diese Mittel lösen die Salze in den Harnleitern, welche bei dieser Krankheit, wie auch bei Lungenentzündung, stark verstopft sind und leiten so das Brustfellexsudat auf die Harnorgane ab. *Apis 3* oder *6* oder *Apisin 4* bei rechtzeitiger Ausschwitzung, das Exsudat nimmt zu, dabei Stechen, Brennen, Hitzen, Fieber ohne Durst. *Tartar. emet. VI* bei großer Atemnot, mit Schleimrasseln, Nasenflügelatmen, drohender Kollaps. Dieses Mittel kommt auch für Lungen- und Brustfellentzündung in Betracht. *Arsen. jodat. 3* oder *4* und *Arsen. 6* sind die Hauptmittel bei tuberkulöser Brustfellentzündung.

Brustdrüsenentzündung

Man gebe sofort *Ferrum phosph. III* und reibe die Brust mit Heliosan-Öl ein. Hält die Entzündung längere Zeit an, so gebe man innerlich *Echinacea-Tinktur* und einen Teelöffel davon auf zwei Eßlöffel Heliosan-Öl zum äußerlichen Einreiben. Diese innerliche und äußerliche Anwendung von Echinacea 0 erfolgt zweckmäßigerweise von vornherein. *Bryonia 2* bei dunkler, gleichmäßiger Rötung, Stechen in der Brust, Unempfindlichkeit bei Berührung. *Hepar 12,* wenn es für Bryonia schon zu spät ist,

Schüttelfrost und Klopfen in der Brust als Zeichen der beginnenden Eiterung, stündlich 6 Tropfen. *Arnica 2* innerlich und verdünnte Arnica-Tinktur, wenn eine Verletzung, Stoß oder Schlag die Ursache der Entzündung ist. *Phosphor 6* ist hier nicht am Anfang angezeigt, sondern am Ende, wenn eine Entzündung mit Fisteln zurückgeblieben ist, von der rote Strahlen nach allen Seiten ausgehen mit Fieber und Nachtschweißen. *Silicea X* bei schmerzlosen Fisteln, welche nicht entzündet und aus welchen eine übelriechende Flüssigkeit herauskommt; ist etwas Eiter dabei, so gibt man *Calc. jodat. IV*, im dreistündlichen Wechsel, wohl auch noch zur Verstärkung der Wirkung *Fluor acid. 4*. Ist nach der Entzündung der Brustdrüse ein harter oder auch weicher Knoten zurückgeblieben, dann *Phytolacca desandra 3* mit *Conium 4* im Wechsel, äußerlich die *Phytolacca-Salbe*. Bei Brustdrüsenknoten, welche steinhart sind und nicht schmerzen, ist *Calc. fluor. X* immer erstes Mittel, im dreistündlichen Wechsel mit *Silicea X*. Ist die Brustwarze eingezogen, so liegt ein Gebärmutter- oder Eierstocksleiden der Verhärtung zugrunde, welches zugleich beseitigt werden muß. Bei Brustgeschwülsten und Brustkrebs gibt man innerlich *Myristica 30* und äußerlich Umschläge mit Kornbranntwein, jeweils die Nacht über, während 14 Tagen; am vierten Tag tritt eine Entspannung ein. Diese Umschläge können, wenn notwendig, nach einiger Zeit wiederholt werden. Ringelblumen-Tee zu Umschlägen oder verdünnte Calendula-Tinktur und hernach eine Lehmpackung. Siehe das weitere unter Kapitel „Krebs".

Cholera

ist eine in Europa glücklicherweise nur selten vorkommende epidemische Krankheit. Die Mittel dagegen sind hier angegeben. Sogleich alle Viertelstunde während Tag und Nacht: *Veratrum alb. 3, Apis 3, Arsen. 4, Ipecac. 3* im Wechsel, alle Stunde *Cuprum 1* und *Camphora 3*. Täglich zwei Liter physiologische Kochsalzlösung mittels Irrigators in den Darm einlaufen lassen. Ganz zu Anfang erhalten die Kranken alle halbe Stunde einen Eßlöffel Kognak. Chlorwasser zu halb Wasser alle 1 bis 2 Stunden einen

244

Teelöffel, hat bei früheren Epidemien vorzügliche Erfolge gebracht.

Cholerine

wird ein in heißen Sommern bei Kindern epidemisch auftretender Brechdurchfall genannt; unter dem Namen „europäische Cholera" kommt eine derartige Krankheit auch bei Erwachsenen in der heißen Jahreszeit vor. *Chamom. 3* in leichteren Fällen. *Ipecac. 4* bei heftigem Erbrechen. *Arsen. 4* bei wässerigen Stuhlentleerungen. *Rheum. 3* bei sauerriechendem Durchfall. *Veratr. alb. 4* bei kaltem Schweiß, kalten Händen und Füßen, das Hauptmittel bei starken und häufigen Entleerungen nach oben und unten. *Camphora 1* bei Kräfteverfall und Herzschwäche, zugleich ein weiteres Hauptmittel und bestes Schutzmittel gegen die Erkrankung, oder *Camphora Rubini*. Zur Nachkur und zur Beseitigung bestehender Erschöpfung brauchen wir *Sulfur 200* und *China 3*.

Darmkatarrh

Handelt es sich um einen Katarrh des Zwölffingerdarms und Dünndarms, so ist der Stuhlgang mit dem Schleim eng vermischt, während bei Dickdarmkatarrh nur eine oberflächliche Schleimschicht vorhanden ist. *Condurango 30* ist das Organ-Funktionsund -Heilmittel für den Zwölffingerdarm und Dünndarm. Sollte dieses Mittel in Verbindung mit Conchae 30 als Konstitutionsmittel nicht ausreichen, so geben wir *Chamomilla 3* oder *Arsen. 6* zur Unterstützung. Zweckmäßig ist es auch, dreimal täglich eine Messerspitze *Calc. carbonic. II* zu reichen.

Bei chronischem Darmkatarrh geben wir längere Zeit *Arsen. 6* und *Sulfur. 6* am besten im Wechsel. *Calc. carbonic. III* ist das umstimmende Mittel. *Carbo. veget. VI* bei Blähungsbeschwerden. *Ferrum phosph. VI* bei Schwäche und Blutarmut. *Graphit. VI* bei Durchfall mit Abgang von Darmflorateilen. *Arsen. jodat. IV* bei Geschwürbildung. *Calc. hypophosphoros. III* bei starker Abmagerung.

Darmblutungen

haben nicht selten ihre Ursache in übermäßigem Genuß von saurer, d. h. gestandener Milch, insbesondere, wenn diese im Winter genossen wird. In zweiter Linie können solche Blutungen von inneren Hämorrhoiden kommen (siehe die Mittel dagegen unter diesem Kapitel), außerdem kann Blut im Stuhl von Magengeschwüren, welche am Magenausgang und von solchen, die am Zwölffingerdarm sitzen, herrühren. Ferner können Geschwüre am Dickdarm oder fibrinöse und kruppöse Veränderungen der Darmwand die Ursache davon sein. Zuletzt denke man auch noch an Krebs. Schwarzes und teerartiges Blut entstammt dem oberen Darm oder gar dem Magen. Aus den unteren Teilen zeigt sich das reine Blut, ohne mit dem Stuhl vermischt zu sein. Neben richtiger Diät ist unbedingte Ruhe notwendig. *Carbo. veget. III* und *Hamamelis 1* bei Geschwüren. *Arnica 4* und *Asterias rubens 12* bei Blutstauungen. *Acid. nitr. 4* bei blutiger Ruhr. *Hydrastis 3* bei Blutungen infolge Darmkrebs; Brennesselwurzel, Johanniskraut, Mistel, Ringelblume, Thymian, Schafgarbe und Zinnkraut sind als Tee ein vorzügliches Umstimmungsmittel.

Darmerschlaffung

geht häufig mit Magenerschlaffung einher, sie ist aber auch die Folge der oben beschriebenen Darmkrankheiten. Neben systematischen Bauchatemübungen in horizontaler Lage gebe man die im vorigen Kapitel bezeichneten Darmfunktionsmittel und dazu *Bryonia 30* für die Bauchspeicheldrüse und *Chelidonium 30* für die Leber. Die Beseitigung der Darmerschlaffung kann unterstützt werden durch *Selenum 8* und *Calc. phosph. VI.*

Darmkrebs

Ziehende kolikartige Schmerzen, aufgetriebener Leib, träger Stuhl, Verstopfung wechselt mit Durchfall, Stuhlzwang mit geringem Erfolg, vermischt mit Schleim und Blut. Ausstrahlende Schmerzen nach dem Rücken. Im übrigen siehe die allgemeine Krebsbehandlung unter dem Kapitel „Krebs".

Darmtuberkulose

ist selten ursprünglich entstanden, sondern bildet häufig die Folge einer Lungentuberkulose. Es kommt zu Knötchenbildung, die zu Geschwüren zusammenfließen, zerfallen und heftige Durchfälle mit Koliken erzeugen. Nicht selten ist auch das Bauchfell beteiligt. Die Krankheit heilt oft merkwürdig schnell und leicht nach Vornahme eines einfachen Bauchschnittes, durch welchen die Außenluft in die Bauchhöhle eindringen kann. Dasselbe gilt für die günstige Abheilung einer Bauchfellentzündung auf tuberkulöser Grundlage, welche meist mit Darmtuberkulose in Verbindung steht. Für die arzneiliche Behandlung sind *Arsen. jodat. IV* und *Ferrum phosph. IV* bewährte Hauptmittel, ebenso *Arsen. 6* und *Phosphor 30,* letzteres Mittel hauptsächlich, wenn hartnäckiger Durchfall im Vordergrund steht. Gelegentlich eine Gabe *Cuprum arsenic. IV; Calc. phosph. VI,* wenn die Schwellung der Gekrösdrüsen besonders in die Erscheinung tritt. *Tuberkulin 60,* zweimal wöchentlich eine Gabe, möglichst aus Material vom Patienten oder vom Achselschweiß desselben hergestellt, wenn wir seine Leitsymptome haben, siehe unter Kapitel „Leitsymptome". Im übrigen Ringelblumen-Tee und *Calendula 0,* dreimal täglich 10 Tropfen. Gleichmäßig verteilte und dosierte Sonnenbestrahlungen mittels Linse, wie im Kapitel „Bauchfellentzündung" angegeben.

Dickdarmkatarrh

ist in seiner mehr chronischen Form ein weit verbreitetes Übel. Er ist die Folge mangelnden Gallenabflusses, so daß die desinfizierende Kraft der Galle im Dickdarm fast ganz fehlt. Auch sind chronische Katarrhe in den Nieren und Harnleitern imstande, durch Überleitung ihrer Krankheitsstoffe auf den Dickdarm, in demselben einen chronischen Dickdarmkatarrh auszulösen. Eine anormale Darmflora breitet sich im Dickdarm aus, begünstigt durch den Schleimhautkatarrh des Darmkanals. Auch die krankmachenden Darmpilze vermehren sich stark und so kommt es, daß der Dickdarm zur Quelle vieler Krankheiten werden kann. Vor allem erfolgt unter diesen Verhältnissen eine dauernde Autointoxikation, d. h. Selbstvergiftung des Körpers, des Blutes und auch der Nerven. So erklärt sich der Ausspruch: ,,Der Tod sitzt im Darm.‟ Der meist chronische Dickdarmkatarrh ist im allgemeinen nicht leicht zu heilen, weil es gleichzeitig notwendig ist, Leber und Galle auf der einen Seite, Nieren und Harnleiter auf der anderen Seite in Ordnung zu bringen. Bei Wechsel von Verstopfung und Durchfall ist *Antimon crudum IV* angezeigt, während Verstopfung rasch beseitigt wird durch *Sulfur. jodat. III.* Durchfall verlangt im allgemeinen *Chinin. arsen. IV.* Bei Abgang von viel Schleim und Schleimhäuten gebe man *Colchicum 3,* zu wenig Schleim verlangt *Aqua marina 4.* Ein langwieriger Dickdarmkatarrh wurde, um noch ein besonderes Beispiel arzneilicher Behandlung zu geben, durch folgende Mittel geheilt: Zunächst *Natr. sulfur. 3.* und *Acid. phosphoric. 3,* dreistündlich im Wechsel; später *Arsen. 30* und *Phosphorus 30,* während acht Tagen je einmal täglich 6 Tropfen; später *Arsen. 6* und *Sulfur. 0,* jedes einmal täglich 6 Tropfen. Um Rückfälle zu vermeiden, wurde *Natr. sulfur. 12,* zweimal wöchentlich gegeben.

Diphtherie
siehe die im Kapitel ,,Kinderkrankheiten‟ empfohlene Schrift.

Durchfall, Diarrhoe
verlangt eigentlich stets Fasten und Salbeiblättertee, dem etwas Blutwurz beigemischt ist. Besteht starker Stuhlzwang, dann hilft nur *Mercur. solub. 3.* Tritt bei jeder Nahrungsaufnahme Durchfall mit Erbrechen ein, dann *Veratr. alb. 3.* Bei langwierigen Durchfällen, übelriechendem Stuhl, brennenden Schmerzen, großem Durst geben wir *Arsen. 6.* Durchfall und Erbrechen verlangt *Ipecac. 3.* Bei langanhaltenden Durchfällen der Kinder gebe man *Calc. phosph. VI.* Durchfall nach Ärger oder Aufregung verlangt *Chamomilla 4,* nach Erkältung ist *Dulcamara 4* angebracht. Schwerste, anhaltende Durchfälle hitziger Art, weichen dem *Ambrosia artemisiaefolia 1.* Ist der Stuhlgang choleraähnlich, dann *Cupr. ars. IV.* Hat der Durchfall eine skrofulöse Grundlage, dann muß diese durch *Calc. jodat IV* umgestimmt

werden. Bei Darmgeschwüren greife man zu *Argent. nitr. 4* und *Acid. phosph. 3. Silicea VI* bei chronischem, übelriechendem Durchfall mit Abgang unverdauter Speisen. Soll die arzneiliche Behandlung in langwierigen Fällen durch einen Tee unterstützt werden, so kommt dafür die Anserine, die Blutwurz, der Salbei, der Thymian und das Tausendguldenkraut, zu gleichen Teilen gemischt, in Betracht. Ein solcher Tee kann auch in etwas Rotwein gekocht werden.

Drüsenleiden

Hier handelt es sich um eine Entzündung einer oder mehrerer Lymphdrüsen. Da die Drüsen, mögen sie unter dem Arm oder am Hals oder am Unterkiefer sein, wichtige Filtrierorgane für den betreffenden Bereich sind, so hat die Entfernung derselben durch das Messer keinen Zweck. Die Entzündung der Drüsen kann die verschiedensten Ursachen haben; je nachdem ist das Grundleiden zu behandeln. Entzündete und geschwollene Drüsen werden mit feuchten Umschlägen mit verdünnter *Calendula-Tinktur* behandelt; sollen dieselben aufbrechen, dann mit gut warmen Leinsamenauflagen behandeln und innerlich *Myristica 30* geben, was das Aufbrechen beschleunigt. Zur allgemeinen Reinigung der Lymphe *Hepar sulfur. IV* und *Silicea III,* ebenfalls bei offenen Drüsen. *Calc. fluor. X* und *Silicea X,* im dreistündlichen Wechsel, wenn die Drüsen steinhart sind und nicht schmerzen. Lange bestehende Drüsenverhärtungen fordern oftmals *Calc. jodat. IV* und *Silicea 200.* Besonders erwähnt sei, daß bei allen Drüsenkrankheiten *Tuberculin 60* oder *Tuberculocidin Klebs 4* das konstitutionelle Umstimmungsmittel ist, davon zweimal wöchentlich eine Gabe. Über die Drüsenkrankheit, welche mit Skrofulose bezeichnet wird, siehe die im Kapitel „Kinderkrankheiten" näher bezeichnete Schrift.

Engbrüstigkeit
siehe das Kapitel „Asthma".

Entzündungen

Aconit 3 oder *4, Apis 3* oder *4* und auch *Nux vom. 3* oder *4* im Wechsel sind die Hauptmittel, zuweilen ist *Sublimat 6* erforderlich. Bei Blutvergiftung (siehe auch dieses Kapitel), ist *Apis 3* oder *4* jedoch im Wechsel mit *Echinacea 0* oder *1* unumgänglich. Echinacea ist bei Eiterungen das Mittel für äußerliche und innerliche Anwendung. Bei Wochenbettfieber ist *Apis 2* oder *3*, das Mittel, neben *Spiraea ulmaria-Tee. Aconit* bei Erkältung einer Wöchnerin. *Ferrum phosph. III* ist bei starkem Blutandrang in dem erkrankten Körperteil ein wertvolles Mittel. *Kalium arsenic. IV* kommt für alle Krankheiten mit Blutzersetzung und -vergiftung und solchen, bei denen sich Geschwüre zersetzen und ihre Gifte im Körper wirken, in Betracht.

Erbrechen, Brechwürgen, Übelkeit

Bei jedem Erbrechen muß von dem Genuß von Milch sogleich abgesehen werden. *Ipecac. 4* bei starkem Erbrechen von Schleim, Speisen, Wasser, auch mit Durchfall, verdorbenem Magen und Übelkeit. *Nux vomic. 4* bei Erbrechen allgemein, auch der Schwangeren von brünetter Konstitution, sowie dem Erbrechen der Trinker. *Natr. mur. 6* bei Erbrechen von Wasser und durchsichtigem, zähem Schleim, sowie bei Erbrechen der Schwangeren blonder Konstitution. *Ferrum phosph. VI* oder *Arsen. 6*, wenn alle Speisen erbrochen werden. *Magnes. phosph. VI* bei blassen, nervösen Menschen und bei Schmerzen. Während der Schwangerschaft gebe man vorbeugend *Calc. phosph. VI* und *Magnes. phosph. VI* und Melissentee. Tritt das Erbrechen trotzdem hartnäckig auf, dann *Symphoricarpus 3* und *Iris versicolor 4*. Bei Erbrechen mit Magenschmerzen ist stets, auch wenn kein Blut beigemischt ist, an Magengeschwür zu denken. Das Röntgenbild gibt darüber Aufschluß. Wegen der Diät ist eine Nierendiät das Beste, weil diese Organe beim Erbrechen immer mit im Spiele sind. Zweckmäßig ist es, auf die Magengegend einen warmen, gekochten Brei von Kleie zu legen. Keinen Pfefferminztee, sondern stets Melissentee!

Erkältung

Erkälten kann man sich nur, wenn Harnsäure im Körper vorhanden und dadurch das Blut sauer, statt alkalisch ist. *Ferrum phosph. III* oder *IV,* zugleich das Ausscheidungsmittel für die Stoffwechselprodukte von Fieber und Entzündungen, ist bei jeder Erkältung sofort zu nehmen. Durch dieses Mittel werden zugleich alle eventuell vorhandenen Schlacken und Schwächen der Muskeln, auch des Herzens und Magendarmgebietes, günstig beeinflußt. Im übrigen ist bei Erkältung der Holunderblütentee ein wertvolles Getränk, besonders auch zur Vorbeugung in den Übergangsmonaten März–April und Oktober–November, ebenso das Einölen des Körpers mit Heliosan-Öl!

Epidemische Heilmittel

Nichts ist interessanter, als daß bestimmte epidemisch auftretende, d. h. über ganze Ortschaften oder gar Länder sich ausbreitende, später wieder verschwindende Krankheiten ein ganz bestimmtes epidemisches Heilmittel erfordern. So hat es sich gezeigt, daß bei einer Keuchhustenepidemie nur Pulsatilla oder nur Drosera, bei einer anderen nur Camphora, bei einer dritten nur Cuprum sich als wirksam erwies. Dasselbe gilt für andere Mittel, z. B. bei epidemisch auftretender Grippe, Durchfall, Ruhr, Genickkrampf, Masern, Nierenentzündung, Scharlach, Wechselfieber usw. Nicht selten ist Lycopodium ein epidemisches Heilmittel, unter dessen Einwirkung sodann die Krankheiten rasche Heilung zeigen. So schreibt Prof. Royal: Lycopodium 30 hat in allen Diphtherie-Fällen geholfen! Je bälder das zugehörige Heilmittel bei einer Epidemie, aufgrund der jeweiligen Leitsymptome und Wesenszüge der Krankheitserscheinungen festgestellt ist und zur Anwendung gebracht werden kann, desto mehr können wir Verluste vermeiden und der Epidemie Herr werden.

Fettleibigkeit

ist ein beschwerliches Übel. Stauungen in den Nieren, Verschleimungen und Ablagerungen in denselben in Form von Salzen, sind die häufigsten Ursachen. Es können jedoch auch Störungen in den weiblichen oder männlichen Keimdrüsen oder in der Schilddrüse die Ursache sein. Die Schilddrüse ist der Regulator für das Körpergewicht. Auch Überernährung, falsche Ernährung und zu wenig Bewegung sind wichtige Ursachen. Zunächst Frauenmanteltee morgens und nachmittags, er reinigt die Nieren und führt viel Gewebsflüssigkeit durch den Harn aus dem Körper. Alsdann wieder längere Zeit Lavendelblüten- und Holunderblütentee gemischt, der auf die normale Funktion der Schilddrüse wirkt. Unser Entfettungstee, Spezial-Tee Nr. 11, ist infolge seiner günstigen Zusammensetzung von vorzüglicher Wirkung, man trinkt vormittags und nachmittags je 1 bis 2 Tassen, jeweils mit dem Saft einer halben Zitrone. Es wird in letzter Zeit vielfach sog. ,,Frühstückstee'' reklamemäßig empfohlen, hier ist Vorsicht am Platz, weil er meist Senneblättertee enthält, was man auch schon an den entstehenden Bauchschmerzen bemerkt! Milch und Bier sind möglichst zu meiden, dafür Mineralwasser oder bestes, nicht kalkhaltiges Quellwasser sowie leichter Rotwein, jedoch nicht gemischt. Früher wurden alle fetten, mehl- und zuckerhaltigen Nahrungsmittel, also Brote, Mehlspeisen, auch Kartoffeln und Fleischbrühsuppen sorgfältig gemieden. Magere Fleischspeisen, Fische und leichte Gemüse waren die hauptsächlich erlaubten Nahrungsmittel. Heute nehmen wir statt Fleisch, um die Nieren unbedingt zu schonen, die Nuß-Mandelspeisen, besonders auch Drebbers Nußprani, dazu Rohkost, alle Gemüse, alle Salate und besonders alle Früchte, auch gekocht. Gegen 10 und 4 Uhr je vier bis sechs Datteln zur Kräftigung des Herzens und tagsüber oder schon morgens einige Glas Traubensaft; die verschiedensten Sorten gibt es in den Reformhäusern. Datteln oder an ihrer Stelle die ungemein wertvollen Pfirsiche, auch in Konserven, sind neben Traubensaft wichtige Hilfsmittel zur Durchführung einer Entfettungskur. Dagegen wenig Mehlspeisen, jedoch sind Kartoffeln ohne Bedenken zu nehmen, sie sind sogar wichtig, weil sie basenreich sind und überschüssige Säuren binden, hingegen wenig Salz, das ein Nierengift ist. Schwimmen und Baden ist nicht von großem Wert, dagegen sind Luftbäder sehr zweckdienlich und vorsichtig dosierte Sonnenbäder bringen das überschüssige Körperfett zum Schmelzen, ebenso auch das Wandern in beschleunigter Gangart.

Die Kur kann unterstützt werden durch *Antimon. crud. III* oder *VI* oder *Calc. carbonic. III* oder *VI* oder *Ferrum III* oder *VI* oder *Capsicum 6* oder *Sulfur. 3* oder *6*. Bei starker Aufblähung und chronischer Stuhlverstopfung kommt *Lycopod. 6* oder *30* in Betracht. *Arnica 2* hat manchmal einen besonders günstigen Einfluß. Ein bewährtes Mittel ist *Fucus vesiculosus 0*, es stammt aus einer Meeresalge, dem Basentang, welche pflanzliches Jod enthält. Man gibt dreimal täglich ungefähr 10 Minuten vor jeder Mahlzeit jedesmal bis zu einem Teelöffel voll in einem Eßlöffel voll Wasser. Es wirkt hauptsächlich auf Fettablagerungen im Innern des Körpers, im Bereich der Bauchspeicheldrüse. Meist verschwinden gleichzeitig vorhandene Nebenerscheinungen, wie Schwindel, Herzklopfen und rheumathische Schmerzen.

Bei Herzverfettung gibt man *Arnica 1* oder *2*, zehn Tropfen auf ein kleines Weinglas Wasser, davon alle zwei Stunden einen Schluck. Bei Kurzatmigkeit infolge von fettiger Entartung und Zerstörung der Muskelfasern des Herzens ist *Phosphor 6* oder *12* das Hauptmittel. Bei einfacher Verfettung des Herzens ohne Zerstörung der Muskelfasern ist *Aurum natr. mur. 3* oder *6* das beste Mittel. *Champhora 1* oder *2* in häufigen Gaben bei Herzanfällen und zur Anregung der Herztätigkeit.

Fieber

Hat sich irgendwo am Körper ein größerer Entzündungsherd lokalisiert oder ist ein Organ im Innern des Körpers zur Entzündung gekommen, so erhöht sich die normale Körpertemperatur, welche 37,0 bis 37,2° Celsius beträgt, d. h. es tritt Fieber ein. Zeigt sich sehr hohes Fieber, so besteht der Verdacht, daß sich irgendwo Eiter gebildet hat. Auch bei Krankheiten, welche durch besondere Erreger, z. B. Bazillen hervorgerufen werden, tritt über kurz oder lang nach der Ansteckung Fieber auf. *Aconit 4* ist ein wichtiges Mittel und verhindert oft bei rechtzeitiger Anwendung einen Krankheitsausbruch oder eine Entzündung, welche im Entstehen begriffen ist. Trockenheiße Haut, große Unruhe und Angst, rascher Puls, sind die Leitsymptome. Aconit 4 ist das Mittel bei allen Erkältungen, katarrhalischen, gastrischen und rheumatischen Fiebern; bei Wund-, Milch- und Wochenbettfieber; bei Brustfell-, Lungen und Unterleibsentzündung; bei Nervenfieber; bei Gicht mit fieberhaften Zuständen. *Belladonna 4* ist angezeigt, wenn das Fieber langsam, aber stetig steigt, der Kopf rot, die Augen lichtempfindlich, die Haut mehr feucht ist und an einzelnen Stellen Schweiß ausbricht. *Gelsemium 4* wählen wir bei Frösteln den Rücken hinauf, Müdigkeit, bei drohender Lungenentzündung, bei Grippe oder ansteckendem Fieber. In diesem Fall bringen zusätzlich zehn Tabletten *Ferrum phosph. IV* in heißem Wasser oft einen überraschenden Erfolg. *Bryonia 3* wird häufig nach Aconit gegeben, besonders bei Verdauungsstörungen und ausgesprochenen rheumathischen Fiebern. Sogenannte Schleimfieber weichen wenigen Gaben *Mercur. dulcis 2,* in schweren Fällen, in denen das Gehirn in Mitleidenschaft gezogen ist, gebe man *Baptisia 4* im Wechsel mit *Carbo. veget. III.* Es kann vorkommen, daß bei einem Fieber trotz der besten Leitsymptome die Mittel Aconit, Gelsemium, Belladonna oder Bryonia versagen, insofern, als am andern Nachmittag das Fieber wiederkommt. Da ist anzunehmen, daß das Blut mit irgend einem früheren Arzneistoff beladen ist, sei es ein chemisches Abführmittel, ein Impfgift, Salbengift, Bohnenkaffee oder schwarzer Tee. In diesem Fall reicht man das gewählte Mittel mit *Sulfur. 6* in regelmäßigem Wechsel, und die Wirkung wird prompt einsetzen. – Malaria-Fieber siehe das Kapitel ,,Wechselfieber''.

Flechten
siehe das Kapitel ,,Hautkrankheiten''.

Fisteln
Handelt es sich um eine Knocheneiterung durch einen Splitter, welcher in der Tiefe sitzt und die Fistel unterhält, dann sind *Phosphor 6* bzw. *30* und *Silicea 30* die Hauptmittel. Handelt es sich um Fisteln in den Weichteilen, so leistet *Sulfur. jodat. III* oder *Arsen. jodat. IV* neben *Silicea X* gute Dienste. Langwierige

Fisteln verlangen *Silicea IV* und *Calc. sulfuric. VI.* Da dieselben meist auf skrofulöser Grundlage basieren, gebe man *Sulfur. 30* als Zwischenmittel. Bei hartnäckigen Erscheinungsformen gebe man *Acid. hydrofluoric. 4.* Das Einspritzen von *Aqua silicata* hat sich oft bewährt. Bei tuberkulösen Fisteln ist *Tuberculin 60* oder *Tuberculocidin Klebs 4* als Umstimmungsmittel angezeigt.

Frostbeulen

an den Füßen und an den Händen beruhen auf Kältereizungen der Beinhaut. Wir geben *Symphytum 2* im Wechsel mit *Bryonia 3,* und reiben außerdem am besten jeden Morgen die betroffenen Stellen mit *Heliosan-Öl* ein, was die Schmerzen und die Rötung nimmt. Bei Frostschäden an Ohren und Wangen, ebenso auch an den Händen, die jeden Winter wiederkehren, anschwellen, blau werden, stark jucken und leicht rissig und blutig werden, können wir auch mit gutem Erfolg *Petroleum 6* dreimal täglich nehmen. Bei sehr blaugeschwollenen Händen daneben *Lachesis 10,* ebenfalls dreimal täglich.

Furunkel

ist eine meist sehr schmerzhafte, mit Eitererregern einhergehende Entzündung am Haarfollikel, mit dem Sitz im Nacken, die sehr gefährlich werden kann, weil eine Gefahr der Verschleppung nach der Hirnhaut hin besteht. Nicht selten löst ein Furunkel den anderen ab, dann entwickelt sich eine Furunkulose. Stets besteht der Verdacht auf Zucker- und Nierenkrankheiten. Eine baldige Harnuntersuchung ist erforderlich. Äußerlich werden feuchtwarme *Arnica-Kompressen* aufgelegt. Nicht schneiden, da Blutvergiftungsgefahr! Innerlich wird *Sulfur. jodat. IV* oder *VI* als Hauptmittel gegeben und jeder Furunkel wird sich alsbald zurückbilden. Es ist nicht unzweckmäßig, *Arnica 4* nebenher auch innerlich zu geben. Hat diese Behandlung etwas spät eingesetzt und besteht Schüttelfrost und Ausbruch von saurem Schweiß, so ist *Hepar sulfur. 12* das zur Anwendung kommende Mittel, besonders, wenn vorher Quecksilber- oder Zinksalben gebraucht wurden. Ist der Furunkel von dunkler Röte und schillert bläulich, dann ist *Lachesis 10* das gegebene Mittel. Zur Beschleunigung des Aufbrechens dient *Myristica 6.* Nach dem Aufbrechen gibt man *Kalium permanganic. 3* zur Blutverbesserung. Ein Furunkel mit heftigen Schmerzen verlangt *Tarantula cubensis 12.* Um einer Wiederholung der Furunkulose vorzubeugen, geben wir *Anthracinum 12.*

Für die Karbunkel gilt dieselbe Behandlung mit *Sulfur. jodat. IV* oder *VI,* jedoch soll hier *Silicea III* und *Sulfur. III* im Wechsel mitgegeben werden und stets ist *Lachesis 10* öfters als Zwischenmittel zu geben. Nicht schneiden, da die Gefahr der Blutvergiftung besteht!

Fußgeschwür, Unterschenkelgeschwür, offener Fuß

wird vielfach bei Frauen, meist auf dem Lande, angetroffen. Es ist eine Selbsthilfe des Körpers, sich von den unreinen Stoffen zu befreien. Da der Fuß meist schon längere Zeit aufgebrochen ist, so ist vor der arzneilichen Behandlung eine gründliche Blutverbesserung durch den mehrmonatigen Gebrauch des Heliosan-Tees notwendig, zwei bis drei Tassen am Tag. Zu einer zweckmäßigen Ernährung gibt gute Anleitung das Buch ,,Die Heilkräfte der einzelnen Nahrungsmittel'' (Rohm-Verlag in Bietigheim/Württ.). Traubensaft oder Apfelsaft sind zur Blutverbesserung ebenfalls sehr gut. Innerlich geben wir eine Arznei, welche zusammengesetzt ist aus *Salvia 3* für die Haut, *China regia 3* oder *6* für die unteren Arterien, *Arnica 3* oder *6* für die unteren Venen, *Chelidonium 2* oder *3* und *Lycopodium 3* für die Leber, *Equiset. arvense 6* und *Petasites 6* zur Reinigung der Harnleiter, *Conchae 30* für die Konstitution. Auf diese Arznei hin heilt das Unterschenkelgeschwür meist von selbst. Bald nach Beginn der arzneilichen Behandlung können feuchte Auflagen von Heilerde, direkt auf die Wunde, gemacht werden. Die Heilerde nimmt die Schmerzen, gibt der Wunde ein gutes Aussehen und die Heilung setzt rasch ein. Es seien hier noch einige Mittel angegeben, deren Gebrauch evtl. notwendig wird. *Arsen. jodat. IV* ist immer angezeigt, wenn die nächtlichen Schmerzen in dem Geschwür brennend sind, was fast ausnahmslos der Fall ist. *Lachesis 10,* wenn das Geschwür einen großen, dunklen Hof hat. In der Regel trifft beides zu. Auch hat sich der längere Gebrauch von *Card. marian. 0* oder *1* als Einzelmittel sehr bewährt. *Calc. fluor. X* ist als Zwischenmittel angebracht bei Krampfadern, wenn dieselben schmerzen, und bei Krampfadernknoten. Dann auch Clematissalbe auf die Knoten. *Tuberculin 60,* zweimal wöchentlich eine Gabe, wenn die Mittel wegen tuberkulöser Erbanlage nicht gleich Linderung bringen. *Hepar sulfur. 12* als Gegenmittel, wenn zuvor Zink- oder Quecksilbersalbe verwendet wurde. *Guajacum 2,* wenn stinkende Absonderung und frühere Blutansteckungskrankheit vorhanden waren, dann muß auch *Mercur. corr. 3* im Wechsel mit *Acid. nitr. 4* gegeben werden. Ob trockener oder feuchter Verband tagsüber, ist bei jedem Patienten verschieden, der eine will Peru-Lenizet-Streupulver, der andere feuchten Verband mit verdünnter Calendula-Tinktur oder ebenso Arnika-Tinktur, Heublumen- oder Zinnkraut oder Salbei-Abkochung zum Verband.

Gallensteine

Man unterscheidet 1.) reine Cholesterin-Steine, Fettsteine von heller Farbe und weicher Beschaffenheit, 2.) Pigment-Steine von dunkler bis schwarzer Färbung, die 70 bis 80 Prozent Cholesterin und 20 bis 30 Prozent Gallenfarbstoff, Kalk und Magnesia enthalten. 3.) Kalk-Steine von grauweißer Farbe. Die Rinde ist gewöhnlich hart und etwas dunkler, die Größe schwankt zwischen Erbsen- bis Taubeneigröße. Das spezifische Gewicht ist 1,580. Die Cholesterin-Steine sind bedeutend leichter, diese schwimmen auf dem Wasser.

Zur Behandlung gehört geregelte Lebensweise und richtige Ernährung. Bei Kolikanfällen genügen heiße Kompressen und das schluckweise Trinken von heißem Wasser meist vollkommen. Falls dies keine Linderung bringt: *Colocynthis 4* oder *30* bei krampfartigen Schmerzen, *Dioscorea 2* oder *12* bei reißenden Schmerzen, die oft plötzlich die Stelle wechseln. *Atropin. sulfur. 4* bei heftigen Stichen und Krämpfen verbunden mit trägem Stuhl.

Nux vomic. 3 oder 4 bei Kolikschmerzen, bei geschwollener und harter Leber, stechenden Schmerzen, Hämorrhoiden, großer Reizbarkeit, besonders bei brünetten Personen mit chronischer Verstopfung, viel Ärger, Chininmißbrauch, viel Abführmitteleinnahme, Alkohol- und Kaffeemißbrauch. *Magnesia phosphor III* oder *VI* bei heftigen, krampfhaften Schmerzen.

Eine rasche Wirkung wird erzielt, wenn 20 bis 30 Tropfen des in Frage stehenden Mittels in einem Trinkglas Wasser gelöst werden und davon alle 5 bis 10 Minuten 1 Teelöffel voll genommen wird. Bewährt hat sich auch *Rizinus 4* und *Cholesterin 4* in häufigen Gaben. Das Wichtigste ist die Behandlung in der anfallsfreien Zeit. Da kommen folgende Mittel zur Anwendung: *Berberis vulg.* 0 oder 2 oder 12 bei Gallen- und Nierengrieß, grauen Stühlen, Leberschwellung, harnsaurer Diathese, d. h. Krankheitsveranlagung, rotgelbem Urin und ziegelmehlrotem Niederschlag im Harn. *Carduus marian.* 0 oder 1, ein Haupt-Leber- und -Gallensteinmittel, mit Gefühl der Völle in der Lebergegend und stechenden Schmerzen, die nach dem Rücken hin ausstrahlen, bitterem Mundgeschmack, Zungenbelag in der Mitte, Übelkeit, Erbrechen, Gelbsucht, dumpfe Kopfschmerzen. Das Mittel wirkt auf den rechten Leberlappen. *Chelone glabra 2* oder *3* ist das Mittel für den linken Leberlappen, welcher oftmals miterkrankt ist. *Chelidonium 2* oder *12,* ein Haupt-Lebermittel bei chronischem Katarrh der Gallengänge, Gelbsucht, Durchfall, bitterem Mundgeschmack, gelbe, belegte Zunge mit Zahneindrücken. *Chelidonium 30* ist das Organ-Funktions- und Heilmittel für die Leber. *Lycopodium 3* oder *30* bei harnsaurer Diathese, die Lebergegend auf Druck sehr empfindlich, chronische Verstopfung, ungeformte und unvollständige Stühle, gelbe Hautfarbe. Das Mittel hat eine tiefgehende Wirkung und ist deshalb besonders für chronische Fälle, in zeitweiligen Gaben. *Dolichos 2* oder *6* bei hellen Stühlen, Gelbsucht, verbunden mit heftigem Hautjucken. *Natr. sulfur. VI* bei chronischer Leberschwellung, Gelbsucht, Frühdurchfälle. *Chamomilla 3* oder *12,* wenn Ärger die Ursache von Gelbsucht und Gallensteinen ist. *Sulfur. 6* oder *30* bei chronischer Verstopfung, Hämorrhoiden und besonders auch nach unterdrückten Ausschlägen. *Phosphor 6* oder *30* ist besonders angezeigt, wenn Herz- und Lungenleiden das Leberleiden komplizieren. *Podophyllinum peltat. 2* oder *4* ist ein bedeutendes Mittel bei Leberschwellung, Gelbsucht, Gallenstauung, chronischer Verstopfung, dickbelegter Zunge, Hämorrhoiden. *Calcarea bilis. XII* oder *XXX* = *Calcar. culi bilis.* = *Choletithin XII* oder *XXX* oder auch *III* oder *IV,* dem *Natrium choleïnic. II* oder *III* ähnlich, ist das wichtigste und bedeutendste Konstitutionsmittel, es erreicht eine normale Gallenmischung und begünstigt dadurch die Lösung und schmerzlose Ausscheidung derselben. Sind bereits Gallensteine vom Patienten in früherer Zeit oder vor kurzem abgegangen, so wird dieses Mittel aus einem der Gallensteine des Patienten hergestellt. Vor Anwendung dieses isopathischen Mittels sind jedoch Leber und Galle durch die bezeichneten Mittel in Ordnung zu bringen und für längere Zeit ist auf richtige Ernährung zu achten. Die beiden Ernährungsschriften, welche unter dem Kapitel ,,Rheumatismus'' näher bezeichnet sind, geben darüber genauen Aufschluß. Hier sei nur erwähnt, daß öftere Mahlzeiten am Tage der steten Anregung des Gallenflusses sehr zweckdienlich sind und daß durch das Trinken eines weichen Quellwassers oder eines guten Mineralwassers ohne Kohlensäure die Galle durch diese vermehrte Flüssigkeitszufuhr sehr verflüssigt wird. Sehr zu empfehlen ist, die *Dr. Brioni's Gallen-Reinigungskur* durchzuführen. Eine genaue Gebrauchsanweisung ist diesem Kurmittel, welches in der Schwanen-Apotheke, Stuttgart, Marktstraße, bestimmt zu haben ist, beigegeben. Diese Kur hat den großen Vorzug, daß sie es ermöglicht, die Gallenblase mechanisch zu entleeren. Sie wird an einem Nachmittag durchgeführt, wobei tags darauf, meist schon am frühen Morgen, oft eine Unzahl Cholesterin-Steine, sowie Gallengrieß und -sand und auch harte Steine abgehen, je nach dem Vorhandensein dieser verschiedenen Gebilde. Sofern notwendig, wird die Kur wiederholt, jedoch nicht vor einem Monat. Der Vollständigkeit halber sei noch erwähnt, daß es auch im Pflanzenreich eine Reihe von Steinbrechern gibt, so der Vogelknöterich, der Steinbrech, die Brennesselwurzel, die Mariendistel, die Pfefferminze, die Kamille, den Andorn, den Odermennig, das Leberkraut und andere mehr.

Durch die hier vorgezeichnete Behandlung sind schon viele gallensteinkranke Menschen von ihrem Leiden befreit worden und haben sich dadurch eine in ihrem Heilungsvorgang recht schmerzhafte Operation erspart, die keine Garantie bietet, ob nicht nach einigen Jahren dieselben Schmerzen, hervorgerufen durch starke innerliche Bindegewebs- und Narbenbildung, wiederkommen. Allein es bedarf der ernsthaften Mitarbeit des Patienten, so er gesund werden will. Andererseits braucht es oft lange Zeit zur Entwicklung eines solchen, tief ins Leben eingreifenden Leidens, bis die ersten ernstlichen Beschwerden sich zeigen oder gar bis es zu einem Kolikanfall kommt. Dementsprechend muß die innere Behandlung, die zu der Befreiung des Leidens führen soll, mit Geduld durchgeführt werden und wir rechnen im allgemeinen soviele Monate der innerlichen Behandlung, als das Leiden besteht an Jahren.

Gallenblasenentzündung

erfordert im akuten Stadium feuchte *Arnicakompressen* bei Handtemperatur, innerlich Erdrauch-Tee oder besser den *Gallentee,* Spezial-Tee Nr. 3, und an Arzneimitteln ist *Coccus cacti 3* oder *6* das Organ-Funktions- und Heilmittel der Gallenblase. *Bryonia 3* bei stechenden Schmerzen und *Arnica 3* bei dem Gefühl des Wundseins, *Aconit 3* bei starkem Fieber, *Apis 3* bei dem Gefühl der Schwellung. Die gewählten Mittel können im Wechsel oder gemischt zusammen gegeben werden. Bei chronischer Gallenblasenentzündung kommt in erster Linie Coccus cacti und Bryonia in Betracht, dazu Erdrauch-Tee oder den Gallentee Nr. 3, und Arnicakompressen. Die meisten Menschen besitzen eine mehr oder weniger starke chronische Gallenblasenentzündung, ohne es zu wissen.

Geburten, leichte

siehe die unter dem Kapitel ,,Kinderkrankheiten" bezeichnete Schrift.

Gehirnentzündung

Hier handelt es sich meist um eine Hirnhautentzündung. Die Hauptsache ist, rasch die hier angegebenen Mittel zur Anwendung zu bringen: *Daphne mezereum 30* ist Hauptmittel für die Hirnhaut, *Apis 4, Aconit 4, Bryonia 4* und *Sublimat 6* im Wechsel zu geben, alle halbe Stunde eine Gabe oder anfangs in noch kürzeren Zwischenzeiten. Belladonna wirkt zu stark reizend auf die venösen Blutgefäße der Gehirnbasis, man lasse dieses Mittel am besten ganz weg. Entscheidend ist mithin die Entlastung des Gehirns durch vermehrte Ausscheidung des Darmes und der Nieren, man sorge deshalb sogleich für Stuhlgang unter Anwendung eines Klistiers und gebe *Bryonia 0* oder *1* und *Nux vomica 4*. Zur Anregung der Nieren gebe man sogleich Schließgraswurzeltee. In langwierigen Fällen ist *Zincum oxyd. II* angezeigt. Fleischlose Diät ohne Fleischbrühe, Eier, Käse und Wurst ist selbstverständlich. Viel Traubensaft. Es ist dringend davor zu warnen, Eis auf den Kopf zu legen! Dagegen mache man auf den ganzen Kopf und die Fußsohlen Auflagen von zerquetschten Zwiebeln, die anfangs alle Stunden erneuert werden. Die Gefahr einer tuberkulösen Hirnhautentzündung besteht, wenn eine solche Erbanlage vorliegt oder irgend ein Organ im Innern des Körpers bereits tuberkulös erkrankt ist.

Gehirnerschütterung

mit nachfolgendem Kopfschmerz. Wir geben sogleich *Apis 3* oder *4* mit *Arnica 3,* in halbstündlichem Wechsel. Absolute Bettruhe und Hochlagerung des Kopfes.

Geisteskrankheiten

Auf diesem Gebiet kann die feinstoffliche Therapie ebenfalls erfolgreich und segensreich wirken. Dies beweisen auch die vielen Irrenanstalten, welche in Amerika auf rein homöopathischer Grundlage behandeln. Die verschiedenen Heilmittel sind: *Kalium phosph. VI* bei Nervenschwäche, Melancholie und Hypochondrie, Weinerlichkeit und Furcht. *Natr. carbonic. VI* bei schwermütiger Hypochondrie. *Nux vomica 15* bei Irrsinn und

Tobsucht nach heftigem Ärger. *Ignatia 6* bei quälenden Gedanken und Selbstvorwürfen, nach Gram und Kummer, im Wechsel mit *Veratrum 6* bei der Einbildung, durch Gestalten verfolgt zu werden, bei starker Umdüsterung des Geistes. *Stramonium 4* oder *6* bei Visionen und bei Säuferwahnsinn. *Thuja 15* bei Größenwahn. *Zincum 6* und *Daphne mezereum 6* bei den mit Hirnhautentzündung verbundenen Geistesstörungen und Sehnsucht nach dem Tode. *Aurum mur. natr. 6* bei Lebensunlust, Selbstmordgedanken. *Staphisagria 4* besonders, wenn Onanie (Selbstbefleckung) die Ursache. *Adonis vernalis 30* bei Minderwertigkeitsgefühl, neben *Agnes castus 6*. *Foeniculum 6* oder *30* bei schwacher Auffassungsgabe. *Glechoma hederac. 6* oder *30* bei Gedächtnisschwäche, hierfür auch *Mangan. sulfuric. IV*, letzteres auch gegen Verdrießlichkeit, Überanstrengung, Schwermut und jugendlichem Irresein als unentbehrliches Mittel. *Juniperus 6* oder *30* bei Kopfschmerzen. Siehe auch die Kapitel ,,Kopfschmerzen'' und ,,Schlaflosigkeit''. Sind Nierenleiden die Ursache von Geisteskrankheiten, was nicht selten der Fall ist, dann *Natr. mur. 6* oder *Apis 4* oder *Arsen. 6*.

Gelbsucht

stellt sich ein, sobald durch einen Katarrh im Zwölffingerdarm die Öffnung des Gallenganges, welcher in diesen Darmabschnitt einmündet, zugeschwollen ist und dadurch der Abfluß der Galle verhindert wird; sie tritt alsdann ins Blut über. *Condurango 6* oder *30* ist das Heilmittel für den Zwölffingerdarmkatarrh, daneben Condurangorinden-Tee schluckweise tagsüber trinken oder Condurango-Wein, nach jeder Mahlzeit 1 Eßlöffel voll. Recht gut für Leber und Galle wirkt bei Gelbsucht *Myrica cerifera 3* oder *4* oder *6*, außerdem *Chelidonium 4* im Wechsel mit *Card. marian. 1*. Bei langwierigen Fällen mit Anschwellung der Füße ist *Lycopod. 3* das geeignete Mittel. Alle Mittel wirken besser, wenn noch *Nux vomica 3* oder *4* dazu gegeben wird. Als Gelbsucht kann man streng genommen schon das oft auftretende Gelb im Weiß des Auges vieler Menschen bezeichnen.

Gelenkrheumatismus

siehe das Kapitel „Rheumatismus".

Gelenkentzündung

im akuten Stadium erfordert *Aconit 4, Symphytum 2* für die Knochenhaut, *Origan. vulg.* 2 für den Knorpel, *Apis 4* für die Schwellung, *Bryonia 3* bei stechenden Schmerzen und bei Verletzungen *Arnica 3.* Die Mittel können, von Aconit getrennt, in Mischung gegeben werden. Dazu feuchte *Arnicakompressen* bei Handtemperatur. Sollte es zu einer Eiterung kommen, so verlangt dies *Hepar sulfur. III.* Besteht die Gefahr einer chronischen Eiterung und Fistelbildung, dann gebe man *Aqua cilicata* und seltene Gaben *Phosphor 30.* Bei drohender Blutvergiftung *Echinacea 0* innerlich und äußerlich und *Lachesis 30.* Bleiben Verdickungen zurück, so gebe man *Sulfur. jodat. III.* Bei chronischer Gelenkentzündung sind die bezeichneten Mittel, jedoch ohne Aconit, ebenfalls anzuwenden; dazu gut warme Arnica-Kompressen morgens und abends während einiger Stunden, mit nachfolgenden Einreibungen von Heliosan-Öl, welch letztere ausgezeichnete Dienste leisten. Bei tuberkulöser Gelenkentzündung sind dieselben Mittel, ohne Aconit angezeigt, dazu *Calc. phosphor. VI* in öfteren Gaben. Ausgiebige Sonnenlichtbestrahlungen führen meist baldige Heilung herbei. Siehe auch das Kapitel „Kniegelenkentzündung".

Gemütsbewegungen

Chamomilla 3 nach Ärger, ebenso *Bryonia 3* oder *4. Ferrum phosph. VI* nach Ärger mit nachfolgenden Magenbeschwerden: *Opium 6* nach Schreck. *Veratrum 6* bei Verstandesverwirrung. *Ignatia 6* bei stillem Verdruß, Gram und Kummer, im Wechsel mit *Acid. phosphoric. 3. Nux vomica 15* bei zorniger Aufgeregtheit. *Arsen. 6* bei innerer Unruhe und Angst.

Genickstarre

ist eine gefährliche, epidemisch auftretende Krankheit. Die Mittel dagegen sind *Cicuta virosa 3* oder *4* im Wechsel mit *Helleborus nigr.* 3 oder 4, *Euphorb. cyp.* 3 oder 4 im Wechsel mit *Argent. nitr.* 3 oder 4, *Apis* 3 im Wechsel mit *Arsen.* 6, alle viertel bis halbe Stunde eine Gabe, Tag und Nacht, später alle 1 bis 2 Stunden. Bei starken Nackenschmerzen *Cocculus* 2 oder 3. Die Mittel sind sofort zu Beginn des Leidens anzuwenden.

Gesichtsrose
siehe das Kapitel „Rotlauf".

Gesichtsschmerzen, Neuralgien
Sofern Erkältung die Ursache, dann *Aconit 3* im Wechsel mit *Exalgin 3* oder 4, alle zwei Stunden eine Gabe. Handelt es sich um länger bestehende neuralgische Schmerzen, dann *Potent. rept.* 3, *Chelidonium 4* und *Magnes. phosphoric. VI* im Wechsel. Morgens mit dem vorzüglichen Heliosan-Öl einreiben. *Cuprum oxyd. nigr. III* ist ein spezifisches Mittel. *Arsen.* 6 bei regelmäßig wiederkehrenden, brennenden, prickelnden Schmerzen mit Frostgefühl, Angst und Kräfteverfall und nächtlicher Verschlimmerung. Kommen die Schmerzen stets zu einer bestimmten Zeit, in regelmäßigem Wechsel, so handelt es sich um sog. Pseudo-Wechselfieber, hier hilft nur *China 3, Cedron 3, Ipecac.* 3, im Wechsel alle zwei Stunden. Vor dem bekannten Zeitpunkt des Eintritts der Schmerzen sind die Mittel alle Viertelstunde zu nehmen; bei anfänglicher Verschlimmerung erfolgt nach zwei Tagen Besserung.

Geschwüre
Zur Verbesserung des Blutes und Ausscheidung der Krankheitsstoffe durch die Nieren geben wir zunächst *Hepar sulfur.* 3 zweimal täglich eine Gabe als Hauptmittel. Die spezifischen Mittel für alle Geschwüre sind *Silicea III* mit *Sulfur. III* im Wechsel, daneben kann Calendula 2 gegeben werden und *Calendula-Tinktur,* einige Tropfen auf einen Eßlöffel Wasser zu Umschlägen. *Arsen. 6 und Arsen. jodat. VI* bei heftigem, unerträglichen Brennen, besonders nachts, bei jauchigen, krebsartigen, leichtblutenden Geschwüren mit Eiterabsonderung. *Lachesis 15* bei bösarti-

gen, um sich greifenden bläulichen Geschwüren. Ist das Blut verseucht, so erfordert dies *Mercur. jodat. 3* und *Kal. jodat. 1* oder *2*. Eine reizlose natürliche Ernährung ist Voraussetzung zu einer raschen Heilung.

Gicht, Podagra

Bei jeder Gicht anfangs *Hepar sulfur. III*, zweimal täglich eine Gabe längere Zeit hindurch. Viel frische Luft und viel Bewegung. Heliosan-Tee zur Blutauffrischung und zur Ausscheidung der Harnsäure, besonders aber auch der Oxalsäure und ihrer Salze. Die schmerzenden Gelenke, hauptsächlich auch die Knie, jeden Morgen mit Heliosan-Öl einreiben, dies fördert die Gelenkigkeit. Natürliche Ernährung. Geistige Getränke möglichst ganz meiden, dafür die vorzüglichen Fruchtsäfte trinken. Später geben wir *Sabina 3* oder *4* im Wechsel mit *Caulophyllum peltat. 3* oder *4*, ebenfalls während einiger Wochen. *Arnica 3* und *Symphytum 2* bei Fußgicht, besonders bei heftigen Gelenk- und Gliederschmerzen. *Sulfur 15* als Zwischenmittel. *Aranea diad. 2*, zweimal täglich 6 Tropfen bei bohrendem Schmerz in den Fersen, gleichzeitigem Schmerz im Oberkiefer und Taubheit am unteren Teil der Hand. Die Gicht ist nach diesen Angaben nicht schwer zu heilen. In alten Fällen sind jedoch weitere Mittel in Anwendung zu bringen. So *Natr. bicabanic. II*, als ein gutes Mittel, um die Kohlensäure im Körper zur Ausscheidung zu bringen, das Natrium bleibt im Blut, die Kohlensäure wird durch die Lungen ausgeschieden. *Ammon. phosphor. VI*, *Apis 4* oder *6* und *Ferrum oxyd. rubr. III* sind in vielen Fällen, besonders bei Nierenleiden, außerordentlich heilsam, auch bei schleichender Gicht. *Aconit 4* leistet bei hitzigen, schmerzhaften Gichtanfällen noch das Beste. *Kal. jodat. 4* ist bei langsamem, chronischem Verlauf das Hauptmittel. Neben den Nieren ist die richtige Funktion der Leber und Galle sowie die Ausheilung der meist kranken Leber das Wichtigste. Für die Leber geben wir *Chelidonium 2* oder *3*, *Berberis 2*, *Lycopodium 3* oder *6*, *Myrica cerifera 2* oder *3*, *Podephyll. peltat 2* oder *6*, *Bryonia 3* oder *4*, *Hepatica trilob. 2* oder *4*, *Card. marian. 0* oder *1*, für die Galle: *Cocc. cact. 2* oder *3*. Nach Auswahl dieser Mittel können dieselben in Mischung gegeben werden. *Urtica urens. 0,* davon 6 bis 10 Tropfen in etwas heißem Wasser, viermal täglich genommen, hat sich oft als hilfreich bei Gicht erwiesen. *Antimon. crud. IV* unterstützt die Milz in der Reinigung des Blutes und findet deshalb auch bei Gicht zur Blutreinigung zweckmäßige Anwendung. Werden die kleinen Gelenke überaus schmerzhaft befallen, so gibt man *Colchicum 3,* die Hauptmittel aber sind bei länger dauernder Erkrankung *Lithium benzoic. 1* im Wechsel mit *Cantharis 4* und *Cannabis 4.* Bleiben Gelenkschwellungen zurück, so gebe man *Sulfur. jodat. III.* Erscheinen die Sehnen wie verkürzt, dann *Causticum 3* oder *4.* Die „feinstoffliche Therapie" verfügt, wie hieraus zu ersehen ist, über eine große Zahl zum Teil ausgezeichneter Heilmittel, welche notwendig sind, um den verschiedensten Erscheinungsformen und Entwicklungsstufen dieser Krankheit beizukommen und das so viel verbreitete Gichtleiden zur Heilung zu führen.

Grippe

ist die heutige Form der früheren Influenza. *Eupatoria perfoliat. 3* oder *4* ist Hauptmittel, im Wechsel mit *Aconit 4* und *Apis 4.* Anstelle von Aconit 4 kann *Gelsemium 4* treten, wenn Frieren und Frösteln den Rücken hinauf besteht, es ist das Mittel gegen ansteckende Fieber. *Eucalyptus 2* in schweren Fällen als Zwischengabe. Als Nachmittel *Bryonia 3* oder *4,* alle zwei Stunden 6 Tropfen. Bei starker Verschleimung *Tartarus emet. VI.* Die Grippe muß ausgebrütet werden, deshalb ist von Anfang an Bettruhe dringend notwendig und der Patient soll erst aus dem Bett, wenn Fieber und alle Krankheitserscheinungen längere Zeit verschwunden sind. Von Anfang an viel Heliosan-Tee trinken, er hat sich bei Grippe-Epidemien besonders bewährt, weil er der Ansteckung den Boden entzieht. Die Nachwehen der Grippe sind oft mehr zu fürchten als die Grippeerkrankung selbst. Bleibt Husten mit Stechen in der Brust zurück, so gebe man *Calc. arsenicos. IV* zur Nachkur. Bleibt Herzschwäche zurück, dann leistet Dr. Schock's „Herz-Vitamin", einen Eßlöffel nach jeder Mahlzeit, ausgezeichnete Dienste. Besteht während der Krankheit die

Gefahr einer Lungenentzündung, dann *Phosphor 6.* Diese grippale Lungenentzündung ist nicht ungefährlich, besonders für alte Leute, sie wird jedoch durch sofortige Anwendung der obigen Mittel verhütet; *Apis 3, Jodum 3* und *Phosphor 6* im Wechsel sind die besten Mittel dagegen. In Amerika gibt man gegen die Grippe Tabletten, bestehend aus *Arsen. jodat. II, Eupator. perfol. 0* und *Gelsemium 0,* angezeigt bei Schmerzen in Muskeln und Gliedern oder *Aconit 0, Gelsemium 0, Bryonia 0,* wenn bronchiale Erscheinungen im Vordergrund stehen, mit sehr gutem Erfolg.

Gürtelrose

tritt epidemisch auf und besteht in einem bläschenförmigen Ausschlag, welcher sich unter heftigem Brennen und Jucken gürtelartig rings um die Hälfte des Brustkorbes oder des Rumpfes ausdehnt. Die besten Mittel dagegen sind: *Rhus tox. 4, Mezereum 3* und *Ranunc. bulb. 3;* in langwierigen Fällen ist noch *Graphit VI* notwendig. Bleiben hartnäckige Nervenschmerzen zurück, so gebe man *Apisin 4* und *Zincum valerian III.* Einreibungen mit Heliosan-Öl sind wertvoll.

Haarausfall

Hauptmittel ist *Urtica urens 0* oder *2* innerlich und täglich 1 bis 2 Tassen Brennesselblätter-Tee längere Zeit hindurch. Dieser Tee enthält alle Nährsalze für die Haare. Sind Blähungen die Ursache, dann *Lycopod. 3* und unseren *Blähungstee,* Spezial-Tee Nr. 17; ist Harnsäure die Ursache, dann *Berberis vulgar. 2,* unsere vorzüglichen *Harnsäuretabletten* und Heliosan-Tee; ist Nervosität oder Kummer die Ursache, dann *Acid. phosphor. 2* oder *3;* sind langwierige Kopfschmerzen die Ursache, dann *Acid. nitr. 6.* Nach schweren Krankheiten *Hepar sulfur. VI* im Wechsel mit *Calc. phosphor. VI.* Sofern die Berührung der Kopfhaut oder der Haare schmerzt, dann *Silicea VI,* auch Hirsebrei, welcher viel Silizium enthält. Zum Einreiben ist *Oleum macidis,* 20 gr, ein sehr gutes Mittel, davon werden zwei Tropfen, jedoch sehr leicht, auf die Kopfhaut eingerieben, was beim kreisförmigen Haarausfall (Alopecia areata) auch vorzüglich wirkt, der außerdem innerlich *Kalium Phosphoric. VI* verlangt. Haarausfall wird auch behoben durch Einreiben von Essig, in welchem Brennesselwurzeln und -blätter abgekocht wurden, es ist zugleich das beste Haarwuchsmittel.

Halsentzündung, Halsweh

Raphan. sativ. 6 oder *30* und *Sambucus nigr. 6* oder *30* sind Hauptmittel. Bei Fieber *Aconit 4*, dreimal täglich im Wechsel mit *Ferrum phosphoric. III,* alle zwei Stunden eine Messerspitze. Sind die Mandeln geschwollen, dann *Thuja ocid. 30* oder *Lachesis 10* für die linke Mandel und *Anthemis nobilis 30* oder *Lycopod. 4* für die rechte Mandel. Bei Rauhheit im Halse *Phytolacca decand 3*. Bei zähem Schleim *Kal. bichromic. 6*. Geht die Entzündung in Eiter über, dann *Calc. jodat. III* oder *IV*. Anfangs gurgeln mit Salbeiblätter-Tee, bei Membranablösung mit Vogelbeeren-Tee, bei Eiterung mit *Echinacea 0* auf ein Glas Wasser 20 Tropfen, damit bester Erfolg.

Hämorrhoiden

auch „goldene Ader" genannt, kommen von kranker Leber und Gallenverdickungen in der Gallenblase, letztere drückt auf den Dickdarm, wodurch reflexartige Zusammenziehung des Darmes an der S-förmigen Schlinge erfolgt. Die venösen Blutgefäße des Enddarmes werden dadurch gestaut und die Venen des Mastdarmes erweitern sich, wodurch die Hämorrhoiden gebildet werden. Bei Entzündung und großer Schmerzhaftigkeit sind *Aconit 6* im Wechsel mit *Nux 4* die besten Mittel. *Acid. mur. 3* bei großer Schmerzempfindlichkeit und Ausscheidung von Schärfe und harnsauren Salzen. *Nux 4* und *Sulfur 6* im Wechsel bei Appetitlosigkeit, Verdauungsstörung und Stuhlverstopfung. Die spezifischen Mittel sind jedoch *Erica vulgar. 3* und *Hypercum 3,* dazu kann auch *Millefolium 1* gerechnet werden. Diese drei Mittel können in Mischung genommen werden. Besteht allgemein eine ausgesprochene Blutfülle des Unterleibs, dann ist *Aesculus hippocast. 2* angezeigt. Zur Beseitigung der Stauungen in der Leber und Galle dient *Card. marian. 0* oder *1* und *Lycopodium 3*. Um

268

die Neigung zu Stauungen zu beseitigen, nehmen wir *Carbo veget. VI.* Hämorrhoiden während der Schwangerschaft erfordern *Collinsonia 4* und *Graphit IV*. Bei großer innerer Schmerzhaftigkeit haben sich abendliche Einläufe von Schafgarben-Tee ausgezeichnet bewährt, wie auch gegen die Hämorrhoiden selbst eine Tasse Schafgarben-Tee, jeden Abend getrunken, ein einfaches und vorzügliches Mittel ist. Das Abbaden am Abend und morgens mit Wasser bei Handtemperatur bringt wohltuende Erfrischung und regt auch die Blutzirkulation an.

Harnbeschwerden

Warme Kompressen von Kleienbrei auf die Blasengegend wirken günstig. Auch Zinnkraut-Dampfsitzbäder und Tee von weißer Taubnessel sind sehr gut. Traubensaft und sonstige Fruchtsäfte wirken ausgezeichnet. Kaffee, Bier, Apfelmost, saure Milch, Buttermilch und alle sauren Sachen sind zu meiden, weil sie die Schmerzen vermehren.

Hautkrankheiten

Bei allen Ausschlägen ist *Hepar sulfur. III* dasjenige Mittel, welches die Giftstoffe des Blutes durch die Nieren ausscheidet, wodurch viele Ausschläge von selbst heilen. Bei Unreinigkeit der Haut, schlechter Ausdünstung, bei üblen Ausscheidungen aller Art ist *Carbo. veget. IV* ein wichtiges Anregungs- und Ausscheidungsmittel, es ist ja auch das Umstimmungsmittel bei drohender Blutzersetzung (Hämolyse). Die Haut ist eine große dritte Niere, ihrem ganzen Bau und ihrer Funktion nach, d. h. ein wichtiges, großangelegtes Ausscheidungsorgan. So kommt es, daß nach Verschleimungen und Katarrhen in den Nieren bei Kindern und bei Erwachsenen Hautausschläge auftreten können, die wir als Ekzeme und Flechten bezeichnen. Man könnte diese Ausschlagsform einen „Katarrh" der Haut nennen. Bei Kindern ist er unter dem Namen Milchschorf (Crusta lactea) und Kopfgrind allgemein bekannt. Innerlich geben wir *Sulfur III* im Wechsel mit *Lycopod. 3* bei trockenem Ekzem, *Graphit III* im Wechsel mit

Viola tricol. 3 bei feuchten Ausschlägen. Bei nässendem Ekzem hat sich *Natr. mur. 6* bewährt, Kochsalz ist ganz zu meiden und bei Kindern wirkt das völlige Weglassen der Milch bei nässendem Ausschlag oft verblüffend rasch. *Sulfur 15* oder *30* ist ein wichtiges Mittel, welches wir bei Ausbreitung des Ausschlages über den ganzen Körper und bei starkem Juckreiz geben. Bei chronischem Ekzem gibt man zunächst *Sulfur 12*, später *Sulfur 30* und *Graphit 30. Arsen. 6* bei trockenen, schuppigen Ausschlägen und bei brennenden Bläschen mit scharfer Flüssigkeit. Bei juckenden Ausschlägen, die zugleich nässen: *Rhus tox. 6.* Bei Schuppenflechte (Psoriasis) geben wir mit recht gutem Erfolg *Sulfur III* im Wechsel mit *Lycopod. 3* und *Salvia offic. 3,* sowie öftere Zwischengaben von *Arsen. 4.* Bei Kopfausschlägen und bei sog. Milchschorf reibt man die Kopfhaut mit Johanniskraut-Öl oder besser mit dem aus Blüten hergestellten, destillierten Heliosan-Öl täglich ein- bis zweimal ein, was den Juckreiz nimmt und den Kindern große Linderung bringt. Diese Ausschläge sind nichts anderes, als die Schärfe des Blutes, welche auf die Haut ausgeschieden wird. Diese scharfe Ausscheidung reizt die Haut derartig, daß es zu solchen Ausschlägen kommt. Innerlich: *Hepar sulfur. III* im Wechsel mit *Viola tricolor. 3.* Bei Ausschlägen skrofulöser Kinder mit Drüsenleiden: *Calc. carbonic. III* im Wechsel mit *Silicea III.*

Nessel- oder Frieselausschlag kann nach dem Genuß von Erdbeeren auftreten, er ist jedoch für gewöhnlich die Folge einer Stoffwechselstörung. *Urtica urens 0* oder *2* und *Apis 4* sind die geeigneten Mittel. *Calc. carbonic. IV* im Wechsel mit *Rhus tox. 4* wirken ebenfalls günstig.

Die Krätze (Skabies) entsteht durch Krätzemilben, welche sich durch gewundene Gänge in die Haut eingraben, wodurch ein juckender Hautausschlag, meist zwischen den Fingern, an den Handgelenken, am Hals oder am ganzen Körper entsteht. Die Krätze wird geheilt durch Einreiben von Perubalsam, drei Abende nacheinander, Bett- und Leibwäsche wechseln, anschließend ein warmes Vollbad nehmen.

Das Wundsein der Kinder und das Wundlaufen der Erwachsenen wird am besten mit Peru-Lenicet-Streupulver der Fa. Dr. Reiss, Berlin-Charlottenburg, behandelt.

Hautverdickungen und Schwielenbildung, besonders auf den Fußsohlen, werden durch *Antimon. crud. IV* sehr günstig beeinflußt. Dieses Mittel findet auch vorteilhafte Anwendung zur Reinigung des Blutes bei langwierigen Ausschlägen und Drüsenkrankheiten.

Leberflecken sind braune Flecken in der Haut, die auf eine funktionsgestörte Leber, besser gesagt, auf eine gestörte Drüsentätigkeit schließen lassen. *Cadmium sulfur. IV, Chelidonium 2* und *Salvia offic. 2* sind die für eine Heilung in Frage kommenden Mittel.

Hauttuberkulose, Lupus

ist eine tuberkulöse Hautkrankheit, welche im Gesicht und überall, wo sie auftritt, die schlimmsten Zerstörungen anrichtet. Eine salzlose Rohkost und eine absolut reine, natürliche Ernährung fördert die Heilung, welche am besten durch Sonnenlicht-Bestrahlungen mittels einer Linse, gleichmäßig verteilt und dosiert, erfolgt. Auch Finsenlicht-Bestrahlungen haben sich sehr bewährt. Dazwischen feuchte Heilerde-Kompressen. Auch Echinacea-Salbe kann Verwendung finden. Innerlich *Madar 3, Salvia offic. 3* und *Tuberculin Koch 200* oder *1000,* einmal wöchentlich als spezifisch wirkendes Mittel.

Zum Schluß dieses Kapitels sei erwähnt, daß die verschiedensten Hautkrankheiten und Ausschläge durch den Gebrauch eines Tees aus Johanniskraut, Salbeiblättern, Stiefmütterchen, Schließgraswurzel, Odermennig, Tausendguldenkraut, Schafgarben, Anis und Fenchel rascher abheilen. Dieser Haut-Tee kann auch in den dazu geeigneten Fällen zu Kompressen mit Erfolg äußerlich angewendet werden.

Heiserkeit

Pimpinella saxifraga 3 ist dagegen ein vorzügliches Mittel. *Drosera 3* hilft meist augenblicklich bei katarrhalischer Heiserkeit. *Ammon. bromat. II* im Wechsel mit *Mercur. solub. III* sind spezifische Mittel. *Spongia 2* oder *3* bei chronischer Heiserkeit von Rednern und Sängern sowie bei unreiner und belegter Stimme. *Arnica 3* bei Überanstrengung der Stimme. *Causticum 4* im Wechsel mit *Gelsemium 6* bei Lähmung der Stimmbänder. Bei Tuberkulose oder Krebs sind diese Leiden besonders zu behandeln. Bei chronischer Heiserkeit sind kurze Einatmungen von 10 Minuten Dauer mit *Chamomilla 0,* zehn Tropfen auf ein Viertel Glas Wasser im Inhalationsapparat von großem Wert. Auch sind warme *Arnica-Kompressen* auf den Kehlkopf vorteilhaft.

Herzleiden

Crathaegus oxycantha 0 ist ein gutes Herzkräftigungsmittel bei Herzleiden, besonders aber bei Herzschwäche, verbunden mit Arterienverkalkung. *Cactus grandiflor. 1* oder *3* wirkt günstig bei Herzmuskelschwäche und damit einhergehenden Stauungen sowie deren Folgen. *Spigelia 3* oder *6* bei unregelmäßigem Puls. *Spongia 3* bei lautem Blasengeräusch an der Herzspitze. *Acid. benzoic. 3* oder *6* zur Ausheilung von frischen Herzschädigungen. *Phosphorus 6* bei nervösen Herzstörungen. Herzklopfen, Bangigkeit und Angstgefühl kommen von einer Erschlaffung des Herzbeutels. *Aconit 6* im Wechsel mit *Lycopus virginicus 4* bei Herzklopfen zufolge übermäßiger Tätigkeit des Herzens. *Kalium phosphor. VI* bei leichten Störungen in Form von Herzangst. *Aurum mur. natr. 6* bei Angstanfällen in der Herzgegend. Druck über dem Herzen kommt häufig von Verkalkung der Kranzarterien, dagegen Arteriolysin-Tabletten oder *Baryta jodat. IV.* Vorzüglich hat sich bei allen Herzleiden das *Melitta* bewährt. Dieses Stärkungs- und Kräftigungsmittel ist auch angezeigt bei Herzschwäche, welche durch Überarbeitung oder im Verlaufe fieberhafter Krankheiten oder durch das Alter sich eingestellt hat. Ebenso hat sich Melitta bei nervösen Herzstörungen, welche fast stets durch eine Erschlaffung des Herzbeutels organisch bedingt sind, bestens bewährt; ebenso bei Herzklappenentzündung und Herzklappenfehlern. Ausdrücklich sei hervorgehoben, daß dieses Präparat keinerlei Gift, kein Digitalis und kein Strophantus enthält. Ein wertvolles Unterstützungsmittel zur Kräftigung des Herzens ist die Massage des Herzens, die mit unserem Heliosan-Öl so vorgenommen wird, indem der Patient persönlich ein bis zwei Teelöffel voll Heliosan-Öl mit der rechten Hand in kreisförmiger Bewegung von unten nach oben auf die Herzgegend einreibt. Diese Einreibungen werden von dem Patienten als sehr angenehm und kräftigend empfunden, sie kommen einer inneren Massage des Herzmuskels gleich. – Kaffee, Bier und insbesondere das Rauchen sind dem Herzen schädlich und daher absolut zu meiden!

Hexenschuß, Lumbago

ist eine Form von Muskelrheumatismus. Sogleich gut warme *Arnica-Kompressen* anwenden, welche eine gute Tiefenwirkung entfalten. Leichte Massage mit *Heliosan-Öl* wirkt sehr günstig. Innerlich *Rhux tox. 3* und *Bryonia 4* im Wechsel. Bei Brünetten *Nux vom. 4* und *Tart. emet. 4*. Keinen Hasen- und Rehbraten essen! Allmählich zu einer vernünftigen natürlichen Ernährung übergehen.

Hüftgelenkentzündung

Die Krankheit befällt besonders Kinder bis zum 15. Lebensjahr und beginnt meist mit unbedeutenden Schmerzen mehr im Knie als im Hüftgelenk. Schmerzen, die sich schon bei geringster Erschütterung fühlbar machen, weisen auf Eiterbildung, welche in den meisten Fällen tuberkulöser Natur ist. Zunächst gebrauchen wir die Mittel gegen Gelenkentzündung: *Aconit 4* bei Fieber, *Apis 4* bei Schwellung und Entzündung, *Bryonia 3* gegen stechende Schmerzen, *Symphytum 2* für die Knochenhaut, *Origan. vulgaris. 2* für den Knorpel, *Thymus vulgar. 2* für die Bänder und Sehnen. Die Mittel können in Mischung gegeben werden. Zur Umstimmung ist *Kal. carbonic. 4* notwendig, in öfteren Gaben, dazu *Tuberculin 1000*, einmal wöchentlich; bei chronischer Knocheneiterung: *Silicea 15, Sulfur 15, Hepar sulfur. IV, Phosphorus 15* und *Calc. phosph. VI*. Die zuerst angegebenen Mittel müssen sogleich zu Beginn der Krankheit gegeben werden, um eine Versteifung des Beines so gut wie möglich zu verhindern, deshalb ist auch von Anfang an absolute Bettruhe notwendig.

Husten

kann die Folge eines Katarrhes der Luftröhre, des Kehlkopfes, der Bronchien oder der Lungen sein, wobei stets die Natur bestrebt ist, den Schleim und evtl. vorhandene Krankheitsstoffe nach außen zu schaffen. Milch mit Honig ist oftmals ein gutes Linderungsmittel, besser noch ist schwarzer Kandiszucker mit Zwiebeln in wenig Wasser abgekocht und eßlöffelweise genommen. Innerlich *Spongia 4* oder *Jod 4* bei Kehlkopfentzündung mit trockenem Husten und Kratzen im Kehlkopf. *Hepar sulfur. IV* bei dickschleimigem Auswurf und Entzündung der Luftröhre, auch *Phosphor 15* oder *30* bei Luftröhrenkatarrh. *Bryonia 4* bei Husten, welcher den Körper stark erschüttert, bei schmerzhaftem Atmen und Stechen in der Brust. *Aconit 6* bei starkem, trockenem Husten mit Fiebererscheinungen nach Erhitzung oder Erkältung. *Ferrum phosphor. VI* bei trockenem, sich schwer lösendem Husten. *Ipecac. 3* bei Husten mit Atemnot, Brechreiz und Erbrechen. *Pulsatilla 4* bei Anlage zu Schwindsucht, bei Bleichsucht und bei Einnahme von viel Eisenpräparaten. Bei Bronchialkatarrh kommen *Conium maculat. 4* oder *6, Gelsemium 4* oder *6, Tussilago farfara 3* oder *6* als spezifische Mittel für die Bronchien in Betracht. *Laurocerasus. 4* oder *6,* wenn die Lungenäste angegriffen sind, ebenso *Cetrar. island. 3* oder *6* für die Lungenäste; letzteres nur, wenn kein Fieber vorhanden ist. *Verbena offic. 3* oder *6* und *Pulmonaria offic. 3* oder *6* geben wir bei Lungenkatarrh. *Kalium jodat. 1* oder *2,* wenn der Auswurf nicht gehen will. *Ammonium chlorat. II* oder *III* ist ebenfalls ein gutes, allgemeines Hustenmittel. Bluthusten verlangt *Millefolium 2* und *Phosphor 12.* Der ausgesprochen schwindsüchtige Husten bedarf *Kalium carbonic. 10* und *Arsen. jodat. 4. Calc. hyperphosphorosa IV* bei eindeutig skrofulöser Grundlage mit Abmagerung und Bluthusten. Bei langwierigem Husten älterer Leute ist *Conium 6* angezeigt. Einreibungen von Heliosan-Öl auf der Brust und auch zwischen den Schulterblättern hat sich als sehr lindernd und den Husten beruhigend erwiesen.

Impfvergiftung
siehe die im Kapitel „Kinderkrankheiten" empfohlene Schrift.

Insektenstiche
Sofort feuchte Erde oder feuchtes Kochsalz auflegen. Aufpinseln von reiner *Apis-Tinktur,* sie hilft bei bereits vorhandenen Schwellungen, sei es am Arm oder der Zunge oder am Auge, ausgezeichnet. Innerlich *Aconit 4* im Wechsel mit *Apis 3.* Bei Schwellungen infolge giftiger Insektenstiche mache man heiße Heublumenumschläge und gebe innerlich *Apis 3* im Wechsel mit *Echinacea 1,* eines der allerbesten Mittel.

Ischias, Hüftweh
Der Ischiasnerv ist ungefähr fingerdick und der stärkste Nerv im ganzen Körper, eine Entzündung desselben ist deshalb auch so schmerzhaft. Innerlich *Potentilla rept. 1* oder *3,* als dem Hauptmittel für die Leitungsnerven, im Wechsel mit *Gnaphalium polycephalum 3* oder *Iris versicolor 3,* letztere sind fast spezifische Mittel. Äußerlich morgens und abends Einreiben von Heliosan-Öl, was vorzüglich wirkt. *Aconit 4* und *Rhus tox. 4* wird nach Durchnässung und Erkältung gegeben, letzteres Mittel wirkt besonders stark bei linksseitiger Erkrankung. *Colocynthis 4* wird bei heftigen Schmerzen abends und in der Nacht, speziell bei rechtsseitiger Entzündung, stündlich gegeben. Nach Quecksilbermißbrauch, wenn die Schmerzen wie in den Knochen sitzen, hilft einzig und allein *Sublimat 6. Aurum met. III* bei verseuchtem Blut, was zu vermuten ist, wenn die bezeichneten Mittel nicht helfen. *Arnica 3* nach Überanstrengung. *Magnes. phosphor. VI,* wenn die Schmerzen durch Wärme besser werden. Bei gichtischer Anlage ist *Gaultheria 2* angezeigt. In älteren Fällen sind öftere Gaben von *Sulfur* in höheren Potenzen notwendig, auch ist *Radium bromat. 30* als Zwischenmittel wertvoll.

Keuchhusten

siehe die im Kapitel „Kinderkrankheiten" bezeichnete Schrift.

Kinderlähmung, spinale

siehe die im nächsten Kapitel empfohlene Schrift.

Kniegelenkentzündung

In akuten Fällen kalte, d. h. bei Handtemperatur gehaltene *Arnica-Kompressen* und sogleich *Aconit 4* gegen die Entzündung, *Apis 4* gegen Schwellung. *Arnica 4* gegen Schmerzen und Entzündung. *Origan. vulg. 4* bei Entzündung des Knorpels, *Symphytum 2* für die Knochenhaut, *Thymus vulg. 3* für Sehnen und Gelenkkapsel. Später Heliosan-Öl-Einreibungen. In älteren chronischen Fällen *Conium 6* im Wechsel mit *Kal. jodat. 6.* Ist Wasser im Gelenk, dann *Bryonia 3* im Wechsel mit *Apis 3*,event. *Jod. 3* und *Bryonia 0*-Einreibungen. Ist Bluterguß im Knie, dann *Arnica 2*, äußerlich Arnica-Kompressen. Ist Eiter im Knie, dann *Silicea III* im Wechsel mit *Calc. jodat. III*, letzteres Mittel ist bei jeder Eiterung von unschätzbarem Wert, auch bei Stirnhöhlen- und Kiefereiterung, ebenso bei Blinddarmeiterung. Sobald die Entzündung des Gelenkes abgeklungen ist, leichte tägliche Massage morgens mit Heliosan-Öl. Bleiben Verdickungen zurück, dann *Sulfur. jodat. III* zur Nachbehandlung. Von dem Gebrauch essigsaurer Tonerde ist abzuraten, weil diese das Gewebe ermüdet und nicht lebensfrisch erhält und sich nicht selten nach einiger Anwendungszeit vermehrte Schmerzen einstellen.

Um ein Beispiel zu geben, wie durch Feinstoff-Therapie eine schwere tuberkulöse Kniegelenkentzündung geheilt und dem Patienten dadurch sein Bein erhalten wurde, sei folgender Heilplan mitgeteilt: zunächst Aconit 4 und Bryonia 3 im Wechsel während einer Woche, äußerlich Umschläge mit verdünnter Bryonia-Tinktur. Alsdann Bryonia 3 und Sulfur 12, je zwei Gaben täglich. Dann Kal. carbonic. VI und Sulfur 12, zweimal täglich je eine Gabe. Sodann Arsen. jodat. IV und Silicea 30. Tuberculin 200, zweimal wöchentlich 3 Tropfen. Alsdann Silicea 30 und Arsen. jodat. 6, tageweise im Wechsel eine Gabe. Durch diese arzneiliche

276

Behandlung neben einwandfreier Diät, ist vollkommene Heilung eingetreten.

Knochenfraß

ist immer als Knochentuberkulose aufzufassen, die selbständig auftreten kann; von jedem tuberkulösen Krankheitsherd im Innern des Körpers ist jedoch eine Verschleppung ins Knochengebiet möglich. *Silicea XII* hat bei Knochenfraß oftmals Heilung gebracht. *China 30* und *Sulfur 30* sind als spezifische Mittel anzusehen. Besteht reichliche, rahmartige Absonderung, dann *Calc. jodat. IV* mit *Silicea X* im dreistündlichen Wechsel. *Tuberculin 60,* ein- oder zweimal wöchentlich eine Gabe, läßt uns nie im Stich. *Phosphor 6* ist immer nur als Zwischenmittel angezeigt und nur dann, wenn unter heftigen Schmerzen ein entzündeter Hof besteht, von welchem Strahlen nach allen Seiten hin auslaufen. *Guajacum 2,* wenn übelriechende Absonderung besteht und wenn Verschlimmerung durch warme Umschläge erfolgt. *Calc. carbonic. VI* ist Umstimmungsmittel, neben *Tuberculin 60.*

Kopfschmerzen

haben verschiedene Ursachen und je nach der Ursache ist auch der Sitz des Kopfschmerzes verschieden. Wir unterscheiden einen Stirnkopfschmerz, einen Schmerz in oder über den Augen, der von den Nieren kommt; hier soll kein schwarzer Tee mehr getrunken werden; dagegen evtl. geeignete Nierenmittel oder das Einzelmittel *Natr. mur. 6.* Der Schläfenkopfschmerz, mit dem Wort „Migräne" bezeichnet, kommt von starker Einlagerung harnsaurer Salze in den beiden Harnleitern, oder bei nur einseitiger Einlagerung ist der Schläfenkopfschmerz auch nur einseitig; da heißt es, keine saure Milch, Buttermilch oder Joghurt mehr trinken, ebenso keine Fleischbrühsuppen. Die Mittel zur Lösung der Salze sind *Cannabis sativ. 2* oder *6* und *Petasites 2* oder *6* im Wechsel, besonders günstig wirkt Heliosan-Tee und Traubensaft. Der Scheitelkopfschmerz kommt von Störungen in den Unterleibsorganen der Frauen; hier helfen die spezifischen Funktions- und Heilmittel dieser Organe. Beim Hinterkopfschmerz, der von

Störungen der Leber und besonders der Galle, von Gallenverdikkungen und Gallensteinen kommt, ist die Behandlung des Grundleidens notwendig, zusätzlich hilft *Cocculus 3* oder *6.* Schließlich gibt es noch einen Kopfschmerz, welcher den ganzen Kopf einnimmt, er ist rheumatischer oder gichtischer Natur und kommt von Überladung des Blutes mit freier Harnsäure und harnsauren, sowie oxalsauren Salzen; da hilft richtige Ernährung und *Acid. phosphor. 3* sehr gut im Wechsel mit *Nux vomica 4,* letzteres besonders auch bei Benommenheit der Kinder. Alle mit Kopfweh und Nervosität behafteten Personen sollten nicht zögern, den Heliosan-Tee als Hausgetränk einzuführen. Spaziergänge, Wanderungen, viel frische Luft sind für Personen, welche viel unter Kopfschmerzen zu leiden haben, besonders zu empfehlen. Rechtsseitiger Kopfschmerz wird auch geheilt durch *Sanguinaria 3,* linksseitiger durch *Spigelia 3.* Kopfschmerz nach dem Impfen wird mit *Thuja 3* oder *30* behandelt. Bei nervösem Kopfschmerz *Kalium phosphor. VI.* Bei sog. ,,schwerem' Kopf, oftmals die Folge von Quecksilberablagerungen im Kopf, ist *Hepar sulfur. III* das Hauptmittel, zweimal täglich eine Messerspitze. Unergründlicher Kopfschmerz furchtbarer Art jeden Morgen beim Erwachen, wurde mit einer Gabe *Lachesis 12* geheilt! Auch *Sulfur 30* ist in solchen Fällen in Betracht zu ziehen. Bei kaltem Kopf hat sich *Aconit 2, Gelsemium 0, Nux vomica 1* in Mischung neben Wechsel-Kopfbädern sehr gut bewährt.

Krampfadern, Aderknoten
sind Erweiterungen der venösen Blutgefäße an den Beinen. Durch zuviel Harnsäure im Blut, welche von den Nieren nicht genügend ausgeschieden und von der alkalischen Galle nicht genügend neutralisiert, d. h. gebunden wird, erschlaffen die Wandungen der großen Venen an den Beinen und dadurch erweitern sich diese weichen Blutgefäße, was alsdann mit Krampfadern bezeichnet wird. Für rechtsseitige Krampfadern gibt man das Haupt-Lebermittel *Card. marian. 0,* zweistündlich 8 bis 10 Tropfen zu nehmen. Für linksseitige Krampfadern gibt man das Milzmittel *Ceanoth. american. 3.* Diese beiden Mittel gibt man in

jedem Fall von Krampfadern längere Zeit hindurch. Bei Krampfadern, welche heftige Schmerzen und ein Spannungsgefühl verursachen und wo dicke Knoten vorhanden sind, geben wir *Calc. fluor. X* und *Acid. fluoric. 6.* Diese Mittel gibt man ganz besonders bei Schwangeren und reicht sie hier mit Erfolg mit *Collinsonia 2* im Wechsel die ganze Schwangerschaft hindurch. Nach *Calc. fluor. X* und *Acid. fluoric. 6* geben wir *Lycopod. 3* oder besser *12* im Wechsel mit *Avena sativa 3.* Das Lycopodium heilt hier die Leber und dadurch indirekt auch die Krampfadern, das Avena wirkt direkt auf die Venen. Schwarzer Tee und schwarzer Kaffee, ebenso natürlich auch Kakao, sind strengstens zu meiden. Äußerlich werden die Venen am Morgen mit *Hamamelis-Extrakt* oder *Arnica 0* eingerieben. Sehr zweckmäßig ist es, die Beine mit den 8 cm breiten Elastic- oder Stretchbinden zu bandagieren, es geschieht dies morgens im Bett, dabei wird die Binde bei hochgezogenem Bein von unten nach oben gewickelt, in dieser Lage sind auch die Venen nicht mit Blut angefüllt. Will man ein leichtes und angenehmes Gefühl in den Beinen tagsüber haben, so ist die Bandagierung jeden Morgen, d. h. täglich, zu erneuern, was ein leichtes Gehen und beschwerdeloses Arbeiten ermöglicht, eine etwa zunehmende Erweiterung der Venen verhindert und das Herz entlastet. Den gleichen Dienst leisten orthopädische Stützstrümpfe.

Venenentzündung hat dieselbe Ursache wie die Krampfadern, nur ist dies ein akutes Stadium mit Fieber, während die Krampfadern ohne Fieber langsam und allmählich entstehen. Bei akuter Venenentzündung machen wir feuchte Umschläge mit verdünnter *Arnica-Tinktur* bei Handtemperatur, um Schmerz und Entzündung zu nehmen. Innerlich *Hamamelis 1* oder *3,* bei schmerzhafter, hochgradiger Stauung und Entzündung mit Spannung längs der Venen, im Wechsel mit *Apis 3. Chinin. ars. IV* kommt bei bösartig aussehender Venenentzündung in Betracht. Eine Bettruhe von vier bis sechs Wochen und Hochlagerung des kranken Beines ist notwendig.

Krämpfe

Bei Krämpfen jeglicher Art ist stets daran zu denken, heiße Umschläge mit Kamillentee anzuwenden und wenn nötig, den ganzen Körper in heiße Tücher, die mit Kamillenabkochung getränkt wurden, einzupacken. Innerlich *Chamomilla 3*. Ein gutes Mittel gegen Krämpfe verschiedener Art ist *Magnes. phosphor. VI*. Bei Magenkrampf *Nux vom. 4* mit *Pulsatilla 4* im Wechsel. *Castoreum 4* ist das Frauenmittel bei großer Schwäche und beginnender Hysterie. Bei hysterischen Krämpfen *Ignat. 3* und *Asa foet. 3*. Zur Stärkung der Nerven *Acid. phosphor. 3* und *Aurum mur. natr. 4* oder *Aur. met. 30*, insbesondere, wenn Schwermut vorliegt. Bei Herzkrampf (Angina pectoris) hilft *Camphora Rubini* überraschend. In allen Fällen ist auch hier das bei allen Gemütsstörungen gleich günstig wirkende *Zincum valerian. III* oder *Zinc. oxyd. II* angezeigt. Bei Kindern mit sog. Gichtern ist ein heißer Umschlag mit Kamillentee auf Bauch und Füße das wirksamste Mittel, innerlich gibt man *Chamomilla 3* im Wechsel mit *Calc. phosphor. VI* oder *Calc. carbonic. VI*. Traubensaft und in die Milch etwas Gemüsesaft.

Krebs

ist eine der schwersten Krankheiten, die den Menschen befallen können. Die letzte Ursache ist bis heute noch nicht bekannt, nur soviel scheint sicher zu sein, daß Krebs nur bei Anwesenheit von viel Harnsäure entstehen kann und daß an der Stelle, wo er entsteht, viel harnsaure Salze im Gewebe eingelagert sind, die eine starke Reizung hervorrufen und einen Zerfall des Gewebes an dieser Stelle mit sich bringen. Die Entstehung der Krankheit, d. h. der Zerfall des Gewebes, kann um so leichter vor sich gehen, je mehr es den Organen und dem Gewebe des Körpers an Kieselsäure mangelt. Je mehr Kieselsäure der Körper in seinem gesamten Aufbau besitzt, desto widerstandsfähiger ist er dieser Krankheit gegenüber und desto weniger kann dieselbe bei ihm Fuß fassen. Meiden wir also in unserer Ernährung diejenigen Nahrungsmittel, welche zuviel Eiweiß besitzen und dadurch die Entwicklung, Anhäufung und Ablagerung der so schädlichen

Harnsäure und ihrer Salze begünstigen, aber wenig Kieselsäure enthalten, wie etwa Fleisch, Fleischbrühe, Fisch, Eier, Käse und allzuviel Mehlspeisen – so haben wir das beste Vorbeugungsmittel gegen die Entstehung dieses Leidens. Millionen Menschen ernähren sich hauptsächlich mit den vorbezeichneten Lebensmitteln aus Mangel an Kenntnnis einer vernünftigen, reinen und modernen Ernährung. Gemüse, Salate, Obst, Kartoffeln, Hafer, Gerste, Roggen sowie die Nußmandelspeisen und stets etwas Rohkost in irgendeiner Form bilden keine oder nur wenig Harnsäure, enthalten aber viel Mineralsalze und die meisten sind reich an Kieselsäure. Die basenreichen, positiven Nahrungsmittel sollen überwiegen.

Durch richtige Ernährung beugen wir auch am besten einer chronischen Verstopfung vor, welche in den meisten Fällen die Entstehung des Krebses in hohem Grade begünstigt.

Eine Operation führt für gewöhnlich nicht zur Heilung, weil das durch den Zerfall des Gewebes entstandene Krebsgift durch die Lymphe im Körper weitergetragen wird (Metastasen). Für die innerliche Behandlung geben wir in erster Linie ein Kieselsäure-Präparat und zwar hat sich das Hämatopan-Silikat der Firma Dr. August Wolff in Bielefeld, zugleich auch als Kräftigungsmittel, sehr gut bewährt. Außerdem werden wir in erster Linie die Ernährung in dem angedeuteten Sinne umstellen. An Arzneimitteln besitzen wir in dem *Arsen. 4* ein gutes Mittel, um auf die Blutumstimmung und auf die Krankheit direkt einzuwirken. *Silicea 30* geben wir bei tiefsitzenden, harten Knoten und Geschwüren. *Sulfur 30* für Kranke, die schon lange nicht recht gesund waren oder bei denen eine Krankheit nicht recht zum Ausbruch gekommen ist. *Carbo animal. XII* ist ein Mittel, welches bei jedem Krebs in Frage kommt. Bei starken Verhärtungen benützen wir *Conium 3.* Sind Blutungen vorhanden, dann *Hydrastis 2.* Das beste Mittel zur Blutreinigung und gegen die krebsige Blutentmischung ist Wasserminzen-Tee und die Urtinktur aus dieser Pflanze, *Mentha aquatica 0,* davon dreimal täglich 20 bis 30 Tropfen in einem Weinglas Wasser. Erfahrungsgemäß hat sich der Ringelblumen-Tee gegen die Krankheit am Ursprungsherd bestens bewährt. Wir lassen deshalb auch diesen Tee regelmäßig trinken und geben als Zwischengaben auch die Urtinktur dieser Pflanze, *Calendula 0,* in derselben Weise. Ein wichtiges arzneiliches Mittel steht uns noch im Kampfe gegen dieses Leiden zur Verfügung, es ist das *Cadmium* mit seinen Salzen. *Cadmium sulfuric. IV* hat einen ungemein günstigen Einfluß. Wir geben jedoch am besten eine Mischung zu gleichen Teilen von Cadmium met. Cadm. brom., Cadm. jod., Cadm. phosphor. und Cadm. sulfur. zunächst in der IV., nach einiger Zeit geht man auf die X., dann auf die XXX. und gibt dazwischen Einzelgaben von der 100. und 200. Potenz. Die innere Behandlung dieser Krankheit ist nicht mehr so hoffnungslos wie ehedem. Reine natürliche Ernährung und arzneiliche Behandlung in der angegebenen Weise sind bereits zwei mächtige Faktoren, welche sehr wohl imstande sind, die Krankheit aufzuhalten und in einzelnen Fällen auch zur Heilung zu führen. Tritt jedoch zu diesen beiden Faktoren eine Umstimmung im Gemüt und in der Seele des Patienten, so wissen wir, daß dieser dritte mächtige Faktor die überraschendsten Erfolge zu bringen vermag. ,,Fürchtet euch nicht!" ruft uns der größte Arzt, der Herr und Heiland, zu und sagt uns: ,,Ich bin der Herr, dein Arzt!" Das gläubige Gebet vermag viel und macht den Weg frei, zur Entlastung und Befreiung der Seele von jeder Bedrückung, damit die göttlichen Strahlen den Körper durchdringen und heilen können.

Kreuzschmerzen
siehe das Kapitel ,,Rückenschmerzen".

Kropf
besteht in einer Vergrößerung der Schilddrüse, wobei meist der linke und rechte Lappen und häufig auch der mittlere vergrößert sind. Beim Beginn dieser Krankheitssymptome haben wir auf linke und rechte Niere zu achten, weil Störungen dort häufig die Schilddrüsenlappen sich vergrößern lassen. Das kalkhaltige Wasser wirkt in derselben Weise und nur indirekt auf den Kropf. Kalkhaltiges Trinkwasser wirkt schädigend auf die Nieren, wo-

durch allmählich eine Vergrößerung der Schilddrüse entsteht. Auf diese Weise erklärt sich auch die günstige Wirkung der arzneilichen Kalksalze und auch der Jodsalze in der Behandlung des Kropfes. Wir geben zunächst *Calc. carbonic. VI* oder *Lapis albus IV*. Bei zarten, blassen Patienten gibt man *Calc. carbonic. XXX*. Beim Kropf der Schwangeren *Calc. phosphor. VI*. Besteht ein ausgesprochener Jodmangel, dann geben wir *Baryta jodat. IV* und *Aurum jodat. IV,* beide Mittel wirken bei gestörter Drüsentätigkeit wie Funktionsmittel. Die üblichen Kropfmittel sind *Spongia tost. III* im Wechsel mit *Jod. 4* oder besser *Thyreoidin III,* diese Mittel reichen nach vorherigem Gebrauch von Calc. carbonic. meist vollkommen aus. *Sulfur 30* in Zwischengaben bei gichtischen und skrofulösen Patienten. Der Blutkropf erfordert *Hamamelis 3*. Der Kropf der Kinder läßt sich durch *Aqua marina 3* leicht beeinflussen. Wollen wir noch äußerliche Mittel anwenden, dann kommt nur folgendes in Betracht: im Winter Einreibungen mit in Essig gekochten Farnkrautwurzeln, im Sommer Umschläge mit schwachem Kochsalzwasser oder besser mit feuchter Heilerde oder auch mit Eichenrindenabkochung. Dies sind wertvolle Unterstützungsmittel. – Eine Nierendiät beachten. Weiches Wasser, eventuell Regenwasser sammeln und damit Tee aus Lavendelblüten, Holunderblüten und Johanniskraut zubereiten und trinken.

Krupp; häutige Bräune; Kehlkopfbräune
siehe die unter „Kinderkrankheiten" empfohlene Schrift.

Leberleiden
sind viel häufiger, als für gewöhnlich angenommen oder festgestellt wird. Die Leber ist die größte Drüse im Körper und sondert täglich bis 1 Liter Galle ab, welche sich in der Gallenblase als einem Reservoir sammelt und sich von dort durch den Gallengang tropfenweise in den Zwölffingerdarm ergießt und dem Speisebrei beimischt. *Carduus marian. 0* oder *2* ist das Heilmittel für den rechten Leberlappen und *Chelone glabra 3* für den linken Leberlappen, im Wechsel gegeben. Das Hauptmittel für die Le-

ber ist *Chelidonium 6* im Wechsel mit *Bryonia 6* und *Hepatica triloba 3.* Wollen diese Mittel nicht recht helfen, dann muß *Sulfur 3* oder *4* dazu gegeben werden, insbesondere, wenn starke Ablagerungen bei veralteten Leberleiden vorliegen. Gut warme Kompressen mit Haferstrohabkochung sind zur Lösung von Ablagerungen und Schlamm bei chronischen Leberentzündungen sehr zweckdienlich, dann können auch die Mittel viel besser wirken. *Berberis vulg. 2, Lycopod. 3* und *Silicea VI* bei tieferliegenden, älteren Leberleiden zur Unterstützung der bezeichneten Mittel. *Podophyll pelt. 3* und *Natr. cholein. III* dienen zur Förderung der Gallenabsonderung. *Myrica cerifera 2* oder *6* und *Lycopod. 2* oder *6* bei Gelbsucht und Verstopfung. Ist Quecksilber oder Sublimat die Ursache des Leberleidens, dann *Hepar. sulfur. III* und später *Silicea VI.*

Es folgen nunmehr noch einige Hinweise für die Bedeutung bei besonderen Krankheitsstadien der Leber. Bei Leberschwellung und Leberstauung, welche die allermeisten Menschen belasten, ist *Card. mar. 1* neben *Chelidonium 2,* ein vorzügliches Mittel, im Wechsel mit *Nux vomic. 4,* letzteres Mittel insbesondere auch dann, wenn Alkoholgenuß und schwarzer Kaffee im Leben des Patienten eine große Rolle gespielt haben; ist dies weniger der Fall, dann ist *Mercur. dulcis IV* angezeigt. Dieses Mittel kommt ohnehin am häufigsten zur Anwendung. Bei Leberentzündung sind *Arnica-Kompressen* bei Handtemperatur notwendig. Neben Chelidonium ist *Bryonia 0* oder *2* das Hauptmittel. Besteht die Gefahr einer Eiterung, dann geben wir *Echinacea 0* und auch *Hepar sulfur. III.* Nach Abheilung der Leberentzündung ist *Natr. sulfur. VI* noch längere Zeit hindurch zu nehmen. Bei Leberschrumpfung (Zirrhose), welche eine häufige Folge von Alkoholmißbrauch ist, treten nach 1- bis 3jähriger Krankheitsdauer meist Anschwellungen infolge Wassersucht (Hydropsie) auf. Bei rechtzeitiger Einschränkung von Alkohol und Übergang zu einer natürlichen Ernährung besteht einige Aussicht auf Heilung. *Nux vomic. 4, Card mar. 2* und *Chelidonium 3* sind die ersten Mittel, die wir geben. Alsdann anschließend *Mercur. solub. IV, Hydrast. canad. 6* und *Sulfur 30.* Diesen Mitteln folgen

Aqua quassia, dreimal täglich 10 Tropfen und *Aurum met. III* oder *Aurum mur. natr. IV* als die Hauptmittel. Bei zusätzlicher Stuhlverstopfung sind in diesem Falle wirksam: *Podophyll. pelt. 2, Lycopod. 3, Natr. mur. 3* und *Sulfur jodat. III.* Besteht neben der Leberschrumpfung noch Bauchwassersucht, dann ist *Arsen. jodat. VI* das gegebene Mittel. Bei Fettleber ist der Übergang zur Rohkost und fleischloser Diät dringend erforderlich. Die Hauptmittel sind *Magnes. mur. IV, Ferrum acet. 4* und *Phosphor 30* und *100.* Daneben kommen zur Anwendung *Nux 4, Natr. mur. 6, Lycopod. 6* und *Chelidon. 2.* Bei Leberkrebs sind Lehmpackungen notwendig, daneben sind *Cadmium sulfur. IV* und *Aurum jodat. IV* die Hauptmittel.

Leitsymptome

Hier werden die leitenden Symptome einer kleinen Zahl von feinstofflichen Arzneimitteln, d. h. die Anzeichen angegeben, welche für die Wahl des Mittels bestimmend sind. Je mehr sich diese Leitsymptome mit den Symptomen der Krankheit decken, desto erfolgreicher wird das Mittel wirken. Es können nur kurze Beispiele gegeben werden. Das Studium der Leitsymptome der vielen Arzneimittel ist sehr mühsam und zeitraubend.

Aconit. Patient hat sich am Tage bei kalten und trockenen Winden erkältet, er fröstelt plötzlich, fiebert, d. h. bei benommenem Kopf wird die Haut heiß und trocken, der Atem beschleunigt, der Puls geht hart und schnell, der Patient wird unruhig und von Angst- und Durstgefühl befallen. Er wirft sich schlaflos hin und her und kann nicht in Schweiß kommen.

Arnica. Schmerzhafte Überempfindlichkeit, Muskelschmerz mit großer Mattigkeit, Überanstrengung, Fall, Zerrung und Quetschungen aller Art. Gefühl des Wundseins.

Apis. Blasse, wasserhaltige, plötzliche Anschwellungen, die auf Fingerdruck eine Grube hinterlassen. Sehr verminderter Harnabgang, ohne Durst, Empfindlichkeit gegen Wärme, kalte Umschläge werden als lindernd empfunden.

Arsen. album. Heftiger, brennender Durst nach nur kleinen Schlückchen warmer Getränke, Angstgefühl, Unruhe. Durchfall und Erbrechen, schlimmer um Mitternacht, durch Wärme Besserung. Verdorbener Magen von Eis, kaltem Bier, frischem Brot und Kuchen oder giftig wirkenden Speisen.

Belladonna. Patient bekommt plötzlich heftigen Blutandrang nach dem Gehirn mit feuerrotem Gesicht und sichtbarem Klopfen der Adern, Zuckungen, blitzartige Schmerzen, Irrereden, wilde Delirien, Krämpfe, heftigen Schweißausbruch,

285

der keine Linderung bringt, und der Kopf heiß und die Füße kalt sind, meist bei vollblütigen Patienten. Aconit bei trockener Hitze ohne Schweiß!

Berberis. Dunkelgelber Harn mit rotem ziegelmehlartigem Satz und einem Taubheitsgefühl an der Nierengegend.

Bryonia ist das Mittel gegen stechende Schmerzen. Entzündung der inneren Schleimhäute, der Hirnhaut, des Brustfells, des Bauchfells, der inneren Gelenkhäute, alles mit Stechen und Fieber verbunden. Dabei ist die Zunge dick belegt, bitterer Geschmack im Munde, Verstopfung, Durst nach viel Wasser.

Calcarea carbonica. Feuchtkalte Hände und Füße, saurer Kopf- und Fußschweiß nachts. Bei Mädchen und Frauen ist die Periode zu häufig und zu stark. Bei Kindern dicker Bauch mit dünnen Beinen, sauerriechender Durchfall wechselt mit Verstopfung.

Calcarea fluor. Knochenauftreibungen, Verhärtungen und Geschwülste, verschiedentlich lokalisiert. Schmerzen in Krampfadern.

Calcarea phosphorica. Zu weicher Knochenbau. Grünliche, übelriechende Durchfälle. Nachtschweiß bei rechtsseitiger Lungentuberkulose. Schwäche nach Krankheiten.

Carduus marian. Leberanschwellung mit Gelbsucht und goldgelbem Harn, Krampfadern. Bitterer Geschmack, Blähungen, Hautjucken und Galleerbrechen mit weißbelegter Zunge.

Chelidonium majus. Leberbeschwerden. Heftige, anhaltende Leibschmerzen, die von der rechten Bauchseite ausgehen und nach allen Richtungen hin ausstrahlen. Gallensteinleiden.

Hepar sulfur. Schüttelfrost und Ausbruch von saurem Schweiß bei Eiterung und Geschwürbildung, besonders, wenn vorher Ausschläge durch Quecksilber- oder Zinksalben nach innen getrieben wurden. Überempfindlichkeit dieser Geschwüre gegen Berührung und kalte Luft.

Kalc. carbonic. Gedunsenes Gesicht mit Säckchen unter den Augen. Schwacher, unregelmäßiger, auch aussetzender Puls, Kreuzschmerzen. Nachtschweiß. Husten und Stechen. Beständiges Frösteln. Durch jeden Luftzug erkältet.

Lycopodium. Patient ist nach dem Essen gleich ,,voll bis oben". Viel Blähungen. Kein Drang zum Stuhl, beim Stuhl das Gefühl, als bliebe noch eine Menge drin. Verlangen nach Süßigkeiten. Saures Aufstoßen. Verschlimmerung abends von vier bis acht Uhr.

Magnesia carbonic. Magensäure, Abmagerung und rheumatische Schmerzen in Muskeln und Gelenken. Patient kann keine Milch vertragen. Die Speisen werden nicht verdaut.

Ignatia. Melancholische Stimmung nach Kummer, Gram und Sorgen. Patient ist in sich verschlossen, spricht tagelang kein Wort, weint viel, trösten nur negative Wirkung, Patient ist überempfindlich gegen Geräusche und Gerüche.

Natrium muriat. Die Folgen von übermäßigem Kochsalzgenuß: Trockenheit aller Schleimhäute, beständiger Durst, Hunger und dennoch starke Abmagerung, besonders des Halses, blasses, leidendes, abgezehrtes Aussehen, mit Ausschlägen an der Stirn, trockener, knolliger Stuhl.

Nux vomica paßt am besten für brünette Personen mit sitzender Lebensweise, die viel geistig arbeiten, starken Bohnenkaffee, Tabak und Alkohol genossen und viel starke Abführmittel gebraucht haben, ebenso an Appetitlosigkeit und Stuhlverstopfung mit vergeblichem Stuhldrang und chronischem Magenkatarrh leiden. Der Zustand verschlimmert sich am Morgen und 1 bis 2 Stunden nach dem Essen.

Phosphorus. Schwindsüchtiger Habitus, d. h. gebückte Haltung, flache Brust, vorstehende Schulterknochen, lang aufgeschossene Figur, scharf umschriebene Wangenröte, Lungenschwindsucht ist in der Familie erblich. Bei Lungenentzündung: Patient soll auf der gesunden Seite liegen, Blutspuren im Auswurf, Druck auf der Brust.

Pulsatilla. Bleichsüchtige Mädchen mit schwacher Periode, sanftem Gemüt, zum Weinen geneigt, im warmen Zimmer frierend, jedoch immer frische Luft verlangend. Katarrh mit gelbgrüner, reichlicher, aber milder Absonderung. Durstlosigkeit, vollkommen reine Haut, belegte Zunge, Neigung zu Durchfall. Widerwillen gegen Fett.

Sulfur. Brennende Hitze des Nachts in Händen und Füßen. Übelriechende Hautausdünstungen nach verschmierten Ausschlägen, Hautjucken besonders in der Bettwärme. Stauungen und Ablagerungen der verschiedensten Art. Hitze auf dem Scheitel bei Kälte in den Füßen und umgekehrt. Leerheitsgefühl im Magen am Vormittag, gelbliches, schrumpeliges Aussehen.

Tuberkulin. Tuberkulöse und skrofulöse Anlage und Krankheiten sind in der Familie erblich. Geschwüre, Fisteln und allerlei Eiterungen, (auch nach Operationen), die nicht heilen wollen. Knocheneiterungen, Abmagerung, Schwäche, Nachtschweiß.

Lungenentzündung

Sogleich *Apis 3, Aconit 3* und *Bryonia 3* im Wechsel alle viertel bis halbe Stunde, Tag und Nacht; bei schwerer Infektion *Jod. 3* oder *Sublimat 4,* bei rostfarbigem Auswurf *Phosphor. 12.* Meist tritt nach einer Erstverschlimmerung in 2-3 Tagen wesentliche Besserung ein und die Krankheit ist in 6 Tagen ohne Krisis behoben. Vorzüglich ist der Heliosan-Tee. Traubensaft. Diät.

Jod. 4 und *Kal. jodat. 4* im Wechsel mit *Ferr. phosphor. III* sind bei kruppöser Lungenentzündung und bei alten Leuten angezeigt. Die Mittel bewirken rasche Lösung des entzündlichen Prozesses.

Bei hohem Fieber werden drei Prießnitz-Umschläge bei Handtemperatur nacheinander gemacht, jeder bleibt eine Viertelstunde liegen, dann 1 ½ bis 2 Stunden aussetzen. Folgt nach einer Krisis, die sonst am 5. und 6. Tag, auch am 9. Tag eintritt, eine Herzschwäche, so gibt man *Champhora Rubini* oder *Crataegus 1* bis *2,* alle zwei Stunden, event. *Moschus 3* oder bei aussetzendem Puls *Spigelia 3* im Wechsel mit *Crataegus 0. Das Herz-Mittel Melitta* ist bei nachfolgender Herzschwäche und bei jeder überstandenen Lungenentzündung ein vorzügliches Mittel zur Stärkung und Kräftigung des Herzens. Kann der Kranke den Auswurf nicht abhusten, dann *Kal. jodat. 1*, alle 2 Stunden 6 Tropfen, oder *Ammon. chlorat. II* oder *III*, alle 2 Stunden eine Messerspitze. Nachkur mit *Bryonia 3* im Wechsel mit *Kal. carbonic. III* oder *IV* ist dringend anzuraten und bei allen schwierigen Formen noch *Bacillinum Burnett 8*.

Die diphtheritische Art der Bronchial-Lungenentzündung, welche sich im Verlauf von Typhus, Grippe, Masern, Keuchhusten, Diphtherie, einstellen kann, ist eine besonders gefährliche Form der Lungenentzündung. Die Arzneimittel sind dieselben, nur treten *Tartarus emet. III* und *Antimon. arsenic. III* als wichtige Heilmittel hinzu.

Lungenerweiterung

ist ungefährlich und es kann damit ein hohes Alter erreicht werden, wenn Tabak, Bohnenkaffee und Alkohol, womöglich auch geistige Anstrengungen, gemieden werden. *Arsen. 6* ist angezeigt bei Atemnot nach stärkerer Bewegung. *Ipecac. 4*, wenn der Schleim sich nicht löst. *Carbo. veget. III* ist in fast allen Fällen angezeigt. *Lobella 2* oder *4* bei starker Atemnot, mit Schwäche und Depression.

Lungenschwindsucht, Lungentuberkulose

Der Erreger dieser Krankheit ist der Tuberkelbazillus, welcher sich jedoch nur ansiedeln kann, wenn die Lungen ihre normale Spannung verloren haben. Dies ist insbesondere dann der Fall, wenn ein Nierenkatarrh, meist ohne Eiweiß im Harn, besteht, zuwenig Urin abgeht und die Lungen dadurch in ihrem Gewebe feucht oder sulzig, statt trocken, geworden sind. Dann ist der Boden für Ansiedlung, Gedeihen und Wachstum der Bazillen gegeben. Deshalb erfordert auch die Heilung der Tuberkulose eine ausgesprochene Nierendiät mit basenreicher Ernährung, neben Zufuhr von Kalk- und Siliziumsalzen. Dabei haben die Mehlspeisen zugunsten der Kartoffeln zurückzutreten, weil sie eine Kohlensäureanhäufung in den Lungen hervorbringen, was sich ungünstig auswirkt. Sauerstoffzufuhr durch leichte, dem jeweiligen Befund angepaßte Atemübungen ist sehr wertvoll. Dort, wo Sauerstoff hinkommt, kann kein Tuberkelbazillus leben, ebenso geht er leicht durch Trockenheit zugrunde. Für die Entstehung der Krankheit spielt selbstverständlich auch die Vererbung eine Rolle. Zum Verständnis der einleitenden Worte dieses Kapitels sei vorweggenommen, daß der Nachtschweiß, welcher bei dieser Krankheit so häufig ist, von dem vorhandenen Katarrh der beiden Nieren kommt. Die Haut ist die äußere dritte Niere und wird vom Körper zur Ausscheidung herangezogen, und zwar zur Entlastung der nicht richtig funktionierenden inneren Nieren. Der mehr oder weniger starke Schweiß oder das Aufhören desselben ist geradezu ein Gradmesser für die Besserung oder Verschlechterung der Nieren. Bei keiner Krankheit ist es so sehr notwendig, daß alle Organe im Körper richtig funktionieren, wie bei der Lungentuberkulose, und dazu gehören in erster Linie die Nieren und Harnleiter einerseits, die Leber und Galle andererseits, damit der Krankheitsprozeß in den Lungen abheilen kann, gewissermaßen trocken gelegt und so den Bazillen der Nährboden entzogen wird. Deshalb ist gerade bei dieser Krankheit eine Therapie, d. h. eine Behandlung des Körperganzen nötig, welche alle in Mitleidenschaft gezogenen Organe erfaßt. Neben Diät und vernünftigen Atemübungen geben wir an erster Stelle zur Anregung des Appetits und als Stärkungsmittel den *Nährzucker ,,Blühe auf"*, welcher Kalzium und Silizium sowie feinstoffliches Eisen enthält und erzielen damit zugleich eine Eintrocknung und wo Kavernen vorhanden sind, eine Abkapselung der Herde. Ein 16jähriges Mädchen ist neben Diät, allein durch Gebrauch von 4 Packungen Nährzucker ,,Blühe auf" geheilt worden!

Mit *Bryonia 3, Hepatica 3, Chelidonium 3* oder 6 wirken wir auf die meist gestörte Funktion der Leber ein. *Lycopod. 3* bei Blähungen und Verstopfung. *Coccus Cacti 3* oder 6 für die Galle. Die richtige Funktion der Leber ist wichtig, damit die alkalische Galle die Übersäuerung des Blutes bindet, wodurch Entzündungsvorgänge abklingen.

Wollen wir, gewissermaßen desinfizierend, direkt auf die Bazillen einwirken, so haben wir im *Arsen. jodat. IV* oder *VI* ein Mittel, welches oft die besten Erfolge zeigt; die VI. Verreibung paßt mehr für bettlägerige Kranke, die IV. mehr für noch nicht so geschwächte Patienten, gewöhnlich genügt eine Gabe täglich morgens früh. Ist Fieber vorhanden, dann ist *Kreosot 4,* zwei- bis dreimal täglich, vorzuziehen. Auch in *Jodum 4* haben wir ein Mittel, welches stark desinfizierend und heilend wirkt.

Bei Lungenblutung: *Millefolium 2* im Wechsel mit *Visc. alb. 2* alle viertel Stunde 6 Tropfen, außerdem *Hamamelisextrakt,* einen Teelöffel alle halbe Stunde. *Acalypha indica 2* bei Lungenblutungen mit stark quälendem Husten. Auch kann Tee von Blutwurz, Mistel, Zinnkraut und Schafgarbe schluckweise getrunken werden.

Tuberkulin kommt als ein überaus wirksames Umstimmungsmittel in vielen Fällen in Frage und zwar Tuberkulin Koch 60., 200., 1000., ein- oder zweimal wöchentlich eine Gabe. Tuberkulocidin Klebs 4 ist das weniger krisenhaft wirkende Umstimmungsmittel, welches auch bei fieberhaften Zuständen gegeben werden darf. Zwischen diesen beiden steht Bacillinum Burnett 30. 200. 1000. Am besten ist jedoch, man gewinnt dieses isopathische Mittel aus Material, welches vom Patienten selbst stammt.

Nachfolgend noch einige Notizen für besondere Fälle: *Drosera 2* ist ein gutes Linderungsmittel bei starkem Husten. Bei großer Kurzatmigkeit hilft *Spongia 3.* Bei übelriechendem Auswurf und Atem ist *Sanguinaria 3* oder *Phellandrium aquatic. 3* in Anwendung zu bringen. *Calc. mur. III* oder *Kal. carbonic. IV* und Salbeiblätter-Tee sind die Mittel gegen den schwächenden Nachtschweiß. *Cupr. arsenic. IV* bei schmerzlosem Durchfall, ebenso *Phosphor. 4.* Auch kann hierfür *Calc. phosphor. III* vorteilhaft gebraucht werden. Bei hohem Fieber: *Viburn. op. 3* oder *30* und *Sambucus nigr. 3* oder *30,* am besten den oben angegebenen spezifischen Lungenmitteln beigemischt.

Zum Schluß sei der Therapieplan zur Heilung einer Erkrankung an Lungen- und Kehlkopftuberkulose als Beispiel für die Anwendung von nur wenigen homöopathischen Mitteln angege-

290

ben. Zunächst wurde Phosphor. 12 und Calc. carbonic. XII dreistündlich im Wechsel je eine Gabe gegeben. Nach 14 Tagen eine Gabe Tuberkulin 200. Später Jodum 4, vierstündlich 6 Tropfen. Später Phosphor 30 und Calc. Carbonic. 30, je einmal täglich eine Gabe. Neben richtiger Diät, dem Nährzucker „Blühe auf" und dem bezeichneten Nährsalztee brachten diese Mittel volle Heilung. Tuberkulose-Kranke bedürfen der ärztlichen Kontrolle.

Magenleiden

Die spezifischen Magenmittel, die bei jedem ernsthaften Magenleiden und auch bei Funktionsstörungen des Magens, d. h. wenn der Magen nicht richtig arbeitet, zur Anwendung kommen, sind *Robinia pseud. acacia 6* oder *30, Petroselium 6* oder *30, Sinapis alb. 6* oder *30, Veronica offiz. 6* oder *30,* letzteres Mittel wirkt speziell auf den Magenausgang, ebenso wirkt *Lactuca rirosa 6* oder *30* dorthin. *Epipheg. virg. 6* oder *30, Cochlearea armoracia 6* oder *30* und *Rumex acetosa 6* oder *30* sind ebenfalls sehr gute Magenmittel. Bei rein nervöser Magenreizung und auch bei Magenmüdigkeit mit viel Gähnen, kommt in erster Linie *Ignatia 3,* außerdem *Chamomilla 3* und *Magnes. mur. IV* in Betracht. Bei Magenschmerzen jeder Art hilft *Pulsatilla 3* oder *4,* alle Viertelstunde 6 Tropfen. Eine Form der Magenerkrankung, die selten richtig erkannt wird, ist der sogenannte „toxische Magen", einhergehend mit Druck im Magen, auch Übelkeit und Appetitlosigkeit, wobei der Magen nicht richtig arbeitet. Diese Erkrankung befällt meist nur braunäugige Personen. Hier hilft einzig und allein *Nux vomica 4.* Dieses Mittel ist auch das beste Mittel bei Magenkrampf brünetter Personen, für alle andern kommt *Pulsatilla 4* im Wechsel mit *Chamomilla 3* bei Magenkrampf in Betracht; sind die Schmerzen sehr heftig und treten krankhafte Zusammenschnürungen auf, dann hilft für alle Konstitutionen *Magnesium phosphor. VI.* Bei großer Übelkeit und immer wiederkehrenden Schmerzen ist *Bismut subnitr. IV* und *Magnes. mur. IV* angezeigt. *Ipecac. 3* oder *6* ist Hauptmittel bei Magenverstimmung mit Übelkeit, Erbrechen und Durchfall, Ekel vor allen Speisen. Bei zuviel Magensäure, was Sodbrennen verursacht, hilft in erster Linie *Magnes. phosphor. III* oder *VI*, die III. Verreibung kommt nur in schweren Fällen zur Anwendung. Eine ausgesprochene Nierendiät ist bei Sodbrennen notwendig, daneben *Natr. mur. 3 oder 6.* In hartnäckigen Fällen kann auch noch *Calc. carbonic. II* oder *III* genommen werden. Dieses Mittel bindet alle Säuren im Körper und in allen Schleimhäuten, sei es im Magen, im Darm oder in den Bronchien. Bei zuwenig Magensäure ist *Calc. phosphor. IV* angezeigt, ebenso wirkt *Graphit IV* günstig bei mangelnder Säure, häufig sind Blähungen die Ursache und müssen durch *Carbo. veget. III,* noch besser *XXX* und *Lycopod. 12* beeinflußt werden. Bei Magenerschlaffung, Magensenkung, Magenerweiterung und bei Trägheit des Magens werden die eingangs bezeichneten vier spezifischen Magenmittel in 30. Potenz zusammen mit Conchae 30 in Mischung gegeben, dadurch kommt der Magen allmählich auf normale Spannung. Da sehr häufig bei allen Magenstörungen und Magenleiden zugleich die Leber und Galle ebenfalls in Mitleidenschaft gezogen sind, so geben wir zu diesen Magenmitteln noch *Chelidonium 30, Hepatica triloba 30* und *Coccus cacti 30* und *Bryonia 30.* Bei akutem und chronischem Magenkatarrh geben wir dieselben Mittel mit bestem Erfolg. Treten bestimmte Symptome besonders hervor, dann geben wir noch Einzelmittel als Zwischengaben etwa um 10 und 4 Uhr. So *Antimon crud. III* bei Magenverschleimung mit Verstopfung abwechselnd mit Schleimdurchfall, ebenso bei langwieriger Appetitlosigkeit, insbesondere auch bei Gichtkranken und Rheumatikern. *Nux vomica 4,* wenn die Magenbeschwerden mit Verstopfung einhergehen oder Magendruck und Hämorrhoiden bestehen. *Sulfur. 6* bei Übelkeit, üblem Mundgeruch und in allen chronischen Fällen. *Arsen. 6* bei deutlicher Blutarmut. *Carbo. veget. III* bei üblem Aufstoßen und starker Aufblähung. *Acid. mur. 3,* wenn Magenkatarrh mit Darmkatarrh verbunden. Bei akutem und chronischem Magenkatarrh haben sich auch *Abies nigr. 2, Carbo. veget. II, Pepsin. sacch. 2, Bismut. subnitr. I* und *Acid. salicyl. 2,* in Mischung, wobei die flüssigen Mittel in Milchzucker verrieben sind, sehr bewährt. *Natr. mur. 4* wird Kindern bei skrofulösen Magenleiden und

292

sonst noch bei hartnäckiger Verstopfung gegeben. Bei Magengeschwür ist *Bismut. subnitr. I* oder *II* das Heilmittel, davon alle zwei Stunden eine Messerspitze, – meist ist zuviel Magensäure vorhanden – wir geben deshalb *Calc. carboni. II* und außerdem *Silicea 30* und *Sulfur 30* zur Umstimmung. Als Heilmittel bei Magengeschwür kann auch *Calc. jodat. IV* angesprochen werden. Der Ehrenpreis-Tee hat sich zur Ausheilung von Magengeschwüren, die am Magenausgang sitzen, besonders bewährt, man nimmt ihn in Mischung mit Thymian, Petersilie, Johanniskraut, Pfefferminz und Condurangorinde. Bei Magenblutung, von Magengeschwüren herrührend, gibt man *Acid. sulfur. 4.* Neben diesen Arzneimitteln und neben richtiger Diät ist Traubensaft ein wertvolles Unterstützungsmittel. Durch Gebrauch desselben werden die sonst sehr guten feuchtwarmen Leinsamen- oder Kleiebrei-Auflagen auf die Magengegend meist überflüssig. Bettruhe bei Rückenlage ist zur Ausheilung fast immer notwendig. Das Rauchen ist strengstens zu meiden. Bei jedem länger andauernden Magenleiden ist baldigste Durchleuchtung, was heute überall leicht möglich ist, dringend zu empfehlen. Menschen, die alles in sich ,,hineinschlucken,'' werden leicht magenkrank und bekommen oft ein Magengeschwür, deshalb sollte man jeden Morgen und jeden Abend dankbaren Herzens die Seele zu Gott erheben. Um bei bleichsüchtigen Mädchen der Entstehung eines Magengeschwürs vorzubeugen, geben wir neben einer natürlichen Ernährung von Zeit zu Zeit *Aqua marina 3* und *Acid. sulfur. 30,* welches die besten Mittel sind, um die Widerstandskraft der Schleimhäute zu stärken. Bei Magenkrebs oder Verdacht auf solchen, gebe man rechtzeitig *Cadmium sulfur. IV* und beseitige jede anhaltende Verstopfung, welche häufig indirekt die Ursache davon ist.

Mandelentzündung

Die Behandlung wird eingeleitet mit *Aconit 4,* alsdann gibt man *Apis 4* in Mischung mit *Thuja. occident. 30, Anthemis nobilis 30* und *Conchae 30,* alle 2 bis 3 Stunden eine Gabe, wodurch rasche Heilung erfolgt. Ist zugleich Halsentzündung dabei, siehe

Kapitel „Halsentzündung". Äußerliche Kompressen mit zerquetschten Zwiebeln. Nasse oder gar naßkalte Umschläge sind strengstens verboten. Gurgeln mit *Guajacum 0* oder *Echinacea 0,* etwa 8 Tropfen auf eine Tasse warmes Wasser. Hat sich bereits Schüttelfrost eingestellt und Klopfen in den Mandeln als Zeichen beginnender Eiterbildung, dann *Mercur. corros. 4* und *Hepar sulfur. 12.* Diese beiden Mittel vermögen auch jetzt noch die ganze Krankheit zurückzubilden. Hat Patient bereits allopathische Mittel, Aspirin und Pyramidon mit Jodpinselungen bekommen, so muß die Kur immer erst mit *Sulfur 6* beginnen, 4 Gaben von je 6 Tropfen in halbstündlicher Zwischenzeit, um das Gift aus dem Körper zu treiben.

Mandelschwellung und -vergrößerung

Beide Halsmandeln sind wichtige Drüsen und Schutzorgane an dieser oberen Eingangspforte des Rachens. Deshalb sollen wir, wenn irgend möglich, dieselben nicht auf operativem Wege entfernen, wenn sie vergrößert, jedoch nicht entzündet sind, sondern eine Nierendiät durchführen mit wenig oder keinem Kochsalz. Traubensaft, Heliosantee und an Stelle der Operation muß die Massage der Mandeln treten, welche immer zum Ziele führt. Sie erfolgt durch den Fachmann oder eine dazu geeignete Person. Ein daumendicker Keil wird zwischen die Kiefer gesteckt und dann werden die Mandeln mit frischgewaschenem Zeigefinger in nach auswärts gerichtetem Zuge gestrichen, zuerst sanft, dann mit zunehmendem Druck. Ähnliches gilt von der Rachenmandel. Die Erfolge der Rachenmandelmassage bei Behinderung der Nasenatmung, bei Gliederschmerzen, bei Nervenrheuma, bei Kopfdruck, bei Krämpfen und bei Bettnässen sind oft geradezu verblüffend.

Masern
siehe die im Kapitel „Kinderkrankheiten" empfohlene Schrift.

Migräne
siehe das Kapitel „Kopfschmerzen".

294

Milzkrankheiten

Die Milz ist eine Art Lymphdrüse, welche in besonderem Maße der Entgiftung dient. Die Entzündung der Milz ist besonders bei Fieberkrankheiten und bei allen schweren Krankheiten, wie Wechselfieber, Typhus, Ruhr usw., oft anzutreffen. Milzschwellung ist viel häufiger, als wir für gewöhnlich annehmen, sie kann verschiedene Ursachen haben. Das so häufige Seitenstechen der Kinder im Wachstumsalter geht von der Milz aus. Das Hauptmittel ist *Artemisia absinth. 3* oder *30* bei allen Erkrankungen der Milz. Auch *Bryonia 3* oder *6* ist recht gut, besonders wenn Rheuma mitvorhanden. *Ceanothus american. 1* ist ein besonders wertvolles Mittel bei Milzschwellung, wenn der Kranke nicht links liegen kann, Harnbeschwerden und Stuhlstörungen hat. *Scilla marit. 1* bei dumpfen Schmerzen und Niedergeschlagenheit. *Lycopod. 3* oder *Pulsatilla 4,* wenn starke Blähungen vorhanden. *Taraxacum 2* bei der mit Leberschwellung einhergehenden Milzvergrößerung. *Arsen. 6,* wenn die Milzerkrankung eine Folge von Darmerkrankung ist. *China 3* oder *6* bei Wechselfieber.

Mittelohrentzündung

siehe das Kapitel „Ohrenleiden"

Muskelrheumatismus

siehe das Kapitel „Rheumatismus".

Nervenschmerz

auch Neuralgie genannt, kann durch Entzündung des Empfindungsnervs oder durch Reizung desselben durch Harnsäure oder sonstige Stoffwechsel-Endprodukte hervorgerufen werden. Einreibungen mit *Heliosan-Öl* sind sehr wertvoll. Innerlich *Magnes. phosphor. III* oder *IV*, es ist das homöopathische Morphium. Ein anderes Mittel von tiefer Wirkung bei allen Nervenschmerzen ist *Zincum oxydat. II.* Auch *Passiflora 0,* zwanzig Tropfen öfter in heißem Wasser gegeben, lindert neuralgische Schmerzen.

Nervenschwäche

oder Neurasthenie, kann ererbt sein oder erworben und besteht in einer krankhaften Nervenschwäche mit großer Reizbarkeit, rascher Erschöpfung und krankhaftem Vorstellungsleben. *Kal. phosphor. VI* ist Hauptmittel, daneben Schonung der seelischen Kraft, Stärkung derselben durch den Blick nach oben auf den Höchsten. Sind Jugendsünden die Ursache der Neurasthenie, dann in erster Linie *Staphisagria 4*, während einiger Wochen, alsdann *Agnus castus 6* und *Adonis vernalis 30* mit *Conchae 30* in Mischung als vorzügliche Mittel, davon dreimal täglich 7 Tropfen, später noch *Acid. phosphoric. 3* und *China 3* im Wechsel während einer Woche.

Nervosität

Viele Menschen werden für ,,nervös" erklärt und sind es nicht, vielmehr handelt es sich meist um seelische Zustände, hervorgerufen durch die verschiedenartigsten Ursachen, wie Ärger, Aufregungen usw. aus dem täglichen Leben. Zur Kräftigung des gesamten Nervensystems dient *Kal. phosphor. VI* und *Potentilla rept. 3* im Wechsel. Weinerliche Stimmung beseitigt *Pulsatilla 3* im Wechsel mit *Ignatia 3*. Nervosität im Anschluß an Impfung im vorgeschrittenen Alter wird geheilt durch *Thuja 6* oder *30* im Wechsel mit *Apis 4* und *Sulfur 6;* im Anschluß an Regelstörungen *Pulsatilla 3* im Wechsel mit *Aconit 6* und *Apis 4;* im Anschluß an eine sonst schwer zu beeinflussende erbliche tuberkulöse Belastung: *Tuberculin 60* oder *100,* dieses Mittel wird so zu einem guten Nervenmittel. Die häufigste Ursache der Nervosität ist die Galle, wobei durch vielen Ärger der Gallenfluß stockt und sich verdickt, dies macht ,,gallig", macht nervös. Da ist *Bryonia 3* mit *Lycopod. 12,* besonders bei viel Blähungen, welche Nerven und Gehirn ebenfalls stark belasten, angezeigt, ebenso *Chelidonium 2* und *Coccus cacti 2* im Wechsel. Aufregungen seelischer Art legen sich auf das Herz und bringen dort den Herzbeutel zur Erschlaffung und es entsteht Bangigkeit, Angstgefühl und das ,,nervöse" Herzklopfen, letzteres ist also demnach organisch gebunden. Hier hilft *Agnus castus 6* oder *30* und *Lycopus virgin. 3* oder *4,* auch *Chamomilla 3* ist wertvoll. Ist die Nervosität mit starker Gedächtnisschwäche verbunden, dann *Acid. phosphor 6, Anacardium orientale 6* und *Glechoma hederac. 10* oder *30*. Bei Lebensunlust, Reizbarkeit und Depression *Aurum mur. natr. 4*. Bei Schwächung der Nerven durch Pollutionen: *Dioscorea 2* oder *3, Acid. phosphor. 3* und *Agnus castus 6*. Bei Angstzuständen (Platzangst) hilft *Agnus castus 6* und *Aconit 6* oder *30*. Ist Stuhlverstopfung die Ursache der Nervovität, dann ist in erster Linie diese zu beheben, siehe das Kapitel „Verstopfung". Die Nerven werden häufig gereizt durch rheumatische und gichtische Stoffe, welche im Blut zirkulieren und die Leitungsnerven ebenso wie das Gehirn oft stark belästigen, da hilft Silicea VI, gewissermaßen zur Reinigung der Nerven. In den Wechseljahren der Frau ist *Sepia III* oder *VI* das Hauptmittel gegen die Blutwallungen. Hinsichtlich der Schlafmittel sei man zurückhaltend und benütze solche nur vorübergehend, siehe das Kapitel „Schlaflosigheit".

Richtige Verteilung von Arbeit, Ruhe und Erholung, ausgiebiger Schlaf sind mithin die Grundpfeiler für die Heilung der Nervosität. Dazu gehört eine basenreiche und vitaminreiche Nahrung. Schwarzer Tee, schwarzer Kaffee und Alkohol sind zu meiden. Der tägliche Aufblick zum wahren Arzt für Leib und Seele, zum Heiland, verbietet es uns von selbst, daß wir in unreinen Gedanken leben und daß wir ein Leben führen, das unsere Nerven schwächt.

Nierenkrankheiten

Die Nieren sind Hauptausscheidungsorgane, von deren Gesundheit und richtiger Funktion das Wohl des Menschen sehr abhängt. Kein Organ jedoch, so sagte Geh. Rat PROF. DR. v. BUNGE aus Basel, wird im Laufe eines Lebens so malträtiert, wie die Nieren! Dem ist wahrlich so und deshalb gibt es kaum ein Kränkeln und keine Krankheit, an welcher die Nieren nicht mitbeteiligt sind. Die Ursache der Erkrankungen ist in den verschiedensten äußeren und inneren Einflüssen zu suchen. Man denke nur an die falsche Ernährung, an die eisgekühlten Biere und Limonaden, an die verschiedenen alkoholischen Getränke, an den Fleisch- und Salzgenuß und an die viele Fleischbrühe, welche im Laufe eines Lebens diese ungemein fein beschaffenen Schleimhäute und Zellen der Nieren, welche eigentlich nur ein Filter sein sollen, passieren müssen. Nicht zu übersehen sind auch die vielen Nierenerkältungen durch kalte Zementböden und Linoleum, die vielen kalten Füße durch unvernünftige Kleidung, besonders im Winter.

Bei akuter Nierenentzündung ist *Apis 3* das Hauptmittel, ist Fieber vorhanden, *Aconit 4* im Wechsel. Prof. Royal aus Amerika sagt: Aconit ist das Heilmittel in 9 von 10 Fällen, wenn der Patient der Kälte ausgesetzt war. Man trinke keinerlei Mineralwasser, dafür Ringelblumen-Tee, welches der mildeste Tee für die Nieren ist oder besser unseren *Nieren-Tee,* Spezial-Tee Nr. 2, welcher eine wundervolle Heilwirkung hat. Arnica 4 nach Stoß und Fall im Wechsel mit Apis 3. Nux vomica 4 bei Trinkern im Wechsel mit Hepar sulfur. III.

Glaube niemand, daß das Fehlen von Eiweiß im Harn einen Schluß darüber zuläßt, die Nieren seien gesund oder gar, daß aus der chemischen Harnuntersuchung auf die Funktion der Nieren geschlossen werden könnte! Sehr viele Menschen haben ältere Nierenkatarrhe, verschleimte und mit harnsauren Salzen eingelagerte Nieren und ebensolche Harnleiter, ohne daß dabei Eiweiß im Harn sich vorfindet – die einzigen Symptome derart verschleppter Erkältungen bestehen in Müdigkeit und Rückenschmerzen und nur gelegentlich zeigt sich ein trüber Bodensatz-Harn mit oder ohne Schleim, was übrigens ein günstiger Reinigungsvorgang ist.

Bei verringerter Harnmenge, wenn die Funktion der Nieren nachläßt oder versagt, mit Schmerzen und Harndrang bei großer Hinfälligkeit: *Berberis 2* und *Curare 4.* Bei Harnsatz wie rotes Ziegelmehl, als Zeichen dafür, daß die Leber in Mitleidenschaft gezogen ist, gibt man *Lycopod 3* im Wechsel mit *Berberis 2,* letzteres Mittel besonders dann, wenn sich Taubheitsgefühl in der Nierengegend zeigt. Bei Nierenblutungen geben wir *Calendula 3* oder *Caps. bursa pastoris 3* und Ringelblumen-Tee mit Hamamelisextrakt. Auch Zinnkraut-Tee oder Hirtentäschel-Tee kommt in Betracht, letzterer auch bei Nierengrieß und wenn der Harnabgang sehr vermindert ist. Bei eitrigem Nierenkatarrh geben wir *Galeum verum 3* und *Hepar sulfur. III* im Wechsel, dazu Tee von gelbem Labkraut. Bei Harnzwang *Cantharis 6* und *Canabis sativa 6* im Wechsel, daneben Traubensaft. Saure Milch, Joghurt und Buttermilch sind dabei strengstens zu meiden, ebenso bei Wassersucht und bei jedem Nierenleiden, weil der Genuß derselben die Nieren stark abspannt, die Lösung der Harnsalze verhindert und den Harnabgang verringert. Bei üblem Geruch des Harns und bei Blutarmut geben wir *Ferr. oxydat. rubrum IV,* zweimal täglich eine Gabe.

Bei Nierentuberkulose handelt es sich meist um eine Allgemeinerkrankung, bei welcher die Bazillen entweder vom Rippenfell her oder durch Drüsentuberkulose in die Nieren gelangt sind. Neben den spezifischen Heilmitteln für die gesamten Harnorgane geben wir *Kreosot 4,* sowie seltene Gaben von *Acid. nitr. 30.* Öftere Zwischengaben von *Calc. phosphor. IV* sind sehr wertvoll. *Tuberculin 60* oder *Tuberculocidin Klebs 4,* zweimal wöchentlich eine Gabe, ist das Umstimmungsmittel, ohne welches diese Krankheit nicht heilbar wäre. Nierensteine sitzen meist im Nierenbecken; neben den spezifischen Nieren- und Harnleiter-Mitteln geben wir *Magnes. borocitric. II, Lithium carbonic. IV* und *Calc. renalis IV.* Das letztgenannte Mittel wird am besten aus etwa vorhandenen eigenen Steinen des Patienten hergestellt, wenn solche bereits abgegangen sind. *Polygon. avic. 0* und *Urtica urens 0* haben sich neben Goldruten-Tee bei Steinbildung recht gut bewährt. Traubensaft und Rohkost, auf welch letztere die Nieren in allen ihren Erkrankungen ausgezeichnet reagieren, helfen mit, vorhandene Steinbildungen aufzulösen, soweit dies möglich ist. Wiederholte Durchleuchtungen geben über die Lösbarkeit den gewünschten Aufschluß. Im Notfall ist eine Operation vorzunehmen, welche keine Gefahr in sich birgt.

Schrumpfniere kann die Folge einer akuten Nierenentzündung sein, sie besteht jedoch meist schon jahrelang und ist die Folge von Verkalkung, Gicht oder Alkoholmißbrauch, auch Bleivergiftung kann die Ursache sein. Regulierung der Diät und der gesamten Lebensweise ist erforderlich, daneben *Aurum jodat. IV,* sowie *Kal. arsenic. IV* als Hauptmittel.

Zum Schluß sei erwähnt, daß eine Scharlacherkrankung in fast allen Fällen Nierenschädigungen hinterläßt. Es sei deshalb jeder Person, welche einmal im Leben an Scharlach erkrankt war, zur Reinigung und Desinfektion der Nieren und zur Ausscheidung des lange Zeit im Körper verweilenden Scharlachgiftes empfohlen, während 2 bis 3 Wochen einmal täglich 6 Tropfen *Arsen. 6* als Gegenmittel einzunehmen.

Ohrenleiden

Bei starken Ohrenschmerzen: *Chamomilla 2* oder *3,* alle viertel bis halbe Stunde eine Gabe, außerdem Kompressen von feuchtwarmen Kamillenkissen oder Kleiebrei. Bei drohender Eiterung gebe man *Mercur. solub. IV* und solange Fieber besteht, *Ferrum phosphor. III.* Die Hauptursachen fast aller Ohrenleiden sind im Dickdarm zu suchen, dort bilden sich Blähungen und Zersetzungen infolge mangelnden Gallenabflusses. Die entstehenden Gase steigen langsam in die Höhe und lagern sich auf die Ohrennerven, wodurch Ohrensausen und -rauschen, Ohrenentzündung und Ohreneiterungen entstehen können. Bei hartnäckigem Rauschen und Sausen in den Ohren: *Silicea VI.* Bei eitrigem Ausfluß und eitriger Mittelohrentzündung, neben den beiden Ohrenmitteln in Mischung, noch *Calc. jodat. III* im Wechsel mit *Silicea III oder IV.* Es gibt kein besseres Mittel, welches bei eitrigem Ohrausfluß so sicher hilft, als *Calc. jodat. III.* Um einer Zersetzung des Knochens vorzubeugen, können wir noch *Aurum jodat. IV* geben. Bei hoher Druckempfindlichkeit hinter dem Ohr mit fiebrigem Kopf ist *Capsicum 3* angezeigt. Bei Ohrenfluß nach Scharlach: *Mercur. solub. VI* im Wechsel mit *Silicea VI,* alsdann *Sulfur 6, 15* oder *30.* Bei Ohrausfluß skrofulöser Kinder *Silicea 30* und *Sulfur 30.* Bei übelriechenden Ausscheidungen *Psorinum 30. Silicea VI* dient gewissermaßen zur Reinigung der Ohrnerven, es ist das wichtigste Mittel bei allen chronischen Störungen und Krankheiten des Mittelohres und *Silicea 200* ist bei Schwerhörigkeit fast besser als Silicea VI. Außerdem *Hepar sulfur. VI,* besonders nach Masern. *Dulcamara 6* bei Schwerhörigkeit nach Erkältung. Verhärtetes Ohrenschmalz wird durch Mandel-Öl aufgeweicht. Bei Leuten im mittleren Alter und bei älteren Personen sind beide Ohren oft stark mit allerlei Stoffwechselprodukten belastet. Diese Ablagerungen lösen sich durch *Nux 4* im Wechsel mit *Sulfur 4* und *Hepar sulfur. III,* wodurch sich die Belastung allmählich behebt. Sind Kalkablagerungen im Ohr und besteht Arterienverkalkung, dann *Baryta jodat. III,* dieses Mittel hat sich auch bei Ohrensausen älterer Leute bewährt. Bei Verkalkung der Ohren auch *Phosphor 6* und *Kal. mur. IV.*

Rachitis, englische Krankheit
siehe die im Kapitel „Kinderkrankheiten" empfohlene Schrift.

Rheumatismus
besteht in einer Harnsäureüberflutung des Blutes. Die Eiweißstoffe der Nahrung werden nicht bis zum Harnstoff, sondern nur bis zur Harnsäure abgebaut. Dazu kommen noch andere Endprodukte des Stoffwechsels, wie Milchsäure, Kohlensäure, Essigsäure usw., welche zusammenwirken und die feinsten Nervenfasern der Muskulatur stark reizen, was überaus schmerzhaft ist. Der Rheumatismus kann auch bei starker Erkältung mit Fieber einhergehen. Für gewöhnlich liegt bei diesem Leiden eine schlechte Funktion der Leber und eine Verdickung der Galle vor, so daß auch dieserhalb die freie Harnsäure durch die alkalische Galle nicht gebunden werden kann. Die Hauptmittel sind *Bryonia 4* und *Cimicifuga 4.* Bei Rheumatismus nach trockener Erkältung mit fieberhaften Erscheinungen: *Aconit 4.* Bei Hals- und Nackenmuskelschmerzen *Dulcamara 3* und *Kal. jodat. 3.* Bei linksseitigen Brust- und Schulterschmerzen: *Ranunculus 3,* bei rechtsseitigen: *Ferrum mur. III.* Zur Beseitigung der Ermüdungsstoffe in den Muskeln und zur allgemeinen inneren Reinigung dient *Magnes. sulfur. IV.* Bei Hexenschuß ist *Rhus tox. 4* das wichtigste Mittel. Siehe auch das Kapitel „Hexenschuß" und außerdem das Kapitel „Ischias". Ein kurzes heißes Bad kann von Wert sein. Sonnenbäder, insbesondere auf die Nierengegend ge-

richtet, sind immer wertvoll. Einreibungen mit *Heliosan-Öl* haben sich wegen ihrer tiefgehenden Wirkung am besten bewährt. Arnica-Kompressen sind bei starker Schmerzhaftigkeit angebracht. Als Getränk Heliosan-Tee, welcher die Harnsäure zur Ausscheidung bringt. Viel frische Luft und Bewegung. Höhenluftkur ist besser als Bäder! Eine positive, basen- und vitaminreiche Nahrung. Allenfallsige Verärgerungszustände sind zu beseitigen, bzw. zu überwinden, weil diese negative Einstellung ebenfalls zur Harnsäurebildung führt.

Der Gelenkrheumatismus ist eine Allgemeinerkrankung, ebenfalls eine harnsaure Blutentmischung. Letztere gibt den Boden dafür ab, daß ein kleiner Erreger dazu tritt, dessen Eingangspforte der Rachen oder die Mandeln sind. Zunächst *Aconit 4* im Wechsel mit *Bryonia 3,* alle Stunde eine Gabe, dazwischen *Chinin sulfur. IV* zweimal täglich bald nach Beginn der Erkrankung. Durch diese Behandlung wird entweder der ganze Anfall glatt abgeschnitten oder werden dadurch die Hauptmittel eine prompte Wirkung ausüben und die Krankheit abkürzen. Auf jeden Fall läßt die Schmerzhaftigkeit in den Gelenken alsbald nach. Die schmerzhaften und geschwollenen Gelenke werden baldmöglichst mit *Bryonia-Tinktur* eingerieben. Durch diese Einreibung ist die Entzündung der Gelenke meist in 2 bis 3 Tagen spurlos verschwunden. Bei starker Erkrankung an akutem Gelenkrheumatismus gibt man nach Aconit und Bryonia sowie nach den vereinzelten Gaben von *Chinin. sulfur.,* das *Ferrum phosphor. III* im Wechsel mit *Natr. nitr. I* oder *II,* worauf die Krankheitsstoffe rasch ausgeschieden werden und eine Entzündung der Herzklappen nicht zu befürchten ist und kein Herzfehler sich einstellen kann. Auch *Apis 4* ist angezeigt, wenn Erscheinungen einer Nierenentzündung vorliegen und wird am besten sogleich gegeben, wenn Rückenschmerzen die Nierenerkrankung anzeigen. *Colchicum 3* ist ein herrliches Mittel, wenn Patient nicht rechtzeitig Bryonia und die übrigen Mittel erhielt und die Erkrankung bereits ein zweites oder drittes Gelenk befallen hat, dreimal täglich 2 bis 6 Tropfen oder 20 Körner in einer halben Tasse Wasser, davon viertelstündlich einen Teelöffel voll. *Kalmia 3* gibt man als

Gegenmittel gegen Salicyl und Aspirin, wenn diese Mittel gegeben und der Rheumatismus das Herz in Mitleidenschaft gezogen
hat. Später *Crataegus 1* oder *2*, sofern Herzschwäche zurückgeblieben ist, das Herz also zu schwach schlägt oder *Cactus grandiflor. 2*. Bei heftigem Herzklopfen geben wir *Lycopus 3*. Treten
krampfartige, die Stelle wechselnde Schmerzen bei dieser Krankheit auf, dann *Magnes. phosphor. VI*. Bei chronischem Gelenkrheumatismus ist die Behandlung ganz ähnlich. Haben sich die
Schmerzen im Knie festgesetzt, dann *Bryonia 3* und *Calc. phosphor. VI*, letzteres Mittel ist bei rheumatischer Gelenkerkran-
kung besonders wertvoll. Dazu treten die täglichen Einreibungen
der schmerzenden Gelenke mit Heliosan-Öl. *Caulophyllum 4* ist
für den chronischen und langwierigen Gelenkrheumatismus ein
besonders wertvolles Mittel.

Bei allen rheumatischen Erkrankungen, wie sie auch heißen
mögen, sind die billigsten und zugleich besten Heilmittel: Ruhe,
Wärme und Enthaltsamkeit! Und bei allen Rheuma-Leiden ist
die Umstimmung des Blutes von größter Wichtigkeit, wobei *Silicea 100, Sulfur 200* und *Phosphor 100* die gegebenen Mittel sind.
Bei allen diesen Leiden ist später, nach Ablauf der Krankheitserscheinungen zur Anregung und Heilung der Leber *Nat. sulfur. II*,
zweimal täglich eine Messerspitze in Wasser, notwendig. Um
Rückfälle zu verhüten: *Cuprum 3*. Zur anhaltenden Blutverbesserung dient der bewährte *Heliosan-Tee*. Jahraus, jahrein getrunken, ist er zugleich das beste Vorbeugungsmittel.

Rotlauf, Rose

Eine äußerst schmerzhafte, fieberhafte rosenrote Entzündung
der Haut, hervorgerufen durch Eindringen eines kleinen Erregers durch eine meist kaum sichtbare Wunde. Die Entstehung
wird begünstigt, wenn das Blut mit Harnsäure und anderen Stoffen überladen ist. Meist tritt diese Erkrankung am Kopf, als
Kopf- oder Gesichtsrose bezeichnet, auf. Die Ansteckung geht
nicht selten von der Nase aus. Gelegentlich entsteht auch ein
Rotlauf am Bein, welches von Hautrissen an der Sohle oder von
Verletzungen meist unscheinbarer Natur, ausgehen kann. Die

geröteten Stellen und die ganze Schwellung wird täglich zweimal mit *Heliosan-Öl* eingerieben, auch Perubalsam, 20 Teile in Mischung mit je 40 Teilen Lanolin und Vaseline, kommt in Frage, ebenso Hamamelissalbe oder Echinaceasalbe. Innerlich *Aconit 4* im Wechsel mit *Apis 3* und *Salvia offic. 3* alle halbe Stunde, während Tag und Nacht, wodurch Heilung nach 4 bis 5 Tagen eintritt. Bei Magenbeschwerden wird noch *Bryonia 3* gegeben. Bei Blasenbildung *Rhus tox. 3.* Um Rückfälle zu verhindern, *Cuprum 3,* ebenso *Rhus radicans 3.* Gegen den Durst Heliosan-Tee, auch kalt, und Himbeersaft (s. auch unter „Gürtelrose").

Rückenmarkschwindsucht

ist nicht selten die Folge von Blutverseuchung. Im Anfangsstadium kann die Krankheit mit *Argent. nitr. 6* oder *30* oder *Cocculus 6* im Wechsel mit *Euphorb. cyp. 6* oder *30* aufgehalten werden. Zwischengaben von *Calc. carbonic.III* sind wertvoll.

Rückenschmerzen

können die verschiedensten Ursachen haben. Sie können vom Dickdarm ausgehen, wo nicht selten bei vielen Menschen Neigung zu Verkrampfungen besteht, sie können aber auch vom Magen ausgehen. Möglich ist auch, daß sie rheumatischer Natur sind, was jedoch seltener der Fall ist. Am häufigsten ist ein älterer Nierenkatarrh die Ursache des Leidens, wobei sich besonders die starken Einlagerungen in den Harnleitern durch Schmerzen unterhalb der Nierengegend im Bereich des Steißbeins anzeigen. Meist zeigt sich im Urin auch Eiweißmangel und neben den Rückenschmerzen besteht andauernde Müdigkeit als Begleiterscheinung. Bei Frauen können die Schmerzen auch von den Unterleibsorganen ausgehen; meist sind aber auch da die Nieren die Schmerzursache. Außerdem können Geschwüre jeder Art, die sich in Bauch- und Beckenhöhle befinden können, die Herkunft der Krankheit sein. Die Behandlung erfolgt je nach der Ursache. Schwarzer Tee und saure Milch sind bei Rückenschmerzen auf jeden Fall zu meiden.

Rückenwirbelentzündung

Sogleich zu Beginn des Leidens gebe man *Conchae VI,* zweimal täglich 2 bis 3 Messerspitzen in Milch und *Symphytum 2* für die Beinhaut im Wechsel mit *Origan. vulg. 2* für den Knorpel. Als Zwischenmittel um 10 Uhr vormittags und 4 Uhr nachmittags je eine Gabe *Natr. mur. 4.* Bei Abszeßbildung in der Wirbelsäule gibt man *Calc. jodat. III* im Wechsel mit *Sulfur 6,* später *Silicea III.* Ist das Rückenmark in irgendeiner Weise in Mitleidenschaft gezogen, dann *Euphorb. cyp. 6* oder *30.* Äußerlich Arnica-Kompressen, später Heliosan-Öl-Einreibungen und wenn notwendig, orthopädische Behandlung.

Ruhr (Dysenterie)

Diese Darmkrankheit kommt in Europa als Bazillenruhr vor, während sich in den Tropen die Amöbenruhr zeigt. Fleisch, Wurst, Fleischbrühe, Käse und Eier sind zu meiden. Die Hauptmittel sind *Ipecac. 4,* besonders wenn Erbrechen dabei ist, *Aconit 3* und *Sublimat 6,* zumal bei starkem Stuhlzwang. Bei starkem Harndrang: *Cantharis 6* und *Equiset. arvense 6* zur Reinigung der beiden Harnleiter. Sogleich zu Beginn der Krankheit Blutwurz und Anserine in leichtem Rotwein abgekocht. *Camphora Rubini* zur Stärkung des Herzens.

Scharlach

siehe die im Kapitel „Kinderkrankheiten" empfohlene Schrift.

Schlaflosigkeit

hat verschiedene Ursachen. Kommt dieselbe von der Galle, was häufig der Fall ist, dann erfolgt das Erwachen zwischen 1 und 2 Uhr nachts mit der Regelmäßigkeit einer Uhr, hier hilft *Bryonia 3* und *Lycopod. 3.* Ist Nervosität die Ursache, dann *Kal. phosphor. VI* oder *Ambra grisea 4.* Ist Depression und Kummer die Ursache, dann *Ignatia 6.* Bei nervenschwachen Menschen, die geistig noch zu später Stunde arbeiten: *Coffea 4.* Bei großer Unruhe und Angst: *Aconit 6.* Bei großer Furcht und Angst: *Arsen. 6.*

Bei Fieber, übermäßiger Herztätigkeit, Blutüberfüllung des Gehirns, nervöser Schlaflosigkeit der Blutarmen: *Ferrum phosphor. III.* Die Kalksalze sind sehr gute, natürliche Beruhigungsmittel für die Nerven und deshalb ist *Calc. carbonic. III* oder *XXX* bei jeder Art von Schlaflosigkeit ein vorzügliches Mittel. *Avena sativa 0* nach Mißbrauch stark wirkender allopathischer Schlafmittel, bei körperlich Heruntergekommenen, es stärkt das ganze Nervensystem. Bei nervöser Schlaflosigkeit, besonders mit Unruhe in den Beinen: *Passiflora 0* und *Zincum valerian. IV.* Haben Kinder Leibweh oder schrecken im Schlafe auf, dann hilft *Chamomilla 3* sehr gut, tagsüber 1 bis 2 Tassen Fenchel-Tee in Milch gekocht, evt. unter Beigabe von Anserine, dem bekannten Krampfkraut. Der Nährzucker ,,Blühe auf'' ist das beste Mittel bei schwerem Zahnen der Kinder, er wirkt ausgezeichnet auf ihr gesamtes Gedeihen im Wachsalter. Auch *Radium barbonic. 30* hat sich gut bewährt. Sind schlechte Träume die Ursache, die meist durch Belastung des Zwerchfells mit oft gasförmigen Stoffen vom Dickdarm und Magen her entstehen, so sind *Coca 30* und *Calc. silicata 30* die Mittel gegen das zu viele und aufregende Träumen. Sind starke Schmerzen die Ursache, so haben wir in *Ferr. phosphor. III, Magnes. phosphor. VI* und *Passiflora 0* in Mischung ein Mittel, welches in Amerika in Form von schmerzstillenden Tabletten viel gegeben wird. Bei Geisteskranken und Epileptikern bringt *Kal. bromat I* oder *III* einen vollen Erfolg. Sind bei solchen Patienten dazu noch Visionen vorhanden, so werden diese durch *Stramonium 6* beseitigt.

In jeder Familie, in welcher Schlaflosigkeit zu Hause ist, sollte nicht gezögert werden, an Stelle des aufregenden Kaffees und des nervenreizenden schwarzen Tees den bekannten Heliosan-Tee als Familiengetränk einzuführen. Schon oft und viel ist bestätigt worden, daß dessen Genuß einen guten und tiefen Schlaf bringt, was an dem Siliziumgehalt einiger darin enthaltener Teekräuter liegt. Frühzeitiges (etwa 18 Uhr) Abendessen und ein Spaziergang vor dem Zubettgeben sind sehr zweckmäßig. Das beste Schlafmittel jedoch ist das ,,Vater unser'', es bringt tiefen Schlaf und frohes Erwachen!

Schlaganfall

Bei Gehirnschlag ist es das Bersten eines Blutgefäßes im Gehirn, wobei meist Lähmung des Armes oder Beines eintritt; linksseitig, wenn in der rechten Gehirnhälfte das Platzen stattgefunden hat und umgekehrt, wenn dies in der linken Hirnhälfte der Fall war. Sofort *Cocculus 3* im Wechsel mit *Arnica 3,* dann *Apis 3* im Wechsel mit *Bryonia 3,* die letzteren beiden MIttel haben ebenfalls eine sehr günstige Wirkung auf die Absorption von Blutergüssen und kranken Ausschwitzungen. Eine natürliche Ernährung ohne Fleisch, Fleischbrühe, Wurst, Eier, Käse, außerdem Heliosan-Tee und Traubensaft, dazu absolute Ruhe. Gegen die bestehende Arterienverkalkung *Baryta jodat. III,* zweimal täglich eine Messerspitze. Die Steifheit der Gelenke behandle man durch tägliche Einreibungen mit Heliosan-Öl morgens in der Frühe oder mit Heublumenwickeln, welche jedoch über eine Stunde liegen bleiben müssen. Bei Sprachstörungen: *Calendula 6* oder *30,* bei Stimmbandlähmung: *Causticum 4.* Die Erfolge bei dieser Behandlung sind im allgemeinen recht gut, so daß sich meist nach 4 bis 6 Wochen eine wesentliche Besserung zeigt und auch Lähmungen meist beseitigt sind.

Schnupfen, Katarrh der Nase

kann nur entstehen, wenn eine Übersäuerung des Blutes vorhanden ist. Das beste Heilmittel ist *Allium cepa 4,* welches immer bei starken Reizungen der Schleimhäute verwendet wird, im Wechsel mit *Lemna minor 4,* der kleinen Wasserlinse, die überall auf Teichen schwimmt. Bei langwierigen Katarrhen und Entzündungen der Schleimhäute, wo deutlicher Kalkmangel sowie nervöse Unruhe bestehen, ist *Calc. lacticum I* oder *III* angezeigt. Bei Heuschnupfen sind öftere Zwischengaben von diesem Mittel wertvoll, ebenso bei chronischem Schnupfen und bei Stinknase. Bei diesen beiden Leiden sind Nasenspülungen mit dem billigen Fränkel'schen Nasenspüler mit verdünnter *Thuja-Tinktur,* im gelegentlichen Wechsel mit verdünnter Formalinlösung, nur 1 bis 2 Tropfen auf eine Tasse Wasser, sehr zu empfehlen. Innerlich *Allium cepa 4, Silicea X* und *Kal. bichrom. 6.* Kein Käse, wenig

Eier, keine Ölsardinen, mehr Kartoffeln als Mehlspeisen. Bei Stockschnupfen: *Ammon. carbonic. VI.* Bei eitrigem Ausfluß *Hepar sulfur. VI,* dieses Mittel auch, wenn in der Nase festklebende Borken vorhanden. *Silicea 200* ist bei allen Nasenübeln oftmals das beste Umstimmungsmittel. Bei Stirnhöhlenkatarrh: *Allium cepa 30, Gelsemium 30, Coca 30* und *Conchae 30* in Mischung. Bei Heuschnupfen mit viel Niesen, wässerigen Absonderungen und asthmatischen Beschwerden: *Aralia racemosa 4,* im Wechsel mit *Allium cepa 4* und *Apis 4.* Besteht dauernder Kitzelreiz und trockener Husten, dann *Sabatilla 4* im Wechsel mit *Apis 4* und *Cumarinum 3,* letzteres ist das Hauptmittel bei Heuschnupfen und wird in jedem Fall gegeben. Ist derselbe besonders hartnäckig, so erfolgt durch *Silicea 100, Jodum 4* und *Camphora Rubini* oftmals rasch eine Wendung. Bei Nasenpolypen werden die angegebenen Nasenspülungen mit verdünnter Thujatinktur, 20 bis 30 Tropfen auf eine kleine Tasse Wasser, gemacht und innerlich *Thuja 200* und *Calc. carbonic. 30* als Umstimmungsmittel. Bei Polypen ist eine reine natürliche Ernährung besonders wichtig, weil das Zwerchfell unreine Stoffe, welche aus dem Magen in dasselbe übergehen, auf die Nase, als dem einzigen ihm zur Verfügung stehenden Ausscheidungsorgan, überleitet. Diese Stoffe bewirken dort die Veränderungen.

Schwangerschaftsbeschwerden
siehe die im Kapitel „Kinderkrankheiten" bezeichnete Schrift.

Schwindelgefühl
ist nicht immer ein Zeichen von Arterienverkalkung, sondern resultiert auch aus starker Einlagerung harnsaurer Salze in den beiden Harnleitern. Durch den Genuß des Heliosan-Tees werden diese gelöst und ausgeschieden und damit verschwindet das Schwindelgefühl. Traubensaft wirkt ebenfalls sehr gut. Schwindel kann auch von Arzneivergiftungen durch zuviel Salicyl und Aspirin vorkommen. Bei Arterienverkalkung Baryta jodat. III, zweimal täglich eine Messerspitze, bei sehr nervösen Leuten gibt man die VI. Verreibung. Ein recht gutes Mittel, um speziell auf den

Kopf einzuwirken, ist *Argent. nitr. 3* oder *6*. Nicht selten hängt das Schwindelgefühl auch mit Quecksilberrestablagerungen im Kopf zusammen, sei es von Einreibungen mit grauer Salbe oder durch innerlichen Gebrauch eines Quecksilber-Präparates. Solche Leute haben immer einen „schweren" Kopf. Hier ist *Hepar sulfur. III*, zweimal täglich eine Messerspitze, das wichtigste Mittel. Tritt das Schwindelgefühl regelmäßig während oder nach Eisenbahn- oder Schiffsfahrten auf, so hilft *Cocculus 3* oder *6* vorzüglich.

Seekrankheit

Bewährt haben sich *Cocculus 4* und *Petrol. 4*, ein- bis zweistündlich 6 Tropfen. Auch Tabletten aus Cocculus, Petroleum und Tabacum je in III. Verreibung werden mit Erfolg gebraucht. Vermeidung von flüssiger Nahrung ist angezeigt.

Sodbrennen

siehe das Kapitel „Magenleiden".

Sonnenstich

Sofort *Aconit 3* im Wechsel mit *Apis 3* und *Salvia offic. 3*. Als wichtigstes Mittel gebe man *Camphora 1*, alle 10 Minuten einige Tropfen. Diese Mittel sofort angewendet, verhindern Todesfälle, welche durch anschließende Gehirnentzündung eintreten können.

Stauungen

Krankhafte Blutstauungen mit rheumatischen Schmerzen werden durch *Ferrum 4*, in kolloidaler Form, allmählich beseitigt. *Sulfur 6* oder besser, *Sulfur 12* wirkt auf Störungen im Pfortaderkreislauf, also insbesondere im Gebiet der Leber. Bei Frauen wird dieses Mittel wirkungsmäßig von Sepia übertroffen. Sulfur 12 wirkt jedoch auf jede arterielle Blutfülle in den einzelnen Organen des Körpers, beseitigt Stauungserscheinungen aller Art und hat tiefen Einfluß auf die damit verbundenen Ablagerungen, welche dieses Mittel zur Lösung und Aufsaugung reif macht. Wir geben es deshalb auch bei allen chronischen Organerkrankungen. Liegen Stauungen allgemeiner Art vor, die sich darin äußern, daß insbesondere bei Frauen durch langes Stehen tagsüber am Abend die Beine angeschwollen sind, wobei sich jedoch die Schwellung bis zum Morgen durch die horizontale Lage bei der Bettruhe wieder verliert, so wird das vorzüglich wirkende „Herz-Vitamin" mit bestem Erfolg angewandt.

Trunksucht

Zunächst ist es am wichtigsten, morgens Kaffee wegzulassen und dafür Tee von 2 Teilen Schafgarben und je 1 Teil Johanniskraut und Pfefferminz in der Familie zu verwenden. Alle Trinker, welche diesen Tee längere Zeit zu sich nehmen, haben keinen Appetit mehr auf Alkohol. Für solche, welche Schnaps trinken, löse man 2 Tropfen Schwefelsäure in 100 Gramm Wasser auf und gebe davon einen Eßlöffel in den Tee; es stellt sich bald ein völliger Abscheu vor dem Branntwein ein. Für Gewohnheitstrinker kommt *Passiflora incernata 0* in Betracht, 10 Tropfen morgens in den Tee gegeben. Ebenso angewandt ist *Arnica 0,* davon 6 bis 10 Tropfen, ein gutes Mittel. Das beste Mittel für den Magen nach Beschwerden durch Trinken ist *Nux vomica 3,* was zugleich gegen die Trunksucht hilft. In vielen Fällen kann auf diese Weise zerstörtes Familienglück allmählich wieder hergestellt werden.

Tuberkulose
siehe das Kapitel „Lungenschwindsucht".

Typhus
auch *Schleim-* und *Nervenfieber* genannt.

Hauptmittel ist *Chinin arsenicos. VI,* daneben *Apis 3* und *Aconit 4,* alle zwei Stunden im Wechsel während Tag und Nacht. Bei brünetten Patienten dazu noch *Nux 3,* bei blonden dazu noch *Bryonia 3.* Täglich ein lauwarmes Vollbad von nur wenigen Minuten Dauer, auch, wenn Herzschwäche vorhanden. Bei Herzschwäche leistet das *Melitta,* dreimal täglich einen Eßlöffel, die

310

allerbesten Dienste. Bei Hinterhaupt-Kopfschmerzen *Cocculus 3.* Bei typhöser Lungenentzündung *Rhus tox 3* im Wechsel mit *Phosphor 6.* Bei Reduzierung des Sprechvermögens *Causticum 6* im Wechsel mit *Gelsemium 6.* Bei dieser Behandlung treten keine Krisen oder der typische typhöse Zustand ein, wenn die Mittel sogleich zur Anwendung gelangen.

Venenentzündung
siehe das Kapitel ,,Krampfadern".

Verbrennungen
siehe das Kapitel ,,Brandwunden".

Verletzungen und Verwundungen
Von den äußerlich gebrauchten, chemischen Mitteln sind Chinosol und Lysoform in starker Verdünnung für kurze Anwendung die besten. Wir verwenden jedoch auch verdünnte *Arnica-* oder *Calendulatinktur* als Wundheilmittel mit bestem Erfolg. Das beste innerliche Antisepticum ist *Aconit 3;* das beste innerliche Wundheilmittel ist *Arnica 3,* zugleich Hauptmittel bei allen Verletzungen durch Quetschung, Stoß oder Fall, sowie Erschütterung, auch bei Gehirnerschütterung und bei allen Blutergüssen; bei infizierten Wunden ist *Apis 3* das beste Mittel und *Echinacea 0* im stündlichen Wechsel. Die Wunden heilen danach ganz wunderbar. Bei Knochenverletzungen und Quetschungen: *Symphytum 3.* Bei Rißwunden mit starker Eiterung und schlechtem brandigem Aussehen, neben Arnica 3 noch *Calendula 3* und *Silicea X.* Bei heftigen Schmerzen in den verletzten Teilen, ebenso bei zerquetschten Fingergliedern: *Hyperic. 3* neben Arnica-Umschlägen. Bei Verletzungen des Rückenmarks durch Stoß oder Fall neben Hyperic. 3 noch *Euphorb. cyp. 3* als Hauptmittel. Für Schmerzen im Bereich der Wirbelknorpel: *Borrago offic. 3* oder *Origan. vulgar. 3.* Bei Sublimatvergiftung nach Operationen: *Hepar sulfur. III,* zweimal täglich eine Messerspitze. Wunden, die schlecht heilen wollen, werden mit Heliosan-Öl getränkt.

Verrenkungen und Verstauchungen

jeder Art sofort durchleuchten lassen! In akuten Fällen sofort kalte Umschläge mit verdünnter *Arnica-Tinktur,* 1 Eßlöffel auf einen halben Liter Wasser. Dies verhütet Schwellung und Entzündung, nimmt zugleich besser als jedes andere Mittel die Schmerzen. Essigsaure Tonerde ist unzweckmäßig, sie spannt das Gewebe und hilft nur anfangs; meist tritt später vermehrter Schmerz auf und oftmals Verschlimmerung des ganzen Zustandes ein. Sobald das verrenkte Glied eingerichtet ist, gibt man *Rhus tox. 4* und *Origan. vulg. 4* im stündlichen Wechsel. Bei Verstauchungen ebensolche Umschläge, leichte Streichmassage, stets dem Herzen zu ausgeführt, auch solche mit dem Vibrationsapparat ist therapeutisch von guter Wirkung. Anschließende Einreibungen mit Heliosan-Öl haben sich bestens bewährt. Innerlich *Aconit 4, Symphytum 2* für die Knochenhaut und *Thymus vulg. 3* für die Sehnen und Bänder, stündlich im Wechsel. Sofern ein Knorpel stark in Mitleidenschaft gezogen, noch *Origan. vulg. 3* dazu. *Bryonia 3* bei stechenden Schmerzen.

Verstopfung

Mehr als die Hälfte aller Menschen leiden daran. Mindestens einmal, besser jedoch zweimal täglich, sollte Stuhlgang erfolgen. Entsprechende Diät ist wichtig, dazu Drebbers Nussprani aus den Reformhäusern und Traubensaft. Wer an Verstopfung leidet und trinkt schwarzen Kaffee, Kakao oder schwarzen Tee mit seinem Gerbstoffgehalt, dem kann nicht geholfen werden. Pfefferminztee oder besser Heliosan-Tee hat an ihre Stelle zu treten. Grahambrot ist wertvoll, es wird hergestellt aus Weizenkleiemehl, welches jedoch nicht mit Weißmehl gefälscht sein darf, sonst erfüllt es seinen Zweck nicht! Lauwarme Einläufe sind bei vorübergehender Verstopfung angezeigt. Bei dunkelhaarigen, braunäugigen Personen mit Aufgetriebenheit des Unterleibs, Blutandrang zum Kopfe und belegter Zunge, Stubenhocker mit Hämorrhoiden: *Nux vomica 4,* am besten sogleich im Wechsel mit *Bryonia 3* oder *6.* Bei skrofulösen Personen, depressiven Gemütsstimmung, Abgespanntheit, Anschoppungen in Leber und

Milz, innere Hämorrhoiden: *Sulfur 3* oder *12*. Bei allen chronischen Verstopfungen ist es zweckmäßig, *Sulfur 30* öfter als Zwischengabe zu nehmen. Bei hartnäckiger und anhaltender Verstopfung ist *Lycopod. 3* oder *6* das beste Mittel, in chronischen Fällen *Lycopod. 30,* zweimal wöchentlich. *Lycopod. 12* immer bei gichtischer Anlage und wenn Unterleibsanschoppungen, Nieren-, Blasen- und Unterleibsleiden vorliegen. In ganz hartnäckigen Fällen, bei Untätigkeit des Darmkanals wegen Einlagerung harnsaurer Salze, insbesondere in der Wand des Dickdarmes von den Nieren her, auch bei starker Säurebildung im Magen: *Natr. mur. 6* und Traubensaft. Bei völliger Untätigkeit der Gedärme infolge Erschlaffung und bei Verkrampfung des Dickdarmes mit Stuhl in Knollenform: *Opium 8* oder *12,* in chronischen Fällen *Opium 30,* bei Kindern *Alumina 12.* Bei starker Verkrampfung mit abgeschnürtem knolligem Stuhl wird neben *Opium 8* noch *Nux vomica 4* genommen. *Alumina IV* behebt ähnlich *Natr. mur. 6* oftmals die hartnäckigste Verstopfung, insbesondere bei hysterischer Reizbarkeit und wenn Trockenheit der Schleimhäute die Ursache ist und bei schwieriger Entleerung selbst weicher Stühle. Bei jeder Form von Verstopfung kann zweckmäßig *Bryonia 3* oder *6,* in chronischen Fällen *Bryonia 30,* weil dieses Mittel die Funktion der Bauchspeicheldrüse anregt, deren Darniederliegen oft eine Hauptursache der Verstopfung ist. Bei nächtlichem Schweiß, Blähungsversetzungen, öfterer Abgang von Gasen: *Kal. carbonic. VI.* Die stockende und verdickte Galle ist neben der Funktionsstörung der Bauchspeicheldrüse und neben chronischer Blinddarmreizung die Hauptursache der Verstopfung, wir geben deswegen sowie bei allen Leber- und Gallensteinleiden mit hartnäckiger Stuhlverhaltung *Podophyll. pelt. I,* eine starke Messerspitze in ein Weinglas voll Wasser, davon dreimal täglich einen Schluck. Evtl. Wiederholung bis zum Erfolg. Bei Hämorrhoiden mit viel Blähungsbeschwerden: *Collinsona 6* und *Hydrast. canad. 6,* siehe auch Kapitel „Hämorrhoiden". Bei krankhaftem Verschluß oder Verengung des Darmkanals, kleinknolligem Stuhl mit Entleerungsdruckzwang, Blähungsbeschwerden: *Platina VI* und *Thuja 3* oder *6.* Bei schwächlichen, blutarmen Perso-

nen gibt man neben *Bryonia 3* noch *Ferrum III.* Bei alter ,,ver-
hockter" Verstopfung leistet *Magnes. mur. IV* gute Dienste. Bei
Verstopfung der Schwangeren: *Bryonia 3* oder *6, Alumina IV*
und *Sepia III* oder *VI,* bei brünetten Personen, evtl. noch *Nux 4.*
Bei Verstopfung der Mädchen und Frauen kurz vor und nach der
Periode: *Silicea VI* oder *X.* Bei Frauen mit Unterleibsleiden:
Sepia VI und *Graphit. III* oder *VI.* Ist Blinddarmreizung die
Ursache, dann neben Bryonia oder Nux noch *Filix mas. 6,* in
chronischen Fällen *Filix mas. 30.* Sehr bewährt gegen Verstop-
fung hat sich auch *Acid. formic. 6,* öfter am Tage 6 Tropfen. Auch
das Einnehmen von Mohnsamen-Öl, dreimal täglich einen Kaf-
feelöffel, ist ein gutes Hausmittel. Im allgemeinen müssen die
Mittel längere Zeit hindurch genommen werden. Bei chronischer
Verstopfung erreicht man mit höheren Potenzen mehr, als mit
niedrigen. Wer ein pflanzliches, vollständig unschädliches, mild-
wirkendes Darmfunktionsmittel als Darmregulator in Form eines
Tees wünscht, dem sei der *Brioni-Tee* aufs beste empfohlen. Dieser Tee wirkt belebend auf die Verdauungsorgane und regt die
Tätigkeit des Darmes an, ohne die guten Säfte des Körpers zu
zerstören; er kann auch als diätetisches Getränk lange Zeit hindurch getrunken werden. Dieser Tee bringt die besten Erfolge!

Wadenkrampf

Das beste Heilmittel ist *Cuprum 3.* Jeden Abend mit Heliosan-
Öl einreiben. Veratrum 4 verhütet die Wiederkehr des Übels.

Warzen

verschwinden bei richtiger Diät, ohne für die Nieren schädliche
Reizmittel, ohne Kaffee und Schwarztee, von selbst. Rundliche
und glatte Warzen: *Causticum 4.* Bei blumenkohlartigen Gebil-
den: *Thuja 200.* Außerdem Thuja-Kollodium oder Schöllkraut-
saft zum Einpinseln. In hartnäckigen Fällen *Rhus tox. 4* mit *Sulfur 6* im Wechsel.

Wassersucht

Das Hauptmittel bei wenig Urinausscheidung, ohne Durstgefühl, wenn Wärme als unangenehm empfunden wird, Fingerein-

314

drücke in den Schwellungen zurückbleiben und die Wassersucht direkt von den Nieren ausgeht, zugleich gegen alle Arten von Wassersucht, ist *Apis 3,* zweistündlich 6 bis 8 Tropfen. Bettruhe und wenn irgend möglich Heißluftbäder. Dem Körper ist wenig Flüssigkeit zuzuführen. Traubensaft ist wertvoll und Drebber's Nussprani, an Stelle von Fleisch oder Wurstwaren. *Arsen.* 4 ist angezeigt, wenn der Patient immer Durst nach kleinen Schlückchen Wasser hat, wenn Wärme die Beschwerden lindert, das Herz in Mitleidenschaft gezogen ist und sich bei dem Patienten um Mitternacht Angst einstellt. Liegt die Wassersucht einem Herzleiden zugrunde und besteht allgemeine Wassersucht, verbunden mit zunehmender Herzschwäche, dann *Apocynum cannab. 1* oder *2,* daneben *Apis 3.* Liegt der Wassersucht ein Nierenleiden zugrunde, dann sind *Apis 3* und *Arsen.* 4 die gegebenen Mittel, auch *Scilla maritima 1* hat sich sehr bewährt. Liegt der Wassersucht ein Leberleiden zugrunde, dann *Bryonia 0,* zwanzig Tropfen der Urtinktur im Laufe eines Tages, damit aussetzen, sobald der Harnabgang zunimmt, im Wechsel mit *Card. marian. 0,* ebenso gegeben. Sobald der Wasserabgang nachläßt, wieder beide Mittel weitergeben bis zum vollen Erfolg. Bauchdecke und Lebergegend werden äußerlich mit Bryoniatinktur zweimal täglich eingerieben. Meist sind alle diese Organe: Nieren und Harnleiter (letztere stark verstopft), die Leber, das Bauchfell (dieses durchlässig) und das Herz, bei Wassersucht in Mitleidenschaft gezogen. Bei Eierstockwassersucht geben wir *Apisin 4* und *Quassia 3* im Wechsel. Entsteht Bauchwassersucht nach Brechdurchfall, verbunden mit Übelkeit, blassem und leidendem Gesichtsausdruck, dann hilft *Apis 3* und *Ipecac. 4,* in zweistündlichem Wechsel je 6 Tropfen. Birkenblätter-Tee ist bei Wassersucht ein gutes harntreibendes Mittel. Bei anderen Patienten wirkt Zwergholunder –, auch Attichwurzel genannt, mit Goldrute, Zinnkraut, Löwenzahnwurzel, Holunderblüten, Schlehdornblüten und Rosmarin in Mischung zu gleichen Teilen noch besser als Birkenblätter-Tee. Bei anderen Patienten hat Petersilienwurzel-Tee das Wasser rasch abgeführt. Als sehr wertvoll sind die Blüten von Wiesengeißbart (Spiraea ulmaria), zu schätzen, dieselben haben oftmals das Wasser rasch und leicht abgeführt. Auch der Bohnenhülsen-Tee ist in vielen Fällen ein wertvolles Unterstützungsmittel. Hier heißt es ausprobieren, bei dem einen wirkt dieser, bei dem andern jener Tee besser. Im übrigen sind Trokkendiät, Bettruhe, Kochsalzentzug, womöglich Heißluftbäder in der Nierengegend oder aber Zwiebelauflagen in diesen Bereich von rohen zerquetschten Zwiebeln wichtige Faktoren, welche die Heilung unterstützen. Traubensaft, schluckweise getrunken, löst die Salze, welche in den zwischen Nieren und Blase liegenden Harnleitern eingelagert sind, wodurch der Harnabfluß erleichtert wird.

Wechselfieber, kaltes Fieber, Malaria

ist charakterisiert durch tägliches oder zeitlich unbestimmtes Auftreten eines Fieberanfalles mit Schüttelfrost. Die Verschiedenartigkeit des Auftretens macht es oft schwer, die Krankheit gleich richtig zu erkennen. Das Leiden ist nicht allzu schwer zu heilen. Die Mittel sind: *Ipecac. 3, Cedron 3* und *China 3* im Wechsel alle zwei Stunden. Ist uns die genaue Zeit des Anfalls auf Tag und Stunde hin genau bekannt, so geben wir 2 Stunden vorher alle Viertelstunde 6 Tropfen Cedron 3 noch extra, dies längere Zeit hindurch. Haben wir diese Mittel einige Wochen gebraucht, dann gehen wir zu *Chinin sulfur. II* über, zwei- bis dreistündlich eine Messerspitze. Dieses Mittel bringt eine Umstimmung und einen guten Erfolg. Eine Nachkur mit *Sulfur. jodat. III* und *Carbo. veget. III* ist dringend anzuraten. In Höhenluft von 2000 Meter heilt übrigens Malaria von selbst.

Wechseljahre

Diese Übergangszeit sollte bei richtiger Ernährung und genügender Bewegung ohne Beschwerden vorübergehen; wo sich jedoch solche zeigen, ist *Sepia III* das Hauptmittel und wird am besten zweimal täglich während der ganzen Zeit genommen. *Lachesis 10* ist öfter als Zwischenmittel täglich angezeigt, wenn Blutwallungen, Hitze, Schweiß, Herzklopfen und Herzbeklemmungen bestehen. Ein spezielles Frauenmittel ist auch *Cimicifu-*

ga racemosa 2, wenn nervöse Reizbarkeit, rheumatische Beschwerden und Schlaflosigkeit bestehen. Kaffee und schwarzer Tee ist zu meiden, dafür den bewährten Heliosan-Tee. Viel Bewegung in frischer Luft!

Würmer

entstehen nur bei Verschleimung der Magen- und Darmschleimhaut, werden diese geheilt und befindet sich der Magen und der gesamte Darmkanal in normaler Spannung, dann kann sich kein Wurm mehr halten. Spulwürmer werden durch *Cuprum oxyd. nigr. III* abgetötet, auch durch *Nux vomic. 3*. Zweckmäßig ist auch der Genuß von Wermut-Tee, ohne Milch und Zucker, morgens nüchtern eine kleine Tasse längere Zeit hindurch getrunken oder Beifuß-Tee mit Beigabe von etwas Rainfarn, ebenfalls morgens nüchtern getrunken vertreibt die Spulwürmer sicher. Erdbeeren, rohe gelbe Rüben, Preiselbeeren, rohes Sauerkraut und Zwiebeln wirken ebenfalls günstig auf den Abgang der Würmer. Danach ist es ratsam, zur Verbesserung der Konstitution eine Zeitlang *Calc. carbonic. VI* im Wechsel mit *Sulfur 6* einzunehmen, damit den Würmern ihr Nährboden entzogen wird. Maden- oder Afterwürmer haben nur im Enddarm, d. h. Mastdarm, ihren Sitz. Sie werden durch den Genuß von Walderdbeeren massenhaft abgetrieben, innerlich hilft nur Sublimat 6, einmal täglich. Sehr zweckmäßig ist es jedoch, diese lästigen Würmer durch einen kurzen Einlauf mittels Creolin, 10 bis 20 Tropfen auf ein halb Liter lauwarmen Wassers zu vertreiben. Um jeweils die Wurmeier abzutöten, ist es ratsam, nach 10 Tagen eine zweite kurze Ausspülung des Mastdarmes vorzunehmen und nach weiteren 10 Tagen einen dritten und letzten Einlauf. Wegen Bandwurmkuren, siehe das Kapitel „Bandwurm".

Zahnen der Kinder

Dafür gibt es nichts Besseres, als den *Nährzucker „Blühe auf"*, er ist in den meisten Reformhäusern, Drogerien und Apotheken erhältlich und wird entsprechend der beigedruckten Gebrauchsanweisung gegeben. Sehr zweckdienlich sind daneben täglich einige Eßlöffel Traubensaft.

Zuckerkrankheit (Diabetes mellitus und Diabetes insipidus) macht sich durch großen Durst, reichliches Harnlassen, Müdigkeit und durch Zuckergehalt des Harnes bemerkbar. Der Prozentsatz des Harnzuckers schwankt in leichten Fällen zwischen 0,5 und 1 Prozent, in schwersten Fällen zwischen 8 und 10 Prozent, gewöhnlich beträgt er zwischen 2 und 5 Prozent. Es gibt eine leichte Form ohne Zucker im Harn, Diabetes insipidus, die sich durch überreichliche Harnabsonderung nebst gesteigertem Durst kenntlich macht, hier ist *Acid. phosphor. 2* das Hauptmittel. Gravierender ist Diabetes mellitus. Im allgemeinen besteht die Ansicht, es handle sich nur um eine Erkrankung der Bauchspeicheldrüse, dem ist aber nicht so. Leber und Galle, Nieren und Milz müssen neben der Bauchspeicheldrüse ebenfalls behandelt werden. Daher bilden *Natr. sulfur. III,* morgens nüchtern und eine Stunde vor dem Mittagessen in gut bohnengroßer Menge und *Lycopod. 6* oder *12,* nachmittags 3 Uhr und gegen Abend je 10 Tropfen als Einleitung und Grundpfeiler zu einer spezifischen Behandlung. Mundspeicheldrüse und Bauchspeicheldrüse, deren Aufgabe darin besteht, den Rohrzucker und die stärkemehlhaltigen Kohlehydrate in Traubenzucker umzuwandeln, sind in der richtigen Funktion gestört. Für die erste kommt *Mercur. solub. VI* in Betracht, für letztere *Uranium nitr. IV,* zugleich das beste Mittel gegen Zuckerkrankheit. Für die Bauchspeicheldrüse kann auch *Bryonia 6* oder *30* oder *Fucus vesiculos. 30* zur Anwendung kommen. Für die Milz: *Artemisia absinth. 30. Acid. lact. 6* wird gegeben, wenn viel saure Milch oder Buttermilch vom Patienten genossen wurde. *Arsen. 6* ist ein Mittel, welches oft die meisten Erscheinungen deckt und bei Gemütsbelastung und zunehmender Abmagerung sowie Furunkulose gute Heilungen erzielt. Bei Niedergeschlagenheit, Rückenschmerzen, Müdigkeit, Erschöpfung und Gedächtnisschwäche ist *Kreosot 4* bei Zuckerkrankheit das geeignetste Mittel. In Fällen, in denen Gemütserregungen die Hauptursache sind, geben wir *Acid. phosphor. 3,* insbesondere auch dann, wenn ein Brennen in der Nierengegend vorhanden ist. Bei der Zuckerkrankheit heißt es eben, die Mittel auszuprobieren, weil der eine Patient mehr auf diese, der andere mehr auf jene Mittel reagiert. Die Einleitung der Behandlung mit Natr. sulfur. und Lycopod. bleibt in allen Fällen dieselbe. So haben nach dieser einleitenden Behandlung z. B. Kreosot 4 und Uranium nitr. 6 alle Stunde 6 Tropfen im Wechsel in einem Fall volle Heilung gebracht. In einem anderen Falle haben Kreosot 4 und Echinacea 0, je zweimal täglich 6 Tropfen, die Befreiung von Zucker mit sich gebracht. Ein anderes Mal hat Uva ursi 0, viermal täglich 10 Tropfen, daneben der bezeichnete Tee, geholfen. In Amerika haben sich Tabletten, bestehend aus *Ferrum arsenic. III, Acid. phosphor. III* und *Syzigium jambol. III,* sehr bewährt. Eine basen- und vitaminreiche Ernährung, unter Einschränkung der Mehlspeisen und des Brotes, unter Meidung von Zucker und zuckergesüßten Speisen und Getränken ist notwendig, um eine baldige Heilung zu erzielen. Es hat sich gezeigt, daß dort wo Rohkost durchzuführen möglich ist, eine rasche Umstimmung im gesamten Stoffwechsel stattgefunden hat, dabei kann auch süßes Obst und in geringer Menge auch die basenreiche Kartoffel ohne weiteres genossen werden.

Zwölffingerdarmkatarrh und -Geschwür

Das beste Mittel ist *Condorango 4–6–30* und nach jedem Essen einen Eßlöffel voll Condorango-Wein oder an dessen Stelle eine Tasse Tee von Condorangorinde. Beim Zwölffingerdarmgeschwür ist die Behandlung ähnlich, daneben *Silicea III* und öftere Zwischengaben von *Sulfur 6*. Äußerlich Kompressen von gut warmen Leinsamensäckchen. Bei Erkrankungen des Zwölffingerdarms ist das Rauchen streng verboten, weil das Nikotin direkt auf den Zwölffingerdarm wirkt und zwar höchst schädlich. Eine natürliche Ernährung, ohne Fleisch und Wurstwaren begünstigt die Heilung, ebenso der öftere Genuß von Traubensaft.

Schlußwort

Beim Durchlesen dieser Schrift haben wir die häufigsten und seltensten Krankheiten an uns vorüberziehen lassen. Es tritt uns da viel Leid und Schmerz entgegen und wohl denen, die von alldem nichts wissen und frei von solchen Belastungen sind. Auch tritt uns angesichts all der Beschwerden und Krankheiten so recht klar vor Augen, was jene rastlose Tätigkeit im täglichen Leben taugt, die gierig nur nach Besitz und Ansehen strebt. Ist doch das höchste Gut auf Erden, sich einer guten Gesundheit erfreuen zu dürfen! Darum sollen wir auch etwas für unsere Gesundheit tun: in gesunden Tagen durch zweckmäßige Verteilung von Arbeit und Ruhe, durch vernünftige Ernährung und Mäßigkeit im Essen und Trinken und Verwendung unserer Freizeit zum Aufenthalt in frischer Luft, zum Wandern, Spiel und Sport, in kranken Tagen dadurch, daß wir angebotene Ratschläge befolgen und bewährte Arzneimittel regelmäßig und mit Geduld einnehmen, bis der gewünschte Erfolg eintritt.

Wir haben gute Mittel, ja zum Teil vorzügliche Arzneien zur Linderung und Heilung der Krankheiten und Gesundung unseres Körpers in dieser Schrift angegeben.

Allein in diesem Körper wohnt eine feinstoffliche Seele, die hereinragt ins Irdische, ihn durchdringt und belebt, jedoch unvergänglich und unsterblich ist und um deren Wohl es uns in erster Linie gehen muß, damit wir gesund werden, nicht nur am Leib, sondern auch an der Seele und im geistigen Leben. Auf diese körperliche, seelische und geistige Gesundheit, d. h. auf die ganze Heilung kommt es an! Hier aber bleibt uns ein großer Trost. Über uns waltet ein gütiger Arzt, der nicht will, daß der Mensch krank sei: Jesus Christus, der wahre Arzt und Heiland für alle Leiden des Körpers und der Seele und für unser geistiges Wohl. Seine Verheißungen gelten noch heute! Darum wollen wir voll dankbaren Herzens unsere Seele zu Ihm erheben, von Ihm geht Kraft und Gesundheit aus und seine göttliche Liebe bringt allen Menschen Heilung.

Diese Heilung im Sinne des Höchsten wird jedem Menschen zuteil, welcher den innigen Wunsch und das sehnsüchtige Verlangen danach hat. Dieser göttliche Trost bleibt uns in dieser Welt voll Elend und Jammer. Wir können zum größten Gut auf dieser Welt gelangen: zur Gesundheit! Ja, noch mehr. Wir können durch besondere Gnade, die jedem Menschen zuteil wird, aber auch das höchste Glück auf dieser Welt erreichen: Den Frieden der Seele!

G. W. SURYA

Paracelsus – richtig gesehen

Surya ging davon aus, daß alles Leben von Allkräften bestimmt ist, das heißt, von Gott stammt. Ganz im paracelsischen Sinne erkannte er, daß der Mensch aus der in drei geteilten Einheit von Körper, Seele und Geist besteht.

Wir müssen daher die ,,okkulten", das heißt die noch nicht sichtbaren oder greifbaren Gesetze auf Gebieten wie zum Beispiel der Telepathie, der Geistheilung, des Hellsehens usw. erforschen, um zum Beispiel körperliche Schädigung auf geistiger Basis erkennen und heilen zu können.

Der Mensch ist in kosmische Bezüge eingebettet, und nur aus dieser Sicht und nach der von G. W. Surya praktizierten Methode kann das Werk von Paracelsus richtig gedeutet und verstanden werden.

Astrologie und Medizin

Mit Abbildungen und Horoskopen

Okkulte Diagnostik und Prognostik

Mit einer Tafel für die Augendiagnose
und zahlreichen Abbildungen

Rohm Verlag   7120 Bietigheim

G. W. SURYA

(in Vorbereitung)

Schlangenbiß und Tollwut

Eine Sammlung seltsamer, jedoch äußerst wirksamer
Heilmethoden dagegen

Die Sonne, das Licht und die Heilkraft des Lichtes

Vom geheimwissenschaftlichen Standpunkt betrachtet

Ursachen der Krankheiten

Wesen und Überwindung des Leides

Die Kraft der Gedanken,
des Wunsches und Gebetes

Über die Anwendung geistiger Kräfte

Der Tod – kein Ende

Naturwissenschaftliche Begründungen der Seele, und
Tatsachen, die für ein Fortleben nach dem Tode sprechen

Rationelle Krebs- und Lupuskuren

Auf Grund alter Erfahrungen tüchtiger Praktiker,
unter Berücksichtigung neuerer Forschungen und
der Verwendung bewährter Spezialmittel
(Mit Beiträgen von Dr. med. Breslauer und Dr. med. Bachem)

Rohm Verlag   7120 Bietigheim